中医病机辨证学

（第三版）

主编　周仲瑛　周学平

全国百佳图书出版单位
中国中医药出版社
·北京·

图书在版编目（CIP）数据

中医病机辨证学 / 周仲瑛，周学平主编 . —3 版 . —北京：中国中医药出版社，2022.1（2024.12重印）

ISBN 978 – 7 – 5132 – 7245 – 2

Ⅰ . ①中⋯　Ⅱ . ①周⋯ ②周⋯　Ⅲ . ①病机（中医）—辨证　Ⅳ . ① R228

中国版本图书馆 CIP 数据核字（2021）第 204146 号

中国中医药出版社出版

北京经济技术开发区科创十三街 31 号院二区 8 号楼
邮政编码　100176
传真　010-64405721
河北省武强县画业有限责任公司印刷
各地新华书店经销

开本 880×1230　1/32　印张 10.25　字数 221 千字
2022 年 1 月第 3 版　2024 年 12 月第 4 次印刷
书号　ISBN 978 – 7 – 5132 – 7245 – 2

定价　49.00 元
网址　www.cptcm.com

服 务 热 线　010-64405510
购 书 热 线　010-89535836
维 权 打 假　010-64405753

微信服务号　zgzyycbs
微商城网址　https://kdt.im/LIdUGr
官方微博　http://e.weibo.com/cptcm
天猫旗舰店网址　https://zgzyycbs.tmall.com

如有印装质量问题请与本社出版部联系（010-64405510）

编 委 会

主　编　周仲瑛　周学平

副主编　郭立中　叶　放　金妙文

　　　　　王志英

编　委（以姓氏笔画为序）

　　　　　王长松　方　樑　冯　哲

　　　　　朱　垚　李　柳　陈四清

　　　　　金　路　赵智强　程海波

导　言

　　我在七十余年医、教、研生涯中，逐步认识到最具中医特色的辨证论治——理法方药诊疗体系，原本是机圆法活的一种思辨技能，而今却难以与辨证标准化、规范化、量化等要求合拍，虽然当前已经制订有多种病证的诊疗标准、指导原则、指南、路径，在临床执行实施，却难以求得共识，值得人们反思、商榷。

　　回顾自身临证实践，反复质疑，逐渐感悟到若能应用病机理论指导辨证，似可达到机圆法活的境界，跳出机械僵化的框架。为此，我曾在内科课堂教学中，不断加强病机的系统论述，明确病因与病机两者之间的因果关系、区别和联系，从每个病证的病机发生发展演变转归，联系与证的相关性，以体现证候的可变性、时相性、交叉复合性，而不是固定不变的程式。早在20世纪70年代的实习带教中，开设专题讲授"脏腑病机词汇类证鉴别"，介绍以脏腑为主体的病机辨证，鉴别类证之间的异同及其治法方药，通过临床演示，使教材的规范知识活化为实用技能，证实了"审证求机、辨机论治"是灵活应用辨证论治的重要思辨方法。进而引申为科研设计的立论依据，如曾以"瘀热相搏"这一复合病机证素为主证，针对不同疾病的瘀热子证，先后立题研究了出血热的"瘀热水结证"、出血性疾病的"瘀热血溢证"、出血性中风的"瘀热阻窍证"、重症肝炎的"瘀热发黄证"及慢性乙肝的"湿热瘀毒证"等，凸现了病机的层次性、复合性，从多方面展示了病机辨证的实用价值及引领作用。多年的医、教、研体会使我萌生了以病机为核心构建辨证论治新体系的设想。

一、病机的概念及内含

病机一词首见于《素问·至真要大论》"审察病机，无失气宜"，"谨守病机，各司其属"。这告诉我们治病要审查病机，不要违背六气主时的规律；分析和掌握病机与病证之间内在联系以及归属。所列病机十九条，经过历代医家的发挥补充，为病机辨证奠定了基础。

概而言之，病机的含义是指疾病的病理因素、病性、病位及病程中变化的要理。如张景岳说："机者，要也，变也，病变所由出也。"

具体而言，首先要明确病因病机的关系，病因（三因）是疾病的始动因素，病机是由脏腑病变导致某个系统、某种疾病、某一证候及某个特异性症状、体征的病理表现，因而其类别有脏腑病机、疾病病机、证候病机、症状病机等多个方面，相互之间有其关联性、层次性，而最终必须落实在证候病机上，并为证候病机要素提供辨证信息，构成内含清楚、外延明确的病机证候要素条目。

从《黄帝内经》病机十九条的内容来看，构成证候的病机要素有内外六淫、脏腑病机、上下病机等，涵盖了多个病理因素。这就启示我们，求因的本义，应是求其病理因素，也称之为"第二病因"，求因实是求机。凡属多种内外病因作用于人体后，在疾病发生发展演变过程中，随个体的差异，不同的季节和地区，病程的先后，可以表现不同的病理变化和相应的临床症状，根据"有诸内必形诸外"的道理，通过司外揣内，取象比类的思辨方法，自可求得内在的病理实质，为辨识病机证素提供依据。

进而言之，同一原始病因，伤人致病后，实际多随个体而从化，即使外因六淫也常易从火化，如刘河间即倡"六气皆从火化"之说，提示病机的动态演变，才是疾病形成和发展过程中的关键因素，现今之寒温统一论，当亦与此有一定的关系。至于内生五气的转化、兼夹，他如因病生痰、因痰致病、因病致瘀、因瘀致病的理念，更可理解以病理因素作为病机辨证单元之用意。

二、病机辨证的实用意义

1. 活化辨证

根据"但见一症便是，不必悉具"的启示，辨证内容可以"特异症"为主体，参考相关佐证，通过识辨、取舍，提取病机特点，把握主要矛盾，有机组合成"证"，以免人为地计量评分，分证分型。临证若能据此理念思辨分析，自能活化辨证，提升诊疗能力，达到活泼的如珠走盘之境界。

2. 理论前移

中医理论源于临床，是通过反复实践构成的理论体系，是指导临床的依据，只有融理论与实践为一体，才能转化成为实用技能，显示理论的价值。为此，有必要把理论前移，贴近临床，融入辨证论治的诊疗体系之中。我们所倡导的病理因素——第二病因说，就是意在把基础理论转化为应用基础，密切结合临床，指导临床，显示中医学实践性强的特色，这不同于实验医学。假如分割理论与临床的统一性，必将导致理论成为僵化的教条，失去它的实用意义。

3. 内含多元辨证，执简驭繁

扩大临床视野，融六经、八纲、脏腑、三焦、卫气营血等辨证为一体。病机辨证体系，内含病势的动态演变，病性、病位涉及脏腑经络、气血津液、卫气营血、三焦、六经、八纲等，因而既可继承多元辨证的优势，以供选择应用，又能融多元辨证为一体，综合应用，有机组合，由博返约，由繁至简，起到提纲挈领的作用。

4. 求同存异

病机辨证不仅能使辨证得到活化，而且也可在治疗原则求得共识的层面上，既能提供治法和方药的参考范例，也能发挥各自特色，体现三因制宜及医生的个体化经验、不同学术流派的风格，彰显各家优势，保证传承的有序进行。

三、构建病机辨证体系的设想

1. 总体思路

以病理因素为纲领，脏腑理论为基础，病机证素为条目，症状体征为依据，病性病位为核心，病势演变测转化，提示治则为目的，真正体现辨证论治的灵魂。

2. 抓纲带目，倡建病机十三条

根据病理因素的不同特性和临床表现，概述其要领如下：

风病善变、寒多阴伏、火热急速（温暑同类）、湿性缠绵、燥胜伤津、郁病多杂（气病多郁）、瘀有多歧（血病多瘀）、痰病多怪、水饮同源、虚多久病、毒多难痼、疫为疠气、多因杂合（风火相扇、湿热郁蒸、瘀热相搏、痰瘀互结、燥湿相兼、虚实相因、寒热错杂等）。并据此组合成病机要素因果链，以显示其因果交叉、复合关系，使病机辨证从源头上得到活化，体现"证"是病机单元交叉组合的客观现象，病机单元是证的基本要素。这就是我们以病理因素为主导的用意所在。

3.辨病理因素是病机辨证的主导

病理因素是疾病续发的第二病因。病证表现于外的病理现象，因而随着病势的演变转化，每与相关病邪杂合或从化，这也就提示了病机证素是可变动转化的。证是病机动态演变的客观表现，求理定性，从性定位，表明病机辨证当以辨病理因素为主导。

4.病机要素的因果传变链体现疾病的发生、发展传变规律

风为百病之长，六淫之首，善行数变，常夹他邪伤人。土为万物之母，湿无定体，随五气而从化。风木之病属肝，湿土之病属脾。风能长养万物，土为生化之源，故以风、湿为切入点。

肝失疏泄——肝气郁结——肝郁化火——火动风生——风助火势——火借风威——风火交扇——风动痰升——痰因火动——毒因邪盛——寒从火化——燥为次寒——燥湿相兼——痰湿酿热——痰瘀互结——风痰入络——久病多虚——气阴耗伤——多因杂合。

5.病机证素是辨证的内核

证是病的外在表象，机是病的内在本质。"证"本质的研究并不代表是辨证的源头，只有"审证求机"才能把握病的实质，做到从外知内，从证测机，进而从机测证，据此可以认为病理因素是主要的病机证素。

所谓病机证素，是指辨识证候的病机要素。病机证素能概括、体现疾病某一证候的病理特点，使病机与证候做到有机的统一。通过对症状、体征的辨析取舍，提取可供辨证的症候群，由相关病理因素组合成证，并可随病势病情而演变转化。体现以辨机为目的，意在使辨证得到活化，适应临床应用，不同于证素的计量辨证，重在以证为依据，使之规范化。

四、病理因素的多元交叉、因果转化，是复合病机的病理基础

病理因素是疾病发生的重要中间环节，决定疾病的性质、病位、演变及转归，且常相互兼夹、复合为患。因而病机证素的组合也有单一病机、兼夹病机、复合病机之分。所谓兼夹病机，是指两种单一病理因素的杂合，虽有主次不同，但无新的质变。复合病机是指两种以上的病理因素互为因果，胶结和合，形成的新的致病特质。复合病机表现为病势的演变发展，具体形式有多因复合、多病位复合、多病势复合。

多因复合，即多种病理因素互为因果。如风火相扇证的病机特点表现为"风助火势，火动风生"，湿遏热伏证的病机特点为"热处湿中，湿遏热外，如油入面"。他如慢性乙肝的基本病机病证是"湿热瘀毒、肝郁脾虚证"，其病理因素有湿、热、瘀、毒、郁，病性以实为多，实中有虚，病位在肝、脾，病势表现为多因素的因果互动转化，具有复杂、多变的特点。

多病位复合，即多脏同病。如《素问·玉机真脏论》说："五脏相通，移皆有次，五脏有病，则各传其所胜。"多病位复合显示了脏腑整体观的特色、病理生理的相关性，如多个病种表现的肝脾、肺肾、肝肾、肺脾或肝脾肾等同病。特别是认识急难病证方面的多脏同病，对临床更有重要意义。

多病势复合，即病机病证存在多种病势。病势是指疾病发生、发展及转归的趋势，证候动态演变的趋势。同一病理因素，可随体质而从化或因治疗用药等多种影响因素多向转化，若多因杂呈，则病机转化更为错综复杂，再若因果交并，病势演变千变万化，但仍有一定规律可循，这有助于提高病证发展的预见性。

总之，病机的多因交叉、转化，产生质变，是复合病机形成的发病基础，反映了不同病理因素之间、不同脏腑之间的病机转化、传变规律，是临床辨证必须把握的关键。

五、病机辨证的基本要领及程序

首先以病机十三条为纲要，精练论述该条的"概念""病理要点""临床特点""治疗原则"，以助理解与病机证素的相关性。

其次以病机证素为条目，在"辨证"部分，分列"特异症""可见症""相关舌脉"，以供辨析取舍；提示"病性、病位、病势"的辨证印象；"治疗"部分列举"治法、方药范例、加减"，以供参考应用。并列"临证备要"，以加深实践启悟。

对"杂合病机证素"，则按主次归属，列出证名、治法，以与相关病理因素联系互参。

在构建病机辨证体系的基础上，可进一步延伸到具体病证，根据临床表现，按其病理特点，制订病证的病机辨治方案，从多元辨证求机角度，交叉组合病机证素，落实到临床应用。

综上所述，审证求因、实是求机、审证求机的过程，就是辨证的过程，求机的实质是求病理因素。病机是辨证的核心，是通向论治的桥梁，抓住了病机，就抓住了病变本质，组合形成病机证素，做出证名诊断，治疗也就有了更强的针对性。

倡议构建病机辨证新体系的目的，旨在能使辨证论治的诊疗特色从源头上得到活化，回归到临床实践中，走中医继承发展、自主创新之路。

周仲瑛

辛丑夏于金陵琢璞斋

目 录

总 论

各　论

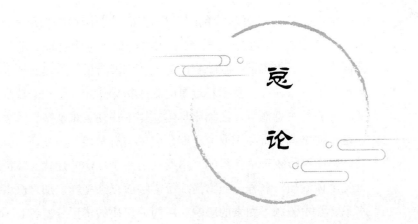

总论

一、构建中医病机辨证体系的意义

辨证论治是中医学特色的集中体现，是中医临床医学的精髓。在中医学辨证论治体系中八纲辨证、六经辨证、卫气营血辨证、三焦辨证、脏腑辨证、气血津液辨证、六淫辨证等多种辨证方法并存，发挥着重要的临床指导作用。但对于缺少临床经验的医者而言，在临床具体应用中往往较难把握，莫衷一是，初学者更难甄别取舍，综合应用。有其症、辨其证、分其型是中医传统辨证体系的基本模式。由于疾病的症状、体征可受个体素质、病程、药物治疗等影响而复杂多样，加之医者水平、学术流派等因素的影响，对同一疾病的辨证分型各有不同，因而传统的辨证方法使证候分类繁多，无法统一，容易机械、僵化，难以体现中医辨证"圆机活法"以及个体化治疗的特色和优势。

近几十年来，诸多学者将证候作为辨证论治的研究重点，国家多个科研项目开展了证的规范化和本质研究，取得了一批成果，但未有重大突破，至今尚缺乏能够切实指导临床应用和提高临床疗效的创新性研究成果，难以满足临床需要。我们早在 20 世纪 60 年代即感悟到"证"并非病之源头，"'审证求因'的实质当为'审证求机'。临床辨证应首重病机，病机为理论联系实际的纽带，是通向论治的桥梁"。内外致病因素作用于人体，随个体差异而表现出不同的病理状态，根据"有诸内必形诸外"的理论，审证求机即是采用取象比类的思辨方法，通过辨析疾病内在病变的外在表现，把握疾病的本质，获得辨证的结论。因此，倡导以病机为核心、以病机证素为单元构建辨证论治新体系，从病机层次解析中医辨证过程，符合中医临床辨证思维认识过程，使复杂证候简约化，既能反映病情的复杂性、多样性、特异性和辨证的灵活性，又可执简驭繁，以免陷于僵化的固定分型。这似可解决中医理论研究与临床严重脱节的瓶颈问题，对提高现代临床诊治水平，充实和完善中医学理论体系，促进中医学术的发展，有着极其重要的意义。

二、中医病机的定义

全国科学技术名词审定委员会公布的《中医药学名词》（2004年）对病机的定义为："病机是指疾病发生、发展、变化的机理，包括病性、病位、病势、脏腑气血虚实变化及其预后等；病机学说是研究和探讨疾病发生、发展变化机理的学说。""病机"一词首见于《黄帝内经》，《素问·至真要大论》云："审察病机，无失气宜。"并简要归纳为"病机十九条"等辨证要领。张介宾提出："机者，要也，变也，病变所由出也。"表明病机是指由各种致病因素作用于人体引起疾病的发生、发展与变化的机理，是从整体和动态的角度对患者所呈现的病理状态和病理变化的高度概括，是在辨别、分析、归纳所有四诊（望、问、闻、切）资料的基础上对疾病的本质做出的结论，它揭示了疾病发生、发展与变化、转归的本质特点及其基本规律。

三、"审察病机"是辨证论治的关键环节

《伤寒论翼·制方大法第七》云："因名立方者，粗工也；

据症定方者，中工也；于症中审病机、察病情者，良工也。"
清代罗浩《医经余论》说："医者精于四诊，审察病机，毫无
贻误，于是立治以用药，因药以配方……上工之能事也。"从
临床实际的诊治过程来看，病机是辨证的依据、论治的基础，
对症状的分析、证候的判断皆以病机分析为依据。"审察病机"
是辨证论治的前提，"谨守病机"则是论治必须遵守的原则。我
们认为，"抓住了病机，就抓住了病变实质，治疗也就有了更强
的针对性。求'机'的过程，就是辨证的过程，因此，审证求
'机'是辨证的基本要求"。病机是病变本质的反映，对临床立
法组方有着直接的指导作用，中医对相应证候所确立的治法，
是通过调整病机而起到治疗作用。因此，提高临床辨证论治水
平实质上是提高临证审察病机的能力，把握病机是提高中医临
床疗效的关键。

四、把握病机的层次性

在疾病状态下，由于病邪作用于人体，损伤正气，破坏了
机体阴阳的相对平衡，使脏腑、经络、气血功能紊乱。因此，
临证应首先掌握辨证的基本要领，明晰邪正虚实、阴阳盛衰、
脏腑经络功能失调、气血失常、津液代谢失常等，亦即疾病发
生、发展与变化的一般规律。

辨证的过程是对不同层次的病机进行推演、分析、归纳的
过程。病机大致包括病类病机、疾病病机、证候病机、症状病
机等层次，但最终都必须落实到具体的证候病机，才能确定有
针对性的治法，依法选方用药施治。

病类病机是指一类疾病或一个系统疾病发生、发展、变化

的脏腑病机。如肺系疾病的主要病机为肺气宣降失常；心系疾病的主要病机为血脉运行障碍与神志失常；脾（胃）系疾病的主要病机为脾胃的运化功能与升降失常；肝（胆）系疾病的主要病机为肝胆失疏，气机郁结；肾系疾病的主要病机为肾不藏精，气化失司。疾病病机是指某一疾病发生、发展、变化的机理。如痰饮的主要病机为三焦气化失宣，肺、脾、肾通调、转输、蒸化水液功能失职，津液不归正化；肺痈的主要病机为邪热郁肺，蒸液成痰，热壅血瘀，血败肉腐，成痈化脓。证候病机是指疾病在某一阶段所表现证候的发生机理。如胁痛肝郁气滞证的病机为肝失条达，气机郁滞，络脉失和。症状病机是指病人所表现的某一症状、体征的发生机理。如咳嗽是由肺气上逆所致，目赤多由肝火上炎所致。

五、病机证素的概念及内含

（一）病机证素的概念

所谓病机证素是指辨识证候的病机要素，它能概括、体现疾病某一证候的病理特点，是决定证候诊断的基本要素。这些要素交叉组合构成证候，是辨证的基本单元。病机证素主要包括病理因素、病位、病性等，它反映了疾病不同阶段的病理特点。病理因素常见有风、寒、火（热）、燥、湿、郁、瘀、水（饮）、痰、毒等；病位涉及内外表里、脏腑经络、营卫气血等；病性主要指阴阳、寒热、虚实。

（二）病机证素的内含

病机证素的内含包括病理因素、病位、病性。

1. 病理因素

病理因素是疾病病变过程中因脏腑功能失调所产生的致病因子，病理因素又可直接或间接地导致多种病证，故称为"第二病因"。就中医学理论体系而言，病理因素属病机概念的范畴，大致包括风、寒、湿、燥、火（热）、痰、水（饮）、瘀、郁、毒、疫等。病理因素作为病机辨证的主体，其中的风、寒、湿、燥、火并非病因概念。无论是外因还是内因作用于人体，皆通过与机体发生一系列反应（邪正交争）而呈现相应的外在表征信息，临证采用取象比类的方法，即可据此分析其病位、病性和病理因素所属，为治疗提供依据。由此可见，外感六淫从化或是内生五气致病，凭借"司外揣内"分析、推测而知，皆应归属于病机之"病理因素"范畴。

2. 病位

疾病的病位主要在五脏、六腑、经络、表里，也可在卫气营血、上中下三焦等。人体是以五脏为中心，配以六腑，通过经络系统外合五体、五官、九窍、四肢百骸，从而组成有机联系的整体，并借助精、气、血、津液的作用，完成机体统一的机能活动。因此，辨别疾病病位所属应以"五脏"为核心。辨识病位不仅要确定五脏所属，还应进一步分析各脏腑气、血、阴、阳病机变化状态，如肝气郁结、脾气亏虚、心血不足、肺阴亏虚、肾阳虚衰等。

3. 病性

病性即病理性质，或病理变化的本质属性。辨证论治首先要从整体上或宏观上把握病变之属性，这是中医临证的基本要求。只有准确辨识病性，方可确立基本治疗原则和治疗方法。疾病的基本病性主要包括阴、阳、寒、热、虚、实，表现

有阴盛阳衰、阳盛阴衰、实寒、虚寒、实热、虚热等交叉复合
关系。

六、病机证素的特点

病机证素可由病理因素、病位、病性组成，具有演变、转
化的特点。由此构成单一病机、兼夹病机和复合病机。兼夹病
机是两种以上单一病机之间的夹杂，虽有主次，但无质变。复
合病机则是形成具有新特质的病机证素，如"湿热"病机不同
于单纯的湿或热，"瘀热"病机不同于单纯的瘀或热，其尚有自
身的致病特性。

临证应重视病理因素在病变过程中的作用，它是疾病发生
的重要中间环节，决定疾病的性质、演变及转归。在疾病过程
中病理因素常相互复合、兼夹为患，从而表现为不同而复杂的
致病特点，这是多种疑难病证的病机特征。因而，病机证素的
核心内容是病理因素，结合病位从脏腑病机和气血病机等分析
其病理变化，以确定疾病的证候性质。

七、病机证素条目的核心内容是复合病机

（一）复合病机的表现形式

复合病机的表现形式有多因复合、多病位复合。

1. 多因复合

多因复合即多种病邪交互作用为患。多因复合的"因"是
指多种病因（外感六淫、内伤七情、饮食和劳倦等）同时或先
后侵袭人体，导致多种病理因素复合为患。患者往往表现为

两种以上的病理因素交互杂合。常见的多种复合形式如风火相扇、瘀热相搏、湿遏热郁、痰瘀互结、风痰瘀阻、湿热瘀毒等。

2. 多病位复合

多病位复合即多脏同病。表现为多个脏腑及经络并损，如肝脾、肝肾、肺脾，或肝脾肾等功能俱损。人体是一个有机统一的整体，任何一脏有病，必然影响到他脏亦病，这是形成复合病机的重要基础。五脏传变通常按照生克传变规律而致多脏同病为患，如《素问·玉机真脏论》云："五脏相通，移皆有次，五脏有病，则各传其所胜。"临床多脏同病者如胃痛、泄泻、呕吐、呃逆等多为肝脾胃同病，积聚、臌胀多为肝脾肾同病，哮病、肺痨、消渴、水肿等多为肺脾肾同病，他如肿瘤、代谢综合征、慢性肝肾疾病等多种急、疑、难、顽症往往涉及多个脏腑，五脏同病者也不少见。

（二）复合病机的形成机制

中医认识疾病的重要特点是从整体观、动态观来审视阴阳、脏腑、经络。病机的动态转化是形成复合病机的内在基础。

1. 多病势复合

在病机分析过程中，辨识病势是其重要一环。病势是指病机转化的趋势，即疾病发生、发展、转归等过程中病情的轻重缓急，或邪正交争所致的病机动态演变的趋势。同一病邪可多向转化，导致多种病邪杂呈，进而形成复合病机转化网络。既往对病性之阴阳、寒热、虚实之间互相转化、错杂为患的阐述较多，但对病理因素之间的转化、错杂、复合为患的规律认识尚少。如湿邪碍气则气滞湿阻，湿郁日久则湿瘀互结等；气滞则有血瘀、水停、湿阻、痰凝、化火等多种转化趋势。病理因素之间的转化、错杂皆易形成具有新特质的"复合病机"，如湿邪化热而成湿热，湿邪得寒而成寒湿，湿郁生痰而成痰湿；外感热病，热毒酿瘀，或内伤杂病，血瘀郁而化热，都可导致"瘀热相搏"，且瘀热又有瘀热阻窍、瘀热血溢、瘀热水结、瘀热伤阴、瘀热动风等多种病机转化与复合趋势。

2. 邪正交争，因果互动

病机转化反映了机体内部邪正交争的状态和疾病发展的趋势。常人始终处于阴阳动态平衡状态，而患病之后，"邪正交争"则是最重要的病理表现。邪正交争导致脏腑、气血、阴阳之间相互影响，彼此传变，从而引起病位多向移变（病位传变）和（或）病邪之间相互转化（病邪从化），进而形成复合病机。

无论是病邪从化还是病位传变过程中的因果关系，并非是"果"形成之后，"因"即消失，而往往"因"与"果"并存，因果互动，进而形成"因"和"果"并见的复合病机。如湿生热，形成湿热郁蒸；热毒深入营血，搏血为瘀，形成瘀热相搏，或血瘀郁久化热，而成瘀热等。如因湿生痰、因湿化热、因瘀化热和肝病传脾，则分别形成痰湿、湿热、瘀热和肝脾同病等复合病机。

八、辨证分型与病机辨证的区别

"十三五"普通高等教育本科国家级规划教材、全国高等中医药教育教材《中医基础理论》中把证的概念定义为：证即证候或证型，是机体在疾病发展过程中某一阶段的病理概括，包括病因、病位、病性、病势及邪正关系等，反映了机体当时阶段抗病反应能力和整体反应状态，因此是疾病发展过程中某一阶段的病理变化的本质。

辨证是辨析、识别证候，在全面而有重点地搜集四诊素材的基础上，运用中医理论进行分析推理、综合判断而得出证候诊断，是通过重点辨别当前病变的部位和性质，并概括为完整证名的思维认识过程。证候研究是当今中医领域的研究热点，运用传统中医辨证方法，结合流行病学、循证医学、数学、信息学等技术手段，开展辨证思路与方法、证候量化及规范化、证候分布规律、证候本质等研究，制订了系列证候诊断标准。有关证候的国家标准、行业标准等相继出台，但因疾病的临床征象及病理机制错综复杂、动态变化，采用传统的辨证分型方法，每使各种标准的证候类型不一。有文献对抑郁症、慢性乙型病毒性肝炎、慢性肾衰竭、慢性阻塞性肺疾病、更年期综合征的临床资料进行横向和纵向分析，结果显示证候类型极为繁杂，如抑郁症有 75 个，慢性肾衰竭达到 148 个。传统的分型施治及对证的规范化、标准化研究，导致临床辨证的机械、僵化，失去了中医辨证的灵活性，影响临床疗效。

辨证分型是根据病人的临床表现辨别、区分证候类型。将证候分型作为辨证论治的核心，临床按证型分别立法施治。但难以显示病机之间兼夹、复合、转化所导致病证的复杂性，临床容易形成"对号入座"僵化的思维模式。病机辨证是根据病人的临床表现分析病机，以病机要素确定证名。以审证求机作为辨证论治的核心，通过辨析病机立法施治。

九、证素与病机证素的区别

诊断学家朱文锋教授提出"证素"的概念，认为证素即辨证的基本要素。"证素"是通过对"证候"（症状、体征等四诊信息）的辨识，而确定的病位和病性，是构成"证名"的基本要素。辨证方法与辨证纲领的核心是辨识和确定证候的本质，即辨别证素。根据证素的基本特征和临床实际，筛选出50项共性证素，即病位证素19项，如心、神（脑）、肺、脾、肝、肾、胃、胆、小肠、大肠、膀胱、胞宫等，病性证素31项，如风、寒、暑、湿、燥、火（热）、痰、饮、水停等。据此建立的"证素"辨证体系是根据证候辨别证素，由证素组合为证名。其研究的内容主要包括约800个临床信息的规范、量化；50项证素的规范、基本特征、判别和组合规律；由证素组合成的约150个常见证的诊断标准及判别方法。"证素"辨证体系是先辨有限、固定的证素，再确定复杂、多样的证名，清晰明了，易于掌握，体现了辨证的复杂性、多样性。

我们提出"病机证素"的概念，倡导构建以病机证素为核心的辨证论治新体系。"病机证素"包括病理因素、病位、病性，其核心是病理因素和脏腑病位。辨病机证素即可抓住病变的机理，它不仅能够辨识病变当前的"证"，更能把握病势，掌握病机的演变规律，预测病变的发展预后，从而为论治提供依据，避免以证套症、分型施治的僵化思维。现已初步归纳出病机辨证十三条，如风病善变、寒多阴伏、火热急速、湿性缠绵、燥胜伤津、郁病多杂（气病多郁）、瘀有多歧（血病多瘀）、痰病多怪、水饮同源、虚多久病、毒多难瘤、疫为疠气、多因杂合(风火相扇、湿热郁蒸、瘀热相搏、痰瘀互结、燥湿相兼、寒热错杂、虚实相因)。疫疠虽为致病之因，但有一病一气的特性，传变无常，机理多歧，治疗需针对病因，故从临床应用出发，将其单列成篇。

"证素"辨证体系是通过辨识"病性"与"病位"确立证名，揭示的是辨证的普遍规律，缺乏特异性，意在计量辨证，使之标准、规范。而"病机证素"辨证体系强调的是辨证的活化，通过"审证求机"，针对病证的特异性、可变性，病机之间的因果互动、演变发展，组合成证，进而以证带病，病证结合。由于不同的疾病有其特殊的病理基础和病机演变规律，辨病有助于识别不同疾病的特异性，深化辨证，而结合辨证又能分析解决疾病发展过程中的主要矛盾。因此，病证结合、以证带病、以病带证的研究方法更符合临床实际，有利于全面、准确地认识疾病，提高临床和科研水平。

十、中医病机辨证体系的基本框架

以脏腑理论为基础，病理因素为纲，病机证素为条目，症状体征为依据，从病性、病势识演变，根据病理因素的多元交叉、因果转化，融多元辨证为一体，构建中医辨证论治新体系。

(一) 基本思路

1. 以病机证素为核心

病机证素的主要内容是病理因素，病理因素是病变的实质，审证求机的核心是推求病理因素，它反映了病机的转化和演变。单一病机证素由单一病理因素演化而来，如风、寒、湿、燥、火、瘀等。兼夹病机证素是单一病理因素的主次相兼为病。复合病机证素往往由两个或两个以上病理因素复合，产生质变，从而构成证候诊断的依据、论治的基础。

2. 以脏腑为内含

人体气血阴阳的生成根源于脏腑，脏腑的机能正常与否影响着气血阴阳的变化，人体各种疾病出现的气血阴阳盛衰，均由脏腑病变所致。每一脏腑的体和用，也就是各自的阴和阳，有其不同的特性，故病损的性质和相关脏腑亦各有侧重。而阴阳的虚实盛衰，气机的升降出入失常，又会进一步影响脏腑的功能。因此审证求机首先要明辨病变的脏腑，推求脏腑阴阳的盛衰、虚实，气机的升降、出入。

3. 以证带病，病证结合

不同的病有可能在某个阶段出现近似的证，但由于疾病的性质和传变规律的差异，即便是相同的"证"可因疾病的不同而有各自的特点，因而只有以证带病，结合具体疾病审证求机，才能把握疾病的病机演变规律，使辨证准确，治疗具有针对性。临床上应首先把握各系统疾病的病机证素，其次根据各系统疾病的特征把握具体疾病病机证素，为最终根据具体疾病的病机演变特点确定各阶段证候的病机证素奠定基础。

（二）基本步骤

在以病机证素为核心的辨证论治新体系框架下，其辨证论治的基本步骤包括：

1. 辨识病机证素

辨识病机证素是根据特异症、可见症和相关舌脉，识别病理因素及病位、病性。特异症是指人体内在病理变化表现在外的特征性症状、体征，是辨识病机证素的主要依据，即《伤寒论》所云"但见一症便是，不必悉具"之意。可见症是指人体内在病理变化可能表现的症状、体征，可因病而异。相关舌脉是辨识病机证素与脉症是否对应的参考依据。

以痹证为例，如风的特异症为关节疼痛游走不定、关节怕风；寒的特异症为关节冷痛、遇寒痛增、得热痛减，关节怕冷；湿的特异症为关节疼痛着而不移、关节痛阴雨天加重、肢体酸楚沉重。风的可见症为肢体肌肉疼痛酸楚、恶风、发热；寒的可见症为四肢清冷、关节拘痛；湿的可见症为关节漫肿、食欲不振、大便溏。风的舌脉表现为苔薄白，脉浮；寒表现为舌质淡或淡红，舌苔薄白，脉紧或迟；湿表现为舌苔腻，脉濡缓或细缓。临床上既可表现与病机一致的脉象，也可表现与病机不相一致的脉象，故又需根据具体情况舍脉从症或舍症从脉。

在明晰病理因素的基础上，确定病位、病性。痹证的病变在肢体关节，故脏腑病位主要在肝、肾、脾（肝主筋，肾主骨，脾主四肢肌肉；关节为骨之交接处，由筋膜束合而成）。若病初以关节、肌肉疼痛为主，则病在肌表经络；病久以关节变形、僵痛为主则深入筋骨，病及肝肾；兼有肌肉瘦削，则病及于脾。依据中医基础理论，综合特异症、可见症和相关舌脉即可判断病性的阴阳虚实、标本缓急。

2. 根据病机证素的组合确定证名

病机证素是辨证诊断的基本单元，多为脏腑病机、病理因素之间的兼夹、复合，交叉组合成为证候名称，如肾虚肝郁、肝郁脾虚、瘀热相搏、湿热郁蒸、寒湿痹阻、痰热内蕴、痰湿中阻、风火相扇等皆为临床常见的兼夹、复合病机。

疾病总是处于不断的变化之中，临证必须注意病机的动态演变，围绕病机之间的兼夹、复合和转化、演变规律进行分析、归纳，根据各种疾病的不同，明晰病机证素的分类、组合特点，能直接指导临床的辨证论治，提高临床疗效。如"瘀热"病机学说为我们长期从事临床科学研究的理论创新，认为"瘀热"是多种外感、内伤疾病的病变过程中所产生的一种复合病理因素，由血热、血瘀两种病理因素互相搏结、相合为患而形成，临床表现为"瘀热相搏证"，由于疾病的不同又可表现为不同的子证，如中风的瘀热阻窍证、重症肝炎的瘀热发黄证、急性肾衰的瘀热水结证、各种出血性疾病的瘀热血溢证。再如痹证初起多表现为风湿、风寒湿、风湿热痹阻（风寒湿痹证、风湿热痹证等）；三者之间又可转化、杂合，表现为风寒湿热痹（寒热错杂证）；病久还可表现为痰瘀痹阻、肝肾气血亏虚（痰瘀互结证、肝肾亏虚证、气血亏虚证）。

3. 确立治则治法

临证必须注意病机的动态变化，在明晰病机证素的基础上，根据病机的兼夹、复合情况，确立相应的治则治法，做到辨证准确，法随证转。如针对"瘀热"病机（瘀热相搏证）的治疗原则是凉血化瘀；由于疾病的不同，"瘀热"病机可有不同的兼夹、复合，宜针对性地采用具体的治法，如中风的瘀热阻窍治予凉血化瘀、通腑泄热，重型病毒性肝炎的瘀热发黄治予凉血化瘀、解毒退黄，糖尿病并发症的络热血瘀治予清络化瘀，系统性红斑狼疮的瘀热痹阻治予凉血化瘀蠲痹。

4. 选方用药

临证依据确立的治则治法选方用药，并随症状的不同加减。如中风的瘀热阻窍证方选犀角地黄汤、桃核承气汤，常用药有大黄、水牛角、生地黄、桃仁、冰片等。脑出血患者，多有阴伤之证，需加玄参、麦冬、石斛、知母；脑神失用昏迷者，可配伍开窍醒神之品，如菖蒲、郁金等。重型病毒性肝炎的瘀热发黄证方选犀角地黄汤、茵陈蒿汤，常用药有水牛角、茵陈、大黄、生地黄、赤芍、山栀、丹皮、紫草等。湿热蕴结中焦，胸闷脘痞、舌苔黄腻者，加茯苓、猪苓、车前子、虎杖等；腑实壅结，腹满胀痛、大便干结者，应通腑泄下，重用生大黄，加入芒硝冲服。

总之，围绕病机之间的兼夹、复合和转化、演变规律进行探索研究，根据各种疾病的不同，明晰中医病机证素的分类、组合特点，揭示病机证素发生、演化、交叉、组合的规律，从而提炼出中医病机新理论，构建病机辨证论治新体系，可提高应对难治性疾病的临床能力，达到活化辨证的目的，以促进中医学术的发展。

十一、脏腑病机辨证及其类证鉴别

五脏之间有生克乘侮、互为表里的联系，脏腑病机能反映病变的整体关系及其发展转归。脏腑辨证是辨证论治的核心，要辨明病证的部位、性质，皆需落实至脏腑。而病机辨证是以脏腑理论为基础、以脏腑病机为主导，尤应明确常用脏腑病机的基本概念、类证之间的联系和鉴别，方可指导临床。临证必须熟练掌握，准确运用，使治疗有较强的针对性及预见性。故拟在脏腑辨证知识的基础上，将临床常用病机所呈现的类似证候加以对比鉴别，并适当联系治法和方药，以求有助于临证确切地掌握和应用病机。

（一）心系

1. 心气虚弱与心阳不振

心阳不振包括心气虚弱，因阳虚必然兼有气虚，气虚可以发展到阳虚，也就是说在心气虚的基础上，表现有阳虚征象的，则为心阳虚；区别言之，则病情有轻重之别，病势有缓急之分。

心气虚病轻而势缓，主症为心慌，气短，胸部憋闷，劳累、活动后明显，自汗，神疲，喜卧，脉虚大、细弱、结代，舌质淡胖、苔白。

心阳虚病重而势急，兼有汗出肢冷，面浮肢肿，面色灰暗青紫，舌质淡润、紫蓝，脉沉迟等虚寒证。如发展到阳气虚脱，可见大汗淋漓，四肢厥冷，咳喘气逆，烦躁，神识昏糊，脉微细欲绝或模糊不清。

治疗：气虚者补益心气，用养心汤；阳虚者回阳救逆，用四逆加人参汤、参附汤。药如黄芪、党参（人参）、炙甘草、附子、肉桂等。

2. 心血不足与心阴亏耗

心阴亏耗包括心血不足在内。主要区别在于有无虚火现象。心血虚者无虚火现象，心阴虚者每有虚火征象。心血虚可与脾虚证候同时出现，称为"心脾血虚"；心阴虚易与肾阴虚同时出现，称为"心肾阴虚"。

心血虚因血不养心，症见心悸，健忘，夜寐不酣，神疲，面色淡白（黄），舌质淡红、苔薄，脉细弱。

心阴不足则心阳独亢，虚火上炎，心悸而烦，惊惕不安，寐少梦多，面热升火，颧红，盗汗，口干，口舌碎痛，舌质红、苔少，脉细数。

治疗：血虚，补益心血，用黑归脾汤，药如当归、白芍、丹参、熟地黄、龙眼肉等；阴虚则滋阴降火，用补心丹，药如麦冬、柏子仁、生地黄、鸡子黄、黄连等。

3. 心阴不足、心阳独亢与心火炽盛（心火上炎）

两者都有火象。主要区别在于火的属虚属实。

心阴不足、心阳独亢，是在心阴亏耗的基础上，导致心阳独亢，属于虚火，为本虚标实之证，其证治可参阅心阴亏耗条。

心火炽盛，属于实火，故火旺现象比较突出，症见心悸阵作，烦热躁动不安，失眠，夜多噩梦，口苦而干，口舌糜烂肿痛，小便黄赤灼热，舌质红、尖绛或起刺，苔黄，脉数。

治疗：心火炽盛者，当清心泻火，用朱砂安神丸、导赤散加减，药如黄连、栀子、生地黄、木通、莲子心、竹叶心、珍珠母、生铁落。如病久火灼伤阴的，按心阴亏耗证治疗。

4. 心阳不振与饮凌心阳（水饮凌心）

两者俱有心阳失用的病理表现，并有标本关系。如阳虚不能布津，水饮内停，上凌心阳，则可导致"阳虚饮逆"，病变脏器涉及脾和肾，主要区别有虚实之分。心阳不振属虚，因阳虚气弱，不为神用；饮凌心阳（水饮凌心）属实，因饮邪上逆，水凌火位，心阳被困，不能为用。

心阳不振，证治见前述。

饮凌心阳者，症见心悸，气短，胸胁支满，闷塞不舒，呕吐痰涎，头晕目眩，怕冷，甚则喘咳气逆，痰多清稀起沫，肢体浮肿，尿少，舌苔白滑，质淡，脉沉弦或沉迟。

治疗：饮凌心阳当温阳化饮，利水宁心，用苓桂术甘汤或真武汤，药如桂枝、白术、茯苓、甘草、生姜、附子等。

5. 心血瘀阻与心阳痹阻

两者俱有发作性的心胸暴痛。其区别点在于是血瘀，还是阴寒、痰浊。

心血瘀阻者，其痛如绞如刺、牵及肩背，面如漆柴，唇色紫暗，舌有紫斑、紫点，或全部舌质暗紫，脉细涩或结代。

心阳痹阻所致之胸痛其因有二：一为阴寒偏盛，寒凝气滞，痹阻胸阳，症见卒痛无声，口鼻气冷，手足清冷至节，面色发青，汗大出，昏厥不清，舌质淡蓝或淡紫，脉沉迟伏；一为痰浊壅塞，心阳痹阻，症见胸痛如塞，心胸憋闷，呼吸喘促，咳吐黏痰，舌苔浊腻，脉缓滑。

治疗：心血瘀阻者，当活血行瘀，用血府逐瘀汤，药如桃仁、红花、乳香、没药、丹参、莪术、三棱等。心阳不振，血行不畅，而致心血瘀阻。心阳痹阻，因阴寒偏盛者，当温通阳气，药如干姜、附子、肉桂、甘草等，痛剧可服苏合香丸；因痰浊壅塞者，当通阳泄浊，用瓜蒌薤白半夏汤，药如瓜蒌、薤白、半夏、石菖蒲等。

6. 痰迷心窍与痰火凌心

两者均以精神、神志失常为主。其区别点在于动静、阴阳的不同，有火无火。

痰迷心窍，为心气郁结，气郁生痰，症见神情痴呆，喜静，抑郁淡漠，对事物反应迟钝，喃喃独语，或意识昏糊不清，舌苔白腻，脉弦滑。

痰火凌心，为痰郁化火，神情烦躁，喜动，狂乱不安，哭笑骂詈无常，舌苔黄腻、质红，脉弦滑数。

治疗：痰迷心窍者，当顺气解郁，化痰开窍，用顺气导痰汤加石菖蒲、远志、郁金。痰火凌心者，当清火化痰开窍，用礞石滚痰丸及天竺黄、陈胆星、黄连、黑山栀等。

7. 心气不宁与心胆虚怯

两者均有精神不安的表现。心气不宁，泛指因下虚或邪实而致的心神不安；心胆虚怯，是指体虚及惊恐伤及心胆，心虚与胆虚并见，或伴有气虚生痰的病理变化。

心气不宁者，症见心悸，心慌，心烦不寐，脉象参伍不调。

心胆虚怯者，症见心慌不安，虚烦不眠，梦多，精神恍惚，遇事易于惊恐，多疑善虑，如有所失，口苦，泛恶痰涎，舌苔薄而黏腻，脉虚弦。

治疗：心气不宁者，当安神宁心，药用熟枣仁、柏子仁、茯神、琥珀、龙齿、龙骨等，并应结合不同的病理情况施治。心胆虚怯者，当安神定志，佐以化痰，用安神定志丸合温胆汤，药如党参（人参）、熟枣仁、茯苓神、远志、石菖蒲、龙骨等。

8. 心胆虚怯与痰迷心窍

两者都具有精神、神志失常的表现。其区别要点在于气虚与气郁。一为心气虚而胆气怯；一为心气郁结，气郁生痰。心胆虚怯，以神思不安为主；痰迷心窍，可见神志不清、昏迷。

具体证治参阅以上两条。

9. 心肾不交与心肾（君相）火旺

两者的相同点是：病位在心肾两脏，都有火的病理表现。其区别点在于虚火、实火。心肾不交，为肾阴亏于下，心火炎于上，水不济火。症见心悸，虚烦少寐，头昏目花，耳鸣，腰酸，腿软，遗精，口干，舌质红，少苔，脉细数。

心肾火旺，为心有系念，多思妄想，心火引起相火，而致心中烦热不寐，梦多，梦遗，小便黄、有热感，口苦，舌苔黄，脉弦数。

治疗：心肾不交者，当壮水制火，交通心肾，用黄连阿胶汤、交泰丸，药如生地黄、麦冬、玄参、五味子、黄连、肉桂等。君相火旺者，当苦泄厥少，清心泻肾，药如黄连、朱莲心、黄柏、知母等。

（二）肺系

1. 肺气不宣与肺失清肃

两者均属邪犯于肺的实证，以咳嗽为主要临床表现，并可见气喘、音哑（金实无声）。主要区别在于病因的属寒、属热，肺气不宣一般习惯指外感；肺失清肃包括外感和内伤，或外感邪恋较久者，亦可表现为肺失宣肃。因平素肺有蕴热，而风寒外束，或风寒犯肺，内郁化热而表寒未解（寒包热）。

肺气不宣，多因寒邪束肺，肺气失于宣畅，症见咳嗽气急，痰吐色白质稀，鼻塞流涕，恶寒发热，汗少，苔白，脉浮紧。

肺失清肃，多因热邪（风热、痰热）犯肺，肺失肃降，症见咳嗽气粗，痰吐稠黄，或痰中带血，或有身热，口渴，苔黄，脉数。

治疗：肺气不宣者，治当宣肺散邪，用三拗汤及桔梗、前胡等。肺失清肃者，治当清肃肺气，用桑白皮、黄芩、知母、马兜铃、白前、葶苈子等。如宣降俱病，则应宣降并施，用麻杏石甘汤，药如麻黄配石膏、黄芩或葶苈子。

2. 风热犯肺与痰热蕴肺

两者都有肺热见症。如风热犯肺，蒸液成痰，可表现痰热蕴肺的证候。区别点为有无外感现象，看表热与里热的偏重，并注意痰的多少与色质。

风热犯肺，有外感表热证，咳痰量一般不多，色白或黄而不甚稠黏，无热腥味，苔黄，脉浮数。

痰热蕴肺，以里热证为主，咳痰量多，色黄，质稠黏，或夹血，或有腥臭味，可见喘逆痰鸣，胸部满胀，苔黄腻，脉滑数。

治疗：风热犯肺者，疏风清热，用桑菊饮、银翘散，药如桑叶、菊花、连翘、银花、牛蒡子、浙贝母、栀子、黄芩等。痰热蕴肺者，清肺化痰，用清肺饮，药如黄芩、天花粉、桑白皮、海蛤粉、知母、射干、鱼腥草、金荞麦根等。

3. 痰浊（湿）阻肺与痰（寒）饮伏肺（水寒射肺）

两者俱属痰壅肺气所致，以慢性咳喘为主症。主要区别是湿痰（浊）还是寒痰（饮），湿痰其本为脾气虚弱，寒痰其本为脾肾阳虚，前者病情较轻、较浅，后者病情较重、较久。

偏于湿痰（浊）者，咳嗽时作，气息急促，胸满，痰多黏腻稠厚，色白或灰白，苔白厚腻，脉濡滑。

偏于寒痰（饮）者，喘咳时作，喉中痰鸣有声，痰多稀薄起沫、色白，怕冷，遇寒易发，苔白滑，脉沉弦。

治疗：湿痰（浊）阻肺者，燥湿化痰，用二陈汤、三子养亲汤，药如法半夏、陈皮、茯苓、厚朴、白芥子等。寒痰（饮）伏肺者，温肺化饮，用小青龙汤，药如麻黄、桂枝、干姜、细辛、五味子、法半夏、茯苓等。

4. 燥伤肺津与阴虚肺燥

两者都见肺有燥热、阴津耗伤的表现。区别点在于病因有外感、内伤之分，病史有新、久之异。燥伤肺津是因外感温燥之邪，燥热耗伤津液，病情较轻。阴虚肺燥是在阴虚的基础上，因阴液损伤，产生内燥现象，多见虚候，甚则病及于肾，表现肺肾阴虚（金水交亏）。

燥伤肺津，为风燥犯肺，肺失清润，症见咳呛气逆，痰少而黏，或带血丝，口干，唇鼻干燥，咽喉干痛，咽痒，心烦，或伴鼻塞、微寒身热等表证，多见于秋令，苔薄白或薄黄，质干，边尖红，脉浮数或细弦数。

阴虚肺燥，为肺阴亏耗，虚热内灼所致，症见干咳，痰少质黏，或夹血丝，声音嘶哑，午后潮热，颧红，盗汗，口干咽燥，形体消瘦，肌肤枯糙，舌质红、苔少，脉细数。

治疗：两者一清一滋，各有重点，不可混淆。燥伤肺津者，清肺润燥，一般用桑杏汤；燥火内盛者，用清燥救肺汤，药如桑叶、天花粉、知母、南沙参、杏仁、梨皮、芦根等。阴虚肺燥者，滋阴润燥，用沙参麦冬汤、百合固金汤，药如北沙参、麦冬、玉竹、鳖甲、地骨皮等。肺损络伤，咳痰夹血者，加白及、阿胶、橘络；声嘶、语暗（金破不鸣者），加诃子、凤凰衣、胡桃肉、白蜜等。

5. 肺气亏虚与肺不主气

两者均有气虚的表现。其区别有广义和狭义的不同。肺气亏虚的范围广，泛指肺气虚的多种症状，包括呼吸、卫表（肺卫不固）等各方面的病变。肺不主气则一般习用于呼吸方面，病重者涉及肾。

肺气亏虚者，症见咳而无力，咳痰清稀，声低，气怯，懒言，神疲，倦怠，畏风，自汗，容易感冒，面色㿠白，舌苔淡白，脉细弱。

肺不主气，主要是指虚喘，症见气短不足以息，呼吸喘促困难。

治疗：肺气亏虚者，当补益肺气，用补肺汤加减，药如黄芪、党参、人参、冬虫夏草、炙甘草等；如肺不主气，再加补气敛肺的五味子、胡桃肉、诃子等。

6. 肝火犯肺与肺虚肝旺（木火刑金与金不制木）

两者都具有气火上逆犯肺的症状。主要区别在于一虚一实，一为虚火，一为郁火。肺虚肝旺，为肺阴不足，不能制肝（金不制木，木寡于畏，反致木火上炎刑金），属本虚标实；肝火犯肺，肝郁化火上炎（因木火刑金而致木叩金鸣），属于实证，如火郁伤阴，可以从实转虚。

肝火犯肺者，症见咳呛痰少、质黏，咽部常有痰意，或咯血鲜血，胸胁刺痛，烦热善怒，头眩，面红目赤，口苦，苔黄质红，脉弦数。

肺虚肝旺者，症见干咳少痰，或痰中带血，胸胁作痛，午后潮热，颧红，盗汗，口干咽燥，苔少质红，脉细数。

治疗：肝火犯肺者，当泻肝清肺，用泻白散，药如桑白皮、牡丹皮、地骨皮、黄芩、栀子、黛蛤散、龙胆草。肺虚肝旺者，当养阴保肺，清肝泄木，药如北沙参、麦冬、百合、桑白皮、地骨皮、杏仁、甘草、枇杷叶。

（三）脾胃系

1. 脾气虚弱与脾阳不振（中气不足与中阳不振）

两者均属脾虚，而致运化功能不健（脾失健运），气虚较阳虚为轻，但气虚进一步发展则见阳虚。区别点在于有无寒象。脾气虚弱，因中气不足，运化无力，清气不能上升，甚则中气下陷，或肺脾同病（脾虚肺弱，土不生金），并见肺气亏虚之证。脾阳不振为脾胃阳气虚弱，寒从内生，表现虚寒征象，严重者可发展成脾肾阳虚。

脾气虚弱者，症见面色萎黄，神疲乏力，食少，纳后脘胀，或有隐痛，便溏不实，苔白、质偏淡，脉濡缓；如见脾气下陷，则脘腹坠胀，头昏，气短，久泻，脱肛，小便频数淋沥；若脾不统血，可见吐血，便血，紫癜，崩漏。

脾阳不振者，症见面色苍白，脘腹冷胀，呕吐清水，喜热喜按，食少运迟，大便下利清谷，四肢清冷，形寒，或有浮肿，舌苔淡白，质胖，脉沉细（弱）。

治疗：脾气虚弱者，当补气健脾，用参苓白术散或补中益气汤，药如党参、黄芪、白术、甘草、山药等；中气下陷者，应补而兼升，加升麻、柴胡等；脾不统血者，应补而兼摄，加白及、炮姜炭、赤石脂、灶心土等。脾阳不振者，当温中健脾（温运脾阳），用附子理中汤，药如附子、肉桂、炮姜、白术、人参、茯苓、甘草等。

2. 脾虚湿困与湿困脾运（阳）（寒湿困脾）

两者俱有湿困特点，但一为本虚标实，一为因实致虚。区别点在于脾阳不运与寒湿偏盛的主次，应了解两者先后、因果关系。一般说来，脾虚湿困为脾阳虚弱，运化失常，湿从内生（内湿）；湿困脾阳为外感湿邪（外湿），困遏脾阳的运化，以致湿盛伤脾。

如先突出表现脾阳不振（参阅上条），而后再见胸闷，恶心，胃部饱胀，口淡而黏，或甜而腻，头昏重，肢体困倦，大便稀溏，甚或腹满胀大有水，肢体水肿，或面色晦暗发黄，苔白腻，脉濡，为脾虚湿困；反之，如湿困之症在先，或较脾阳虚的现象突出者，为湿困脾运。

治疗：脾虚湿困者，当健运脾阳，益气化湿，从本以顾标，用香砂六君子汤、附子理中汤，药如党参、白术、干姜、附子、川椒、砂仁等。湿困脾阳者，当运脾化（燥、利）湿，从标以顾本，用胃苓汤，药如苍术、厚朴、草果、蔻仁、藿香、薏苡仁、陈皮、猪苓、泽泻等。必要时两者还当联系合参。

3. 中虚气滞与胃寒气滞（中虚气滞、胃失和降与寒凝气滞、胃阳不展）

两者均有气滞的病理表现，以胃痛为主要特征。若中虚气滞，复受寒邪，其痛暴作，可见寒凝气滞的标实证；寒凝气滞日久，又可导致中虚胃弱。区别点在于病程的久暂、痛势的缓剧、病理性质的属虚属寒。

中虚气滞为胃气虚弱，和降失司，多因久病迁延不愈，表现为绵绵隐痛，喜按，空腹痛甚，得食为舒，但多食又痞胀不适，或食入反出，舌苔白，质淡而胖，脉细弱。

寒凝气滞为感受外邪，恣食生冷，而致胃气郁滞，中阳不展，多属暴病，表现为痛势急剧，脘部冷痛，得温为舒，呕吐清水，口渗冷涎，食入痛甚，舌苔白滑，脉弦紧。

治疗：中虚气滞者，当建中理气，补中寓行，用黄芪建中汤、大建中汤，药如黄芪、桂枝、白芍、炙甘草、饴糖、生姜、大枣等。寒凝气滞者，应温胃散寒，用良附丸及苏叶、桂枝、干姜、荜茇等。

4. 胃阴不足与脾阴不足

两者常多并病，统称"脾胃阴虚"。临床根据脾阴、胃阴的生理特点，认为病理变化重点在胃。区别言之，除共同表现脾胃方面一系列阴虚症状外，胃阴不足的特点，在于阴虚不能濡降，受纳功能失常，主要表现为胃痛、呕吐；脾阴不足的特点，在于阴津失于输化，传送功能失调，主要表现为便秘或久泻。

脾胃阴虚的共有症状为：面白颧红，形瘦，虚烦，口干口渴，咽燥，唇红，食少乏味或厌食而不饥，苔薄欠润或舌干质红、苔少无津，甚至舌光剥无苔，脉细或细数无力。偏于胃阴虚者，症见胃痛反复，久延不已，胃部痞胀疼痛，或觉嘈灼隐痛，似饥而不欲食，嗳气，干呕，泛恶。偏于脾阴虚者，如脾虚不能布津，大肠失于濡润，症见能食而大便经常干燥或秘结，小便频多，称为"脾约"；因久泻伤阴者，大便泻下如酱，黏滞不畅，腹胀隐痛，稍食则胀甚，或口舌起糜。

治疗：胃阴虚者，当益胃养阴，用益胃汤，药如沙参、麦冬、石斛、白芍、玉竹、甘草等。脾阴虚，见"脾约"证者，当滋阴润燥，用五仁丸，药如火麻仁、黑芝麻、首乌、柏子仁、瓜蒌仁、蜂蜜等；久泻伤阴者，当酸甘敛补，药用乌梅、木瓜、白芍、甘草、麦冬、石斛、白扁豆、石莲肉等。

5. 湿热蕴脾与肝胆湿热

两者都属湿热证，且常可并见。区别点：一为病在脾胃，主要因湿热中阻，而致升降失常；一为病在肝胆，因湿热郁遏，而致疏泄失司，少阳不和。

湿热蕴脾者，症见脘痞腹胀，食欲不振，恶心，呕吐；或身热缠绵，或肌肤面目发黄，口干苦而黏，大便秘结或溏而不畅，小便短少色黄，身重困楚，舌苔黄腻，脉濡数。

肝胆湿热者，症见胁痛连及脘腹，甚则有发作性绞痛，呕吐酸苦黄水，食少，厌油腻，寒热往来，目睛、肌肤发黄，黄色鲜明，小便黄赤，口苦，舌苔黄腻，尖边红，脉弦数。

治疗：湿热蕴脾者，当清利湿热，用王氏连朴饮、茵陈蒿汤，药如茵陈、栀子、大黄、黄连、厚朴、泽泻、赤苓、车前子等。肝胆湿热者，当清泄肝胆，用当归龙荟丸、蒿芩清胆汤，药如龙胆草、蒲公英、金钱草、茵陈、青蒿、黄芩、法半夏、广郁金等。

6.胃热火郁与胃热壅盛（胃火炽盛）

两者都属胃热证。区别为一属郁火，一属湿火。胃热火郁为肝气犯胃，气郁化火；胃热壅盛则多为湿热中蕴所致。

胃热火郁者，症见脘胁疼痛，心下痞胀，嗳气，干呕，恶心，嘈杂，吐酸，心烦，口干苦，舌苔薄黄，质红，脉弦。

胃热壅盛者，症见胃脘灼痛，痛势急迫，嘈杂易饥，口渴喜饮，或食入呕吐，甚则吐血，口臭，牙龈肿痛、糜烂，便秘，舌苔黄腻、边尖红，脉数。

治疗：胃热火郁者，当清中泄热，理气开郁，用清中蠲痛饮（即越鞠丸加黄连、生姜），药如黄连、栀子、苏叶、白蔻仁、吴茱萸、香附等。胃热壅盛者，当清胃泻火，用清胃散，药如黄连、黄芩、大黄、石膏、知母、芦根等。

7.脾胃不和与肝胃不和、肝脾不和

三者都有脾胃运化功能失调的共同表现。区别要点在于前者表现脾胃症状而无肝病证候，以脾胃运纳失常为主；后两者则都同时有肝病证候，或为肝气犯胃，或为肝气乘脾，亦可同时并见。脾胃不和偏于虚证，肝脾不和虚实相兼，肝胃不和又

偏于实。

脾胃不和者（脾失健运，胃失和降），症见胃部饱闷发胀，隐痛，食少，纳后运迟，嗳气，甚则呕吐，腹胀肠鸣，大便多溏，舌苔薄白，脉细。

肝脾不和与肝胃不和，在肝经病证方面，都可表现胁肋胀痛或窜痛，恼怒则甚，胸闷，头昏，脉弦。肝气犯胃则脘部胀痛，嗳气，泛酸，嘈杂，恶心，呕吐；肝气乘脾则腹部胀痛，肠鸣矢气，大便溏薄，便意不爽，久则出现食少、倦怠等脾虚症状。

治疗：脾胃不和者，当健脾和胃，用香砂六君子汤（或异功散），药如党参、白术、炙甘草、木香、砂仁、陈皮等。肝脾不和者，当抑肝扶脾（抑木扶土），用痛泻要方、四逆散，药如柴胡、白芍、枳壳、甘草、白术、陈皮、防风、乌梅、玫瑰花等。肝胃不和者，当疏（泄）肝和胃，用柴胡疏肝饮或左金丸，药如柴胡、白芍、枳壳、甘草、香附、青皮、延胡索、川朴花、甘松等。

8. 肝胃不和与胆胃不和（肝气犯胃与胆木克胃）

肝胃不和可以包括胆胃不和在内，区别点在于气郁与气逆。肝胃不和，则气郁于中；胆胃不和，可见气逆于上，并常见胆火上升现象。

肝胃不和者，症见脘部痞闷痛胀，连及两胁，不欲食，嗳气不畅，苔薄白，脉弦。胆胃不和者，症见脘胁窜痛、拒按，恶心干呕，吐酸苦水，心中疼热，口苦，便秘，苔黄或腻，脉弦数。

治疗：肝胃不和者，治见上条。胆胃不和者，当苦辛开泄，泄肝安胃，用左金丸，药用黄连、吴茱萸、白芍、川楝子、半夏、陈皮、竹茹等。

9. 肝脾不和与土败木贼

两者俱为肝脾同病，但病情有轻重之分。病理表现一因于气滞，一因从气滞发展到血瘀、水停。

肝脾不和的症状特点为痛泻（具体证治已如上述）。

土败木贼的特点为膨胀，腹部膨满隆起，腹壁青筋暴露、胀急疼痛、色泽苍黄，小便短少不利，四肢瘦削，或腹有癥块。

治疗：土败木贼之膨胀，当实脾行水，用实脾饮，药如白术、干姜、附子、茯苓、砂仁、大腹皮、椒目、泽兰、马鞭草等；标实者可暂予攻逐，药如黑丑、甘遂、大戟等。

10. 土败木贼与土不制水

两者俱见水湿潴留现象，区别点在于水湿停潴的部位是腹部还是全身，病变脏器是肝脾还是脾肾。

土败木贼，为肝脾同病，水停大腹，而肢体一般不肿（证治如上述）。

土不制水者，为脾肾阳虚，脾虚不能制水，肾虚不能化水，而致水气泛滥，面浮身肿，肿势下肢为甚，按之凹陷，或兼腹满胀大（但无青筋显露），便溏，尿少，腰酸，身重，畏寒，舌苔淡白，脉沉细。

治疗：土不制水者，当崇土制水，温脾利湿，用附子理苓汤，药如附子、桂枝、白术、茯苓、泽泻等。

（四）肝系

1. 肝气郁结与肝气横逆、肝气上逆、肝气入络

一般来说，肝气郁结是基础，在肝失条达，疏泄失常的情况下，可进一步演变出现横逆、上逆、入络等证。区别言之，肝气郁结称"肝郁"证，肝气横逆等属"肝气"病，但"肝郁"有时可以进一步转化为"肝气"病。肝气郁结是肝的疏泄功能障碍，如影响脾胃，为"木不疏土"。肝气横逆，因肝气亢盛，以致犯胃、克脾，乃属"木旺克土"。此外，亦可表现上逆、入络等证。

肝气郁结，指肝气自郁于本经，症见胁肋胀痛或窜痛，胸闷喜太息，情绪抑郁，胁肋疼痛随情绪变化而增减。

肝气横逆，包括犯胃和乘脾两个方面（可联系参阅脾胃病有关条文）。

肝气上逆，咽中有异物梗阻感，头痛，眩晕，胸胁苦闷，或嗳气，呃逆，呕吐，或咳呛阵作。

肝气入络，为肝气久郁，从气入血，气滞血瘀，络脉痹阻，而致胁肋刺痛，胸背、肢体走窜胀痛、麻木，或见腹中癥瘕积聚。

治疗：肝气郁结者，当疏肝理气，用柴胡疏肝散；如属血虚肝郁，可用逍遥散养血疏肝，药如柴胡、白芍、炒枳壳、香附、青皮、郁金、炒延胡索、佛手、当归等；上逆者当平肝降逆，用四七汤加旋覆花、代赭石、沉香、降香、枳壳、川楝子等；肝气入络则当在疏肝理气的同时，兼通血络，用旋覆花、当归须、红花、泽兰、鸡血藤、天仙藤等。

2.肝火郁结与肝火上炎

两者都属肝经实火，因气郁化火，肝脏蕴热所致，甚则引动心火，表现为"心肝火旺"。区别点在于病情有轻有重，症状表现一为火郁于中，一为火盛于上。

肝火郁结，为肝经郁热化火，症见胸胁胀痛，烦闷不安，往来寒热，呕吐酸苦水，头昏胀，口苦，苔薄，舌质红，脉弦。

肝火上炎，为肝火燔灼，冲激上逆，症见头痛，眩晕，面红目赤，耳鸣耳聋，急躁易怒，便秘，尿黄，甚则吐血、咯血，苔黄腻，脉弦数。

治疗：肝火郁结者，当清肝散郁，用加味逍遥散增减，药如柴胡、赤芍、牡丹皮、栀子、白蒺藜、川楝子等。肝火上炎者，当泻肝降火，用龙胆泻肝汤及夏枯草、决明子、苦丁茶、桑叶、菊花等。

3. 肝风内动与肝风上冒、肝风入络

三者统属"肝风"证，以肝阳亢盛为前提，因阳化内风，肝风内动，而致上冒颠顶、旁走入络，并常可夹痰为患。区别言之，肝风内动，为阳气暴涨而影响神志；上升颠顶，则见头目诸证；旁窜入络，则见四肢筋脉诸证。

肝风内动，症见猝然昏倒，不省人事，重者可致一厥不返，手足抽搐，痉挛，强直，半身不遂，口眼㖞斜，两目斜视，脉弦劲。

肝风上冒，症见头掣痛，眩晕，如坐舟车，步态不稳，耳鸣目花，摇头，甚则出现一时性厥仆，脉弦。

肝风入络，症见肢体麻木，如有蚁行，肌肉瞤动，手足震颤，拘急不利，舌体㖞斜抖动，舌强，言语不清，脉细弦。

治疗：肝风内动者，当息风潜阳，用羚角钩藤汤，药如石决明、紫贝齿、牡蛎、龙齿、珍珠母、羚羊角（山羊角）、钩藤、天麻等。肝风上冒者，当平肝息风，用天麻钩藤饮，药如天麻、钩藤、白蒺藜、桑叶、菊花、蝉衣、珍珠母等。肝风入络者，当息风和络，用豨莶草、臭梧桐、地龙、全蝎、僵蚕、

木瓜等。

4. 血不养肝与水不涵木

两者的共同点为肝的阴血不足，属于虚证。区别点，一为肝血不足，病在本脏，而火旺之象不著；一为肝肾阴虚（肾虚肝旺），虚阳偏亢。

血不养肝者，症见头昏痛，目花，夜盲，虚烦少寐，肢麻，筋脉拘急不利，爪甲枯萎脆薄，面色萎黄，妇女月经不调（肝不藏血），舌质淡红，脉细。

水不涵木者，症见眩晕，头痛，目花，视糊，耳鸣，面部升火，颧红，烦热，四肢麻木，震颤肉𥆧，腰酸腿软，遗精，舌质红，脉细弦。

治疗：血不养肝者，当养血柔肝，用四物汤加枸杞子、首乌、旱莲草、女贞子、阿胶等。水不涵木者，当滋肾养肝，佐以育阴潜阳，用杞菊地黄丸加龟甲、牡蛎、珍珠母等。

5. 肝阴不足，风阳偏亢与肝阳化风，风阳上亢

两者都有风阳上亢症状，区别点一为本虚（标实），因阴虚而阳亢生风；一为偏于标实，因肝阳暴涨，阳化内风（久则转为本虚标实）。

肝阴不足者，症见风阳偏亢，见肝肾阴血不足之候者，参阅上条"水不涵木"。

肝阳化风者，症见风阳上亢，头痛、眩晕、耳鸣、目花、面红升火等头面部"上盛"症状突出，与肝风内动、肝风上冒相同。

6. 肝气入络与肝风入络

在病理上一为气滞络瘀，一为风邪走窜。肝气入络以走窜胀痛、刺痛、麻木为特点。肝风入络以拘急、肢麻为特点。

具体证治见前述。

（五）肾系

1. 肾阳不振（命门火衰）与肾气虚弱

肾阳不振的范围广，包括肾气虚弱，火不暖土等在内。区别言之，肾阳不振的病情较重，全身虚寒现象比较明显；肾气虚弱，主要指肾的封藏与纳气功能失常。

肾阳不振者，症见面色苍白，神倦，怕冷，肢清，腰脊酸冷而痛，腿软，阳痿，早泄，或排尿困难，或见五更泄泻，下利清谷，舌苔淡白而润，脉沉细迟。

肾气虚弱，一为肾气不固，尿频，甚则不禁，余沥不尽，尿浊如泔，滑精，漏精，舌苔淡白，脉细弱；一为肾不纳气，短气喘促，动则喘甚，吸气困难，张口抬肩，咳逆不能平卧，声低气怯，舌质淡、隐紫，脉细而虚数。

治疗：肾阳不振者，当温补肾阳，用右归丸，药如附子、肉桂、巴戟天、肉苁蓉、淫羊藿、仙茅、鹿角片等。火不暖土者，配补骨脂、五味子、肉豆蔻等。肾气不固者，当补肾固摄，用固精丸、缩泉丸之类，药如菟丝子、覆盆子、金樱子、芡实、桑螵蛸、煨益智、龙骨等。肾不纳气者，当纳气归肾，用人参胡桃汤、参蛤散加五味子、坎脐、沉香、紫石英等。

2. 肾气不固与肾不纳气

一为气虚不能封藏固摄而亏于下，一为气虚不能归原而逆于上。具体证治参阅上条"肾气虚弱"。

3. 肾阳不振与肾虚水泛（肾水凌心）

肾阳不振是前提，由此引起肾虚水泛（肾水凌心）。区别言之，肾阳不振属虚，肾虚水泛是在本虚的基础上导致标实，因肾阳虚弱，不能蒸化水液，水邪泛溢肌表，上凌心阳。

肾虚水泛（肾水凌心）者，症见水肿反复久延，身半以下为甚，按之如泥，腹部胀大，阴囊肿，尿少不利，咳逆气喘，痰多清稀起沫，心悸，头眩，四肢厥冷，舌苔淡白，脉沉迟（可与饮凌心阳证互参）。

治疗：肾虚水泛者，当温肾利水，用济生肾气丸或真武汤，药如附子、肉桂、胡芦巴、白术、干姜、茯苓等。

4.肾阴亏虚与肾精不足

两者均属肾的真阴不足，其区别点为肾阴虚者有虚热，肾精虚者无热象。

肾阴亏虚者，症见眩晕，耳鸣，目涩，视力模糊，低热，虚烦，口干，咽痛，腰腿酸软，遗精，甚则形体消瘦，舌质红，脉细数。

肾精不足者，症见眩晕，耳鸣，腰膝酸软，性功能减退，未老先衰，小儿发育迟缓，智力不聪，骨痿足弱。

治疗：肾阴亏虚者，当滋肾养阴，用六味地黄汤，药如熟地黄、山萸肉、首乌、枸杞子、牡丹皮、泽泻等。肾精不足者，当填精益髓，用左归丸，药如鹿角胶、龟甲胶、枸杞子、杜仲、山萸肉、菟丝子、肉苁蓉、熟地黄、紫河车等。

5.肾阴亏虚与水亏火旺或相火偏旺

三者之间以肾阴亏虚为前提，由此引起水亏火旺或相火偏旺。区别点：肾阴亏虚者，虚象较火旺明显；水亏火旺为阴不制阳，在阴虚的同时，火旺现象亦显著；相火偏旺为标实的症状比本虚突出，肝肾之火皆亢。

肾阴亏虚证治见上条。

水亏火旺者，同时有明显的面部烘热，颧红，五心烦热，或午后潮热。

相火偏旺者，症见阳兴梦遗，烘热，口苦，颧红，唇赤，小便黄赤、灼热，苔黄腻，质红，脉弦数，或头痛，耳鸣耳聋，急躁易怒，寐差多梦，可伴有某些肾阴虚证。

治疗：水亏火旺者，当壮水制火，用生地黄、玄参、天冬、龟甲、牡蛎、鳖甲等。相火偏旺者，应苦泄相火，用大补阴丸，药如知母、黄柏、木通、龙胆草等。

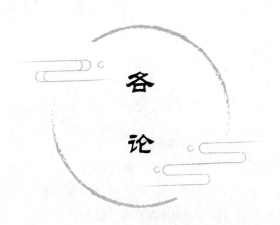

各论

第一章　风病善变

一、概述

1. 主病脏腑

风有内外，涉及肺肝。

外风为六淫之首，属春令主气，流动于四时之中。其性轻扬，为病多犯上焦，肺卫首当其冲。其他外邪伤肺，也常以风邪为先导。

内风主要是指肝经病变的一类证候表现，如《素问·至真要大论》云："诸风掉眩，皆属于肝。"肝体阴用阳，性喜条达，藏血，主筋，肝病则血不荣筋，风从内生，故有"肝风内动"之说。

外风既可入里，引动内风；内风也可及表，病及经络，其病位表里主次有别，治法用药既有所异，但又当通假互参。

2. 病机钩要

风病之善变、善动，类似自然界中"风"的特性。不但外邪犯表常以风为先驱，即使是内生五气也多因风而起，因肝乃风木之脏，"为五脏之贼"。

外风首犯肺卫，易于侵犯人体的上部和卫表，临床常以肺系、卫表、肌肤、肢体、经络见症为主，实证居多，以风寒、风热兼夹为最常见。

内风易上冒、旁走，有虚、有实。属虚者为阴虚血少，筋脉失养，或水不涵木，以致虚风内动；属实者为肝阳化风，或热极生风；但虚实每多兼夹，因阳亢与阴虚可以互为因果。

3. 临床特点

《类证治裁》谓："风依于木，木郁则化风，为眩，为晕，为舌麻，为耳鸣，为痉，为痹，为类中，皆肝风震动也。"风的临床特点为善行而数变，病情突然发作，或来去无常，或变化多端，病变部位游走或动摇不定，常见急性发病。外风入里，多见抽搐、惊厥，化热动风则伴高热，神昏，皆与风病善变有关。肝风内动则多以眩晕、震颤、肢体麻木为主。内风及表可见形体经络病变，如口眼㖞斜、半身不遂等。

4. 治疗原则

风的治疗原则：外风宜祛，内风宜息。但在外风引动内风时，祛风与息风两法可以并用。如临床上治疗中风的中络、中经证，凡肢体经络不遂的，用治外风的防风、秦艽、全蝎、僵蚕、地龙等，亦每获良效。又如治内伤头痛，常配合藁本、蔓荆子、白芷等治外风药，也有良效。

二、病机证素条目

1. 风伤肺卫证

（1）辨证

特异症：恶风；关节酸楚；喷嚏；咳嗽。

可见症：发热；流涕；鼻塞声重；咳白色泡沫痰；胸闷；头痛等。

相关舌脉：舌苔薄白，脉浮。

（2）病性病位：病性属实，病位在肺及卫表。

（3）病势演变：风犯肺卫，若体质较强者，一般风邪仅侵袭于肺卫，多以表证为主，图治较易；若年老体衰，抗邪力弱，风邪常由表入里，则症状较重，易变生他证。风还易与他邪相合犯肺，因于风寒者，肺气失宣，寒郁津凝为痰；因于风热者，肺气不清，热煎津液为痰；因于风燥者，肺失清润，燥邪灼津为痰。若风寒郁肺不解，日久可以化热；风热灼津成痰，痰热内蕴，日久可出现肺热壅盛之候。痰热、风燥蕴肺，日久还可导致肺肾阴伤，故有"伤风不醒变成痨"之说。

（4）治法：疏风解表，宣肺化痰。

（5）方药范例：荆防达表汤加减。

药用淡豆豉、荆芥、生姜祛风解表，桔梗、杏仁、前胡宣肺化痰，甘草、大枣顾护胃气。

加减：若肺窍症状为主，喷嚏、鼻塞、流涕，加辛夷、苍耳草、白芷以增强宣肺通窍之力；若营卫不和，发热、恶寒、汗多，脉浮缓，加桂枝、白芍调和营卫；若表热较著，身热、汗出明显者，加菊花、薄荷疏表解肌退热；痰多色白质稀，加半夏、陈皮增强化痰之力；咳痰不畅者，加白前宣肺止咳；痰郁日久化热者，加浙贝母、瓜蒌、枇杷叶清肺化痰。

（6）临证备要：肺主气，药宜轻，味宜辛。清代吴鞠通《温病条辨》说："治上焦如羽，非轻不举。"故选方用药宜轻扬而忌重浊，多用苦甘辛平肃降肺气，或用苦辛温开宣肺气，一般不宜用清肺凉遏之品。同时，忌用敛肺、收涩之药，误用则邪气内闭，肺气失宣，邪恋不去，反致久咳伤正。对祛风药的运用，还当注意同中求异，如发散风寒类药，紫苏能和中，荆芥能止血，防风能止泻，各具殊能。

2. 风入经络证

（1）辨证

特异症：关节游走疼痛；肢体麻木；四肢抽搐；口眼㖞斜；半身不遂。

可见症：项强、拘急不利；角弓反张；牙关紧闭；苦笑貌。

相关舌脉：舌苔薄白，脉浮弦。

（2）病性病位：新病多实，久病多虚实夹杂。轻者病在四肢关节，病位以经络为主；重者可内舍于脏，病位以肝为主。

（3）病势演变：风邪入络，气血痹阻，易致痰凝血瘀。久则可以导致气血耗伤，肢体废而不用。风动则水耗，日久肝肾阴伤，积渐突变，风中经络，甚则风中脏腑。

（4）治法：祛风通络。

（5）方药范例：牵正散、豨梧丸加减。

药用豨莶草、臭梧桐、全蝎祛风和络；白附子、南星、僵蚕祛风化痰通络；当归、鸡血藤养血祛风。

加减：若以关节游走疼痛，屈伸不利为主，加防风、葛根、秦艽、桂枝加强祛散外风、通络止痛之力。若语言不清者，加菖蒲、远志祛痰宣窍；痰瘀交阻，舌紫有瘀斑，脉细涩者，可酌加丹参、桃仁、红花、赤芍活血化瘀。

（6）临证备要：风入经络，常多夹痰为患，故临证多风痰并治。病之初期，经脉痹阻，关节疼痛，治疗重在辛温祛风，温经散寒，达到驱邪外出，通利血脉的作用。久病阴虚血少，筋脉失养，治疗重在养血息风，即"治风先治血，血行风自灭"，常用药如鸡血藤、当归、熟地黄、丹参、芍药等，不可专事辛散。

3. 风痰伏肺证

（1）辨证

特异症：喉中痰鸣，声如吹哨；咳痰色白如沫，鼻、咽、眼、耳发痒；起病多急，常倏忽来去。

可见症：喘急胸满，但坐不得卧；咳痰黏腻难出；无明显寒热倾向；面色青暗；喷嚏，鼻塞，流涕；胸部憋塞。

相关舌脉：舌苔厚浊，脉弦滑。

（2）病性病位：病性属实，病位在肺，涉及脾胃。

（3）病势演变：风痰伏肺，随体质状态的不同，可有寒化、热化之异。无论寒化、热化，发作日久，皆可导致肺肾两虚，易形成上盛下虚的局面。甚至肺肾大伤，出现喘脱。

（4）治法：祛风涤痰，降气平喘。

（5）方药范例：三拗汤、三子养亲汤加味。

药用麻黄祛风散寒，宣肺平喘；杏仁、僵蚕祛风化痰；苏子、白芥子、莱菔子降气涤痰，止咳平喘。

加减：若以风邪为主者，加苏叶、防风、苍耳草、蝉衣、地龙加强祛风化痰之力。若痰壅喘急，不能平卧，加葶苈子、猪牙皂泻肺涤痰，降气平喘。

（6）临证备要：临证当辨风与痰的主次，治疗用药有所侧重。病人起病突然，倏忽来去，时发时止，发前咽痒、喷嚏、流涕明显，或见肌肤风团疹块，喉中如吹哨笛，或痰涎壅盛，声如拽锯者，病属风邪为主，为风盛痰阻，风动痰升之象。如见喘急痰涌，胸满不能平卧，咳痰黏腻，舌苔厚浊者，又属以痰为主。风邪致病者，有肺风、脾风之异。肺风为痰伏于肺，外感风邪触发，如吸入花粉、烟尘、异味气体、真菌、尘螨、动物毛屑等，表现有上呼吸道过敏症状。脾风为痰生于脾，饮食不当触发，上逆于肺，多由进食鸡蛋、鱼虾、海鲜膻腥等发物引起。中医之祛风药，寓有抗变态反应作用者颇多，特别是虫类祛风药尤擅长于祛风解痉，入络搜邪。

4. 肝阳化风（风阳上亢）证

（1）辨证

特异症：头晕目眩；头痛如掣；震颤。

可见症：肢体麻木；口眼㖞斜；步履不实，头重脚轻；面赤；突然昏仆，不省人事。

相关舌脉：舌红苔薄，脉弦数。

（2）病性病位：病性属实，病位在肝。

（3）病势演变：肝阳素旺之体，肝风易动，除风阳上扰外，肝火耗伤阴血，可致阴血不能上荣头目，或血不养筋之变。若肝阳进一步化火生风，内风可由"暗"动变为"明"动，出现肝阳化风或热极生风的实证；若肝阳进一步耗伤阴血，水不涵木，可出现血虚或阴虚风动的局面。若风火灼伤元阴，阴虚于下，阳亢于上，肝风痰火升腾，冲激气血，气血逆乱，可见气升血逆，甚至阻塞窍络，突发昏厥卒中之变；或气血郁滞，血瘀络痹，而致肢体不遂，偏枯㖞僻。如《素问·调经论》说："血之与气，并走于上则为大厥，厥则暴死，气复反则生，不反则死。"

（4）治法：平肝潜阳，息风止痉。

（5）方药范例：天麻钩藤饮加减。

药用天麻、钩藤、石决明平肝息风潜阳；山栀、黄芩苦寒清肝泄热；桑寄生、杜仲补益肝肾；牛膝、益母草活血调血，引血下行。

加减：若肝郁化火，肝火上炎，症见头痛剧烈，目赤口苦，急躁，便秘溲赤者，加夏枯草、龙胆草清肝泻火，平息风阳。若舌强语謇者，加石菖蒲、远志化痰开窍。若兼肝肾亏虚，水不涵木，症见头昏目涩，视物不明，遇劳加重，腰膝酸软者，可选加生地黄、石斛、玄参、白芍滋水涵木。

（6）临证备要：肝阳化风在微而未著时多表现为内风暗动，以眩晕、虚烦、肢麻、震颤表现为主，治疗的关键应"法于机先"，发挥中医"治未病"的优势，先期用药，阻断其病势的发展。若病情进一步发展导致肝阳亢盛，在病理反映上有上冒与旁走两类情况：一是肝风上冒颠顶，表现为头部掣痛、眩晕，如坐舟车，耳鸣目花，甚则一时性厥仆，治当息风潜阳为主；另一是肝风旁走入络，表现为肢体麻木、抽搐、肌肉瞤动、项强、语謇，甚则瘫痪不遂，治当祛风和络为主。

5. 热极生风（热动肝风）证

（1）辨证

特异症：壮热如焚；两目上视；项强；手足抽搐。

可见症：角弓反张；头痛；口渴烦饮；神志不清。

相关舌脉：舌红，苔黄，脉弦数有力。

（2）病性病位：病性属实，病位在心肝。

（3）病势演变：外感风温热毒，热毒炽盛，可以燔灼肝经，扇动肝风，风火外邪与内生肝风同气相召，风助火势，火动生风，风火相扇，互为因果，可致高热昏迷、痉厥抽搐等急危重症表现。若高热持续不退，可因阳热炽盛，耗伤阴津，而使变证峰起，出现厥脱、窍闭，或动血诸患。

（4）治法：凉肝息风，清热泻火。

（5）方药范例：羚角钩藤汤加减。

药用羚羊角、钩藤清热泻火，凉肝息风；桑叶、菊花辛凉疏泄，清热祛风；生地黄、白芍、甘草酸甘化阴，柔肝舒筋；川贝母、鲜竹茹清热化痰。

加减：热甚加山栀、龙胆草凉肝息风止痉；痰热蒙蔽心包，神识昏迷，加天竺黄、胆星清热化痰开窍；邪热内闭，神昏谵语者，宜配合安宫牛黄丸以清热开窍；抽搐甚者，可配合紫雪丹以加强息风止痉之效。

（6）临证备要：热极动风的"风"主要是因热极而"动"，故治疗重在清热泻火，特别是外感高热重症患者。如流行性出血热、乙脑、流脑、中毒性菌痢等，由于病的特异性，其发病之初，虽表现为卫气同病，未见热入营血的典型症状，但其热毒乖戾，易于化火入里，临床表现为发病急骤，来势凶猛，卫气营血传变迅速，易于发生气营传变，此时不可拘泥于卫气营血不同阶段的治疗原则，而是于热毒传营之前，病势渐而未深，病情未甚之时，采取果断措施，在清解气分热毒的同时，参入丹皮、赤芍等凉营化瘀之品，控制气热传营趋势，杜绝疾病的发展传变。

6.阴虚风动证

（1）辨证

特异症：五心烦热；肌肉𥆧动；四肢瘈疭。

可见症：神倦；低热；颜面潮红；形体消瘦；口干舌燥。

相关舌脉：舌红，少苔，脉虚细，或细数。

（2）病性病位：病性属虚，病位在肝肾。

（3）病势演变：邪热久羁伤阴，或阳亢阴伤，使阴亏血少，筋脉失养，虚风内生。阴血亏少，血行不利，日久可导致络瘀血涩，出现虚实夹杂的局面。虚风内动还可进一步耗伤阴精，若治不及时，或失治误治，迁延日久还有可能步入虚劳之途。

各论

45

（4）治法：滋阴养血，柔肝息风。

（5）方药范例：大定风珠加减。

药用阿胶、生白芍、干地黄、麦冬壮水涵木，滋阴柔肝；龟甲、鳖甲、牡蛎介类潜镇之品，滋阴潜阳，重镇息风；甘草合白芍酸甘化阴。

加减：低热不退，加白薇、功劳叶清退虚热；心悸不安，加丹参、茯神以宁心安神；腰膝酸软，耳鸣，加枸杞子、首乌滋养肝肾；盗汗，加煅龙骨、浮小麦固表止汗。

（6）临证备要：阴虚风动，筋脉失养，多为热病日久灼伤阴液所致，应与气血两虚、血不荣筋所致的虚风内动相鉴别。前者应甘寒以滋阴息风为主；后者应甘温以益气养血为主，不可混淆。

7. 风泻（肝气乘脾）证

（1）辨证

特异症：每因精神因素而致腹痛腹泻发作或加重；腹中雷鸣，攻窜作痛；痛则欲泻，泻后痛减。

可见症：胸胁胀满；脘痞；噫气，食少；矢气频作。

相关舌脉：舌质淡红、苔薄白，脉弦。

（2）病性病位：病性属本虚标实，病位在肝、脾。

（3）病势演变：本病机可因肝郁与脾虚的侧重不同而有虚实两种不同传变。若以肝气郁结为主，木不疏土，易兼食滞、湿热，气郁还易化火。若以脾气亏虚为主，气虚可发展为阳虚，进一步导致肾虚，出现脾肾阳虚。

（4）治法：抑肝扶脾。

（5）方药范例：痛泻要方加减。

药用白芍、香附、玫瑰花、佛手、陈皮养血柔肝，疏肝运脾；白术健脾补虚；防风升清止泻。

加减：若肝之疏泄太过，泄泻反复发作，或久泻不止者，宜加酸收之品，可加重白芍用量，并加少许石榴皮、乌梅、木瓜平抑肝木以止泻；脾虚食少神疲，病程较长者，可酌选党参、黄芪、山药、芡实、扁豆衣健脾益气；便秘与泄泻交替出现者，加木香、砂仁理气调脾；气滞明显，胁肋疼痛，脘腹满闷，腹痛即泻，泻后痛不减者，加柴胡、青皮、甘草疏肝理气和中。胃中吞酸嘈杂者，加黄连、吴茱萸泄肝和胃；大便溏薄如水样，加茯苓、车前子渗湿利水；不思饮食，纳差食少者，加麦芽、神曲、山楂消食开胃。

（6）临证备要：本证情志诱发最为关键，医者应善于耐心开导，嘱患者平素应注意心理调节，气机疏畅，则泻无由作。另外，风能胜湿，风药多气轻微香，其性偏燥，能鼓舞振奋脾阳，宣开肺气，有利于气机的畅达。脾之清气得升，浊气得降，三焦通利，水湿则不易停留。在临床运用时，唯风药用量宜轻，取助脾胃气机流动之意，量大反可耗伤脾气。临床常用羌活、防风、升麻、柴胡之类。

8.风遏水阻证

（1）辨证

特异症：眼睑浮肿，继而四肢和全身皆肿；身半以上肿甚；来势迅速。

可见症：微恶寒；身热；无汗；头痛；鼻塞；肢体酸楚；咳喘。

相关舌脉：舌苔薄白，脉浮滑或浮紧。如水肿较甚，亦可见沉脉。

（2）病性病位：病性属实，病位在肺卫。

（3）病势演变：风邪犯表，肺失通调，风水相搏，发为水肿。若病人正气素旺，肺气尚能抗邪，或治疗得法，风邪也可由表而解。若风去湿留，脾失转输，可出现水湿浸渍证。水湿内结，日久化热，可出现湿热壅积证。

（4）治法：疏风解表，宣肺行水。

（5）方药范例：越婢加术汤加减。

药用麻黄、杏仁、防风、浮萍疏风宣肺；白术、茯苓、泽泻、车前子淡渗利水；石膏、桑白皮、黄芩清热宣肺。

加减：若风寒偏盛者，去石膏，加苏叶、桂枝、防风祛风散寒；若风热偏盛，可加连翘、桔梗、板蓝根、鲜芦根清热利咽，解毒散结；若咳喘较甚，可加杏仁、前胡降气定喘。

（6）临证备要：风遏水阻治疗的重点是祛风解表，宣肺利水。其祛风药的用量，应比治疗一般外感表证的剂量为大，因风遏水阻，腠理闭塞，肺气不宣，水邪不易从皮毛外达，故必须加大剂量才能使潴留于体内的水分，从汗、尿排出，如常用的主药麻黄，可以从 4.5~9g，甚至重用到 15g 左右，浮萍可以从 9~15g，甚至重用到 30g 左右。另外，本法每多与渗湿利尿法合用，方如五苓散、五皮饮，汗、利并施，表里分消，可以使水肿消退更快，但在两法合用时要有主次，如属"风水"证，应以疏风宣肺为主，如属"皮水"水湿浸渍证，则又当以渗湿利水为主。

附　杂合病机证素

风为六淫之首，易与他邪相合兼夹为患，从口鼻皮毛入侵，首犯肺卫。若风寒束表，肺卫失宣，治当疏风散寒宣肺；风热（温、暑）犯表，肺失清肃，治当疏风清热肃肺；风燥伤表，肺失清润，治当疏风润燥清肺；风湿困表，治当祛风胜湿等。同时还当注意寒郁化热，热蒸液聚成痰，燥热伤阴等演变。

肝为风木之脏，肝病则风从内生。病重势急者，常与痰火复合为患。如风痰内闭，当祛风化痰；风火相扇，当息风清火。若风火痰瘀交互为患，当辨其主次并治。

三、病案举例

1.风伤肺卫案

袁某，男，31岁。

主诉：发热、咳嗽1周。

春节旅途跋涉，当风冒寒，1周前开始恶寒，发热，无汗，咳逆痰少，不易咳出，咳甚则引及胸部作痛，且欲泛吐，咽痒，鼻塞，流清涕，头痛，全身骨节酸楚，口唇觉干，欲饮不多，舌苔白腻，脉紧而数，身热不退。

检查：体温39.3℃，胸片示左上肺内带有大片状阴影延及左侧肺门，印象为左上肺部炎症。查白细胞总数18.3×10^9/L，中性白细胞比率0.86。痰培养2次，均为肺炎双球菌。

辨证论治：风寒客于卫表，肺气郁而不宣，治拟疏散风寒，宣肺化痰。仿荆防达表汤加减。

处方：豆豉12g，法半夏、苏叶、光杏仁各9g，炒枳壳、桔梗、陈皮、前胡、荆芥、防风各4.5g，生姜2片。

药后身得畅汗，寒罢，体温降至37.5℃左右，鼻塞流涕亦已，唯仍咳嗽气急，舌苔白腻，表邪虽解，肺经痰浊不净。原方去荆芥、防风、豆豉、苏叶、生姜，加薏苡仁、冬瓜子各12g，茯苓9g，继服（每日1剂）。

经 3 天后低热亦平，1 周后复查白细胞总数及分类正常。除偶有轻微咳嗽外，余无不适，共治疗 12 天痊愈出院。胸透复查，左上肺炎基本吸收。

按：该案患者抓住恶寒与发热并见，结合无汗、全身骨节酸楚及隆冬季节当风冒寒起病，即可辨为风寒袭于卫表。同时兼见口唇觉干，欲饮不多，舌苔白腻，辨为兼有痰浊伏肺。仿荆防达表汤意，方中荆芥、防风、豆豉、苏叶、生姜辛温解表，发散风寒；杏仁、桔梗、前胡、半夏、陈皮、枳壳宣肺化痰，理气降逆。患者体温虽高达 39℃ 以上，药后汗出寒罢，体温降至 37.5℃ 左右，正如《黄帝内经》所言"体若燔炭，汗出而散"。守法治疗 12 天而痊愈出院，足证大叶性肺炎不用抗生素，坚持纯中医治疗照样可以解决问题。

2. 风入经络案

王某，女，45 岁，教师。1999 年 11 月 15 日初诊。

主诉：头昏头胀颈僵、左手指麻木 5 月余。

患者 5 月余前因连续伏案工作多日，出现头昏头胀，继之颈僵伴左手指麻木，曾于某医院检查，颈部 X 线片示第 6 颈椎退行性变，确诊为颈椎病。西药治疗后效果不显，遂来就诊。

症见：头昏重沉闷，无视物旋转及明显头痛，颈肩僵硬不适，伴左手麻木，纳可，苔薄腻，脉细涩。辨证为风入经络，痰瘀阻滞。治当祛风化痰通络为主，兼顾培补肝肾。

药用：天麻 10g，葛根 15g，僵蚕 10g，钩藤 9g，桑寄生 15g，川芎 10g，路路通 10g，续断 15g，姜黄 10g，枸杞子 10g，14 剂。

二诊：患者头昏、颈僵稍缓，伴腰酸、乏力，原方加制黄精 15g，制何首乌 12g，嘱服 1 个月，并配合针灸、推拿治疗。

2 个月后随访患者诸症不显，恢复日常工作。

按：该案患者从颈肩僵硬、左手麻木就可辨为风入经络，结合中年女性，起病与劳累过度有关，兼见头昏、腰酸、乏力、脉细，兼有肝肾不足。方中选用天麻、葛根、僵蚕、钩藤、川芎、路路通、姜黄祛风通络，化痰祛瘀；加桑寄生、续断、枸杞子、黄精、首乌培补肝肾，并寓有"治风先治血，血行风自灭"之意。同时配合针灸、推拿治疗，2 个月后诸症消失，恢复正常工作。

3. 风痰伏肺案

郭某，女，55 岁，退休工人。1990 年 2 月 28 日初诊。

咳嗽、哮喘 10 余年，加重半年。1980 年受寒感冒后，咳嗽迁延不愈，经常发作，1986 年起继见哮喘，去年 9 月受寒发作后哮喘迄今不愈。呼吸急促，喉中喘息痰鸣有声，不能平卧，咳嗽，痰多稠黏，呈灰黑色，心慌，胸闷，气塞，夜间较重，纳差。经用多种西药，青霉素、链霉素、麦迪霉素、氨茶碱及止咳药等无效。既往有高血压病史，苔薄白腻，舌质较红，脉细滑。证属风痰伏肺，肺失宣降，治宜祛风散寒，涤痰利肺，降气平喘。

处方：蜜炙麻黄 6g，射干 6g，法半夏 10g，炒苏子 10g，炒白芥子 6g，葶苈子 10g，炙紫菀 10g，炙款冬 10g，炙僵蚕 10g，炙白前 10g，茯苓 10g。14 剂，水煎服。

服用上药 10 剂诸症消失，随访 3 月余，咳喘无复发。

按：该患者咳喘 10 余年，起因与受风感寒有关，结合每因受寒则发病，伴喉中喘息痰鸣，痰多稠黏，病属风痰伏肺。治宜祛风散寒，涤痰利肺，降气平喘。方中麻黄、射干祛风散寒，宣肺平喘；白芥子、苏子、葶苈子降气豁痰，泻肺平喘；

半夏、茯苓、紫菀、款冬燥湿化痰，降气平喘；伍僵蚕、白前加强祛风化痰平喘之功。由于立法严谨，选药精当，仅十余剂而顽疾向愈。

第二章　寒多阴伏

一、概述

1. 主病脏腑

寒有内外，涉及肺、肾、心、脾。

寒为阴邪，为冬令主气，有内寒与外寒的区别。外寒是外界的寒气侵犯人体而发病，伤于肌表，称为伤寒，直中脏腑则称中寒。内寒是机体阳气不足，温煦力弱，寒从内生，脏腑功能减退所致。

寒从外袭，肺卫常先受邪，多犯胃肠；寒自内生，多因阳虚阴盛所致，尤以命门火衰为主，涉及心脾。

外寒与内寒既有区别，又相互联系，互为影响。阳虚之人，容易感受外寒；外寒侵入人体，常损伤阳气，导致寒从内生。

2. 病机钩要

寒具有阴冷、凝结的特性，为冬季的主气。在气温较低的冬季，若不注意防寒保暖，则易感寒邪。其他季节，如汗出当风，恣食生冷，感受寒邪；或盛夏贪凉露宿，寒邪亦可侵袭人体而发病，即前人所谓"阴暑"或"夏日伤寒"之类。

外寒多从口鼻、体表而入，客犯肺卫，凝滞经脉，闭塞腠理，如寒邪束表，卫阳郁遏，见恶寒、发热、无汗等，称之为

"伤寒"；重者可以直中三阴，上为咳喘，中则脘腹胀痛，下见厥逆；若寒邪直中于里，损伤脏腑阳气者，谓之"中寒"，但总以寒实为主。

内寒多因阳气之虚，故有"虚必兼寒"之说，病在脾肾，温运失职。阳气本可制阴，但阴寒偏盛，则阳气不仅不能祛除寒邪，反为阴寒所侮，故云"阴盛则寒"，"阴盛则阳病"。

3. 临床特点

寒为阴邪，易伤阳气。寒在皮毛腠理，毛窍收缩，卫阳郁闭，则发热恶寒，无汗；寒性收引，寒在肌肉经络，则拘急不伸、厥冷不仁。寒邪中里，内犯脾胃，则脘腹冷痛、下利清谷。寒性凝滞，经脉不通，"不通则痛"，出现周身疼痛或脘腹疼痛。肾藏真阳，为一身阳气之本。寒邪内盛，气化不及，或寒水泛滥，则尿少，水肿；寒水过盛，上凌心火，则见心痛、心悸、肢厥等。

4. 治疗原则

外寒宜辛散，内寒宜温补。若寒邪束表，肺卫不宣，治予解表散寒；若寒凝经脉，气血不通，则温经散寒；若寒中太阴，脘腹冷痛，呕吐下利，则温运脾阳；若大寒犯心，心胸剧痛，引及肩背，则予温通救阳，逐寒止痛；若寒伏少阴，心肾阳衰，四肢逆冷，则以破阴回阳救逆为急。

二、病机证素条目

1. 寒邪束表证

（1）辨证

特异症：恶寒，发热；无汗；一身疼痛。

可见症：头痛项强；筋脉拘急不利。

相关舌脉：舌质淡、苔薄白，脉浮紧。

（2）病性病位：病性属实，病位在卫表。

（3）病势演变：寒常与风、湿等杂合为患，表现为风寒袭表、寒湿困脾、寒饮伏肺之候。寒邪致病为寒实证，且常因寒而导致寒凝气滞、寒凝血瘀、寒痰瘀阻。

（4）治法：辛温散寒，发汗解表。

（5）方药范例：麻黄汤加减。

药用麻黄、苏叶、白芷、生姜发汗解表，外散风寒；桂枝发汗解肌，温经通络；杏仁宣畅肺气；甘草调和诸药。

加减：若表寒重，恶寒无汗者，加重麻黄、桂枝用量；寒痰较重，痰白清稀，量多起沫，加细辛、生姜温肺化痰；寒饮伏肺，复感客寒而引发者，可用小青龙汤解表散寒，温里化饮。

（6）临证备要：本条目是指外感寒邪发病初期的一类病证。即《伤寒论》所说："太阳病，或已发热，或未发热，必恶寒，体痛，呕逆，脉阴阳俱紧者，名为伤寒。"若未能及时表散，或肺有伏热，可见化热之变。

2.中寒证

（1）辨证

特异症：四肢厥冷；恶寒战栗；昏迷，僵直；四肢冰冷挛痛；面青。

可见症：肢体麻木；神志迟钝；呼吸缓慢；口鼻气冷；牙关紧闭；皮肤隐紫。

相关舌脉：舌质暗紫、苔白滑，脉沉伏。

（2）病性病位：病性属虚实夹杂，病位在脾肾。

（3）病势演变：寒邪直中太阴而为寒湿之病；如果心肾阳虚，寒邪可进一步内陷少阴而为少阴虚寒证。

（4）治法：助阳破阴，温里祛寒。

（5）方药范例：四逆汤加味。

药用附子、干姜、肉桂回阳救逆；红参、炙甘草、当归益气固脱，养血活血。

加减：寒厥饲服苏合香丸。

（6）临证备要：现代生活中凉茶、冰啤、冰镇饮料的大量饮用，也易使寒伏于里，中阳损伤，胃中虚寒，脾胃运化失调，以致饮则哕水，食则难消。炎夏季节，也可因暑热蒸迫，汗出毛孔大开，骤入低温空调房间，外寒乘隙直入脏腑而伤人。

3. 寒凝心脉（寒客心脉）证

（1）辨证

特异症：猝然心痛如绞；心痛彻背，喘不得卧。

可见症：心中痞满，胸闷气短；多因气候骤冷或骤感风寒而发病或加重；恶寒畏冷；手足不温，冷汗自出；心悸；面色苍白。

相关舌脉：舌青紫、苔薄白，脉沉迟或沉紧。

（2）病性病位：病性属本虚标实，病位在心，但与肺、脾、肾有关。

（3）病势演变：寒邪容易侵袭阳虚之人，阴寒凝结，气失温煦，日久寒邪伤人阳气，亦可向心阳虚衰转化；心阳虚衰，阳虚则寒，导致阴寒凝滞心脉而发病。

（4）治法：辛温散寒，宣通心阳。

（5）方药范例：枳实薤白桂枝汤加味。

药用桂枝温散寒邪，通阳止痛；薤白、瓜蒌化痰通阳，行气止痛；枳实、厚朴理气通脉。

加减：阴寒极盛之重症，表现胸痛剧烈，痛无休止，伴身寒肢冷，气短喘息，脉沉紧或沉微者，当用温通散寒之法，予乌头赤石脂丸加荜茇、高良姜、细辛等；若痛剧而四肢不温，冷汗自出，即刻舌下含化苏合香丸或麝香保心丸，芳香化浊，理气温通开窍。

（6）临证备要：实验研究证实，芳香温通类药，如桂心、干姜、吴茱萸、麝香、细辛、蜀椒、丁香、安息香、苏合香油等，大多含有挥发油，可解除冠脉痉挛，改善心肌供血。寒客心脉临床上常伴有阳虚之象，故芳香温通药物宜配合温补阳气之剂，以取温阳散寒之功。芳香温通药物具有辛散走窜之弊，应中病即止，以防破气耗气。

4. 寒凝胃脘（寒邪犯胃）证

（1）辨证

特异症：胃脘冷痛；痛势急剧，喜温，得温痛减。

可见症：遇寒加重；呕吐清水；口淡不渴；喜热饮；恶寒肢冷。

相关舌脉：舌淡、苔薄白，脉弦紧。

（2）病性病位：病性属实，病位在胃，与肝脾相关。

（3）病势演变：寒邪内客胃脘，寒凝气滞，阳气不通。若寒邪郁久化热，可出现寒热错杂之象。

（4）治法：温胃散寒，行气止痛。

（5）方药范例：良附丸加味。

药用高良姜、吴茱萸温胃散寒；香附、乌药、陈皮、木香行气止痛。

加减：若病情较轻，可服生姜汤，结合局部热熨即可缓解。若寒邪较著，加荜茇、川椒、肉桂、厚朴，以散寒理气止痛；若兼见胸脘痞闷，胃纳呆滞，嗳气或呕吐者，是为寒夹食滞，可加枳实、神曲、鸡内金、制半夏、生姜以消食导滞，降逆止呕。若寒邪郁久化热，寒热错杂，可用半夏泻心汤辛开苦降，寒热并调。

（6）临证备要：本证多见于平素胃寒气滞之人，复加饮冷伤中，或感受外寒，诱致疼痛突发，痛势剧烈，得温则舒，踡卧，口唇青紫等，故在预防上要重视生活与饮食的调摄。

5.寒凝肝脉（寒滞肝脉）证

（1）辨证

特异症：少腹冷痛；男子睾丸坠痛，或阴囊收缩引痛；女子外阴冷缩，甚则内抽作痛。

可见症：受寒则甚，得热而缓；颠顶疼痛；形寒肢冷；面色白；口唇青紫；呕吐清涎；小便清长；便溏。

相关舌脉：舌淡、苔白滑，脉沉弦或弦紧。

（2）病性病位：病性有虚有实，病位在肝经（少腹、阴部、颠顶）。

（3）病势演变：外寒入侵肝脉，络脉痹阻，久则气病及血，肝经气血凝滞，日久伤阳，阴寒内生，即为"肝虚则生寒"。

（4）治法：暖肝散寒，温阳行气。

（5）方药范例：天台乌药散、暖肝煎加减。

药用乌药、木香、沉香辛香行气，散寒止痛；良姜、肉桂、小茴香温脾暖肝散寒；青皮、槟榔疏肝理气，破结止痛；川楝子理气活血；当归、枸杞子温补肝肾；茯苓利湿。

加减：若睾丸痛甚、偏坠肿胀者，可酌加荔枝核、橘核以增强其行气止痛之功；腹痛甚者，加香附行气止痛；寒甚者，可酌加吴茱萸、干姜以加强温中祛寒之力。若气郁日久化火，症见口苦咽干，苔黄，脉弦数者，可加黄柏、栀子清热泻火。

（6）临证备要：寒凝肝脉证是指寒邪侵袭，凝滞肝脉，以肝经循行部位冷痛为主的实寒证。《素问·举痛论》说："寒气客于厥阴之脉，厥阴之脉者，络阴器，系于肝，寒气客于脉中，则血泣脉急，故胁肋与少腹相引痛矣。"肝的寒证，多为寒凝厥阴之脉，致少腹冷痛及寒疝。肝气虚、肝阳虚证，多因阳气不足，升发无力，治疗用温养法，虽属变治，但不可不知。其中肝阳虚常兼肾阳虚，肝气虚则与肺脾气虚关系密切。

6.阴寒内盛证

（1）辨证

特异症：形寒怕冷，四末不温，甚则四肢逆冷；呕吐清水。

可见症：腹中冷痛，下利清谷；呼吸缓慢，口鼻气冷；神志迟钝；面肢浮肿。

相关舌脉：舌淡、苔白滑，脉沉紧。

（2）病性病位：病性属实，病位在肾。

（3）病势演变：内寒是阳气虚衰，机能衰退的一种表现，故又称"虚寒"。阳衰则阴相对偏盛，而阴盛于内，则阳气更为虚衰，两者互为因果，阴寒为标，阳虚为本，由阳气虚衰而导致阴寒内生。

（4）治法：回阳救逆，通达内外。

（5）方药范例：通脉四逆汤加减。

药用干姜、附子大热破阴回阳，助微弱之阳气，以复其脉。炙甘草益气补中，并缓姜、附辛烈之性，使药力和缓持续。

加减：面色赤者，乃阴寒内盛，格阳于外，阳浮于上，非阳明面赤，加葱白，通达上下阳气，以求其平；腹中痛者，乃阴寒拘急挛缩所致，故加芍药缓急止痛；干呕，是里寒犯胃，胃失和降所致，加生姜，温胃止呕。

（6）临证备要：通脉四逆汤即四逆汤倍姜附而成，取辛热重剂，以速破阴回阳，服用本方要注意热药凉服。阴盛格阳证系阳气大衰，阴寒内盛，虚阳被格拒于外而表现出一派真寒假热证。阴寒太盛，格阳于上，表现"戴阳"证，服热药入口即吐者，可用反佐之法，仿白通汤意。

7. 血虚寒厥证

（1）辨证

特异症：手足厥冷；指端苍白，青紫。

可见症：四肢皮下可见结节、红斑、花纹或皮肤硬变。

相关舌脉：舌淡、苔白，脉细欲绝。

（2）病性病位：病性属虚实夹杂，病位在血脉。

（3）病势演变：本证常因寒邪凝滞的部位不同，可有不同的表现。若寒凝经络则四肢关节疼痛；寒凝胞宫则小腹冷痛，月经不调等。

（4）治法：养血通脉，温经散寒。

（5）方药范例：当归四逆汤加减。

药用桂枝、细辛温通经脉，鼓舞血行；当归补血活血；芍药养血和营；通草通利血脉关节；甘草、大枣益气和胃，以资生化之源，阳长阴生，血源可充。

加减：若内有久寒，宜用当归四逆加吴茱萸生姜汤。络瘀者加炮山甲、红花活血化瘀。

（6）临证备要：《伤寒论》中四逆汤之厥逆是因阴寒内盛，阳气衰微，无力到达四末而致，故其厥逆严重，冷过肘膝，并伴有神衰欲寐、腹痛下利、脉微欲绝等症；当归四逆汤之手足厥冷是血虚内寒，寒凝经脉，血行不畅所致，因其寒邪在经不在脏，故肢厥程度较四逆汤证为轻，并兼见肢体疼痛等症。正如周扬俊《温热暑疫全书》所言："四逆汤全在回阳起见……当归四逆汤全在养血通脉起见。"

8.肝胃虚寒（肝寒上逆）证

（1）辨证

特异症：干呕；吐涎沫；头痛。

可见症：手足厥冷；烦躁欲死。

相关舌脉：舌淡、苔白滑，脉沉弦。

（2）病性病位：病性属虚实兼夹，病位在肝胃。

（3）病势演变：肝寒上逆，木不疏土，肝病及胃；脾胃同居中焦，胃病及脾，脾阳不振，寒从中生，又可见脾胃虚寒之证。

（4）治法：温肝暖胃，通阳泄浊。

（5）方药范例：吴茱萸汤加减。

吴茱萸温胃暖肝，和胃降逆；生姜温胃散寒，降逆止呕。吴茱萸与生姜相配，温降之力甚强。人参益气健脾；大枣合人参以益脾气，合生姜以调脾胃，并能调和诸药。

加减：肝寒重证可加小茴香、肉桂、干姜暖肝散寒；呕吐较甚者加半夏、陈皮和胃降逆；头痛明显者加藁本、川芎行气止痛。

（6）临证备要：吴茱萸汤为治厥阴寒实之剂，辛温可散寒，

各论

辛甘可化阳，其辛温之性大于辛甘之性，故治疗上偏于肝实寒证，而非肝阳虚证。吴茱萸大辛大热可散肝之久寒，生姜辛温可助吴茱萸辛散温通之用，仲景言吴茱萸、生姜"散久寒"是此意。若中虚为主，又当用六君子汤加吴茱萸、木香。胃热呕吐，阴虚呕吐，或肝阳上亢之头痛均禁用本方。病变有土不载木、胃病及肝，木不疏土、肝病及胃之异，温胃与暖肝有主次之分，补虚与祛寒有轻重之别。

9. 太少两感证

（1）辨证

特异症：恶寒发热或微热，头痛身痛；蜷卧肢清。

可见症：面色苍白，或灰暗憔悴无华；头昏；欲呕；腰痛；思睡；精神困倦；四肢不温。

相关舌脉：舌质淡润或紫、苔白，脉沉微细。

（2）病性病位：病性属虚实夹杂，病位在肺、心、肾。

（3）病势演变：此乃太阳、少阴合病，心肾阳虚，复感寒邪，肺气闭郁，表里同病之少阴寒化兼太阳表实证。若寒邪闭塞于卫表，肺气不宣，易致痰浊内生，痰邪伏肺，而有寒凝气喘之象。若少阴阳气不足，进一步伤及心肾阳气，阳不化水，出现水湿、水饮、痰饮之象。

（4）治法：开太阳，温少阴。

（5）方药范例：麻黄附子细辛汤加味。

药用麻黄辛温发汗、解表散寒，配伍大温大热、走而不守的附子以温命门而振奋已衰元阳，温化里寒；细辛内外通达，外可助表散寒，内可温补下元。

加减：若证为阳气虚弱而见面色苍白、语声低微、肢冷等，宜加人参、黄芪合附子以助阳益气；兼咳喘吐痰者，宜加半夏、杏仁以化痰平喘止咳；兼湿滞经络之肢体酸痛，加苍术、独活祛湿通络止痛。

（6）临证备要：麻黄附子细辛汤虽适用于阳虚而兼外感，但阳虚程度尚不严重，若见少阴阳气衰弱，见下利清谷、四肢厥逆、脉微欲绝等症，则应遵仲景"先温其里，乃攻其表"的原则，否则误发其汗，必致亡阳厥逆。

10. 肺气虚冷证

（1）辨证

特异症：咳吐浊唾涎沫，或清稀量多；短气不足以息；背寒。

可见症：头眩，神疲乏力；食少，不渴；小便数，或遗尿。

相关舌脉：舌质淡、苔薄润，脉虚弱。

（2）病性病位：病性属虚，病位在肺，与脾、胃、肾等脏密切相关。

（3）病势演变：肺虚久病，子盗母气，脾虚气弱，无以生化、布散津液，或胃阴耗伤，胃津不能上输养肺，土不生金，肺脾气虚。久病及肾，肾气不足，气不化津，终致病情迁延难愈。若见张口短气，音哑声嘶，咯血，脉沉涩而急或细数无神者，预后多不良。

（4）治法：温肺益气。

（5）方药范例：甘草干姜汤加减。

药用甘草、干姜温肺脾；人参、大枣、白术、茯苓甘温补脾，益气生津。

加减：肺虚失约，唾沫多而尿频者，加煨益智；肺气虚弱，卫表不固，易外感寒邪者，加黄芪、防风；肾虚不能纳气，喘息，短气者，可配钟乳石、五味子，另吞蛤蚧粉。

（6）临证备要：重视调补脾胃。脾胃为后天之本，肺金之母，培土有助于生金。阴虚者宜补胃津以润燥，使胃津能上输以养肺；气虚者宜补脾气以温养肺体，使脾能转输精气以上承。另外，肾为气之根，司摄纳，补肾可以助肺纳气。

11. 小肠虚寒证

（1）辨证

特异症：肠鸣，脐腹拘急挛痛，或走窜不定，时作时止，喜温喜按；大便溏泻。

可见症：小腹疝痛；小便频数不利或清长；畏寒肢冷；口淡不渴；面色无华；神疲乏力；纳呆食少。

相关舌脉：舌质淡、苔薄白，脉缓弱，或沉细。

（2）病性病位：病性属本虚标实，病位在肝、脾、小肠。

（3）病势演变：小肠之寒多由寒邪入客或阳虚而寒从中生。若过用温热，或病久，亦可寒凝化热，而致寒热错杂。

（4）治法：温肠散寒。

（5）方药范例：桂附理中汤加减。

药用附片补火暖土；干姜、人参、白术、炙甘草益气健脾，温运脾阳；肉桂振奋脾阳，引火归原；吴茱萸、生姜温胃散寒，降逆止呕；大枣益脾气，调和诸药。

加减：年老体衰，久泻不止，中气下陷，宜加黄芪、党参、白术益气健脾；脾阳虚衰，可加附子、吴茱萸、肉桂以温中散寒；寒热错杂者加黄连寒热并用；兼见痰湿之象者加茯苓、白蔻仁以健脾化湿。

（6）临证备要：小肠病虚证多偏于寒，由寒邪直中伤阳或脾阳虚而寒从内生；实证多偏于热，多由外邪入于小肠而化热，或邪热由心经传来，故有"心移热于小肠"之说。

附　杂合病机证素

寒为阴邪，外寒多从口鼻、体表而受，客犯肺卫，易与其他病邪相合为病。若风寒客表，肺卫失宣，治当祛风散寒；寒痰伏肺，遇感触发，痰气交阻，治当温肺化痰，降气平喘；寒湿遏表，脉络凝滞，治当散寒化湿，舒经活络；寒湿内盛，困阻脾阳，治当温中化湿；寒饮内伏于胃，上干射肺，治当涤痰温散；水寒射肺，寒邪引动水饮，寒水上逆，治当宣肺降逆，温化水饮；风寒湿邪留滞经络，气血痹阻，治当祛风散寒，除湿通络；凉燥束表，风寒燥邪并见，肺气不利，治当宣肺达表，化痰润燥等。

寒邪不仅常形成寒实证，并且常因寒而导致寒凝气滞血瘀，寒伤阳气，可演变成虚寒证，甚至亡阳。内寒多由脾肾阳虚而生，属虚证，故又称为"虚寒"。脾肾阳虚，阴寒蕴结，治当温肾暖脾，助阳散寒。

三、病案举例

1. 寒痰蕴肺案

余某，女，52岁，工人。1991年1月24日初诊。

哮喘数年，反复不愈，去年冬季受寒后剧发，呼吸急促，喉中哮鸣有声，胸膈满闷如塞，咳不甚，咳痰稀薄不多，色白有泡沫，咳吐不爽，面色晦滞带青，喜热饮，形寒怕冷，背部尤甚，舌苔白滑而润，脉细弦，经用多种中西药治疗无效。

从寒饮蕴肺，壅遏气道，肺失宣畅辨治。予温肺散寒，化痰平喘法。

处方：蜜炙麻黄 6g，桂枝 6g，细辛 3g，淡干姜 3g，法半夏 10g，白前 10g，杏仁 10g，橘皮 6g，紫菀 10g，款冬 10g，苏子 10g，炙甘草 3g。7 剂，水煎服。

2 月 4 日二诊：哮喘能平，胸膈满闷消失，形寒怕冷减轻，痰少色白稀薄，易于咳出，治守原意，以资巩固，原方 7 剂续服。

按：寒痰蕴肺，遇感触发，痰升气阻，肺管狭窄，故喘憋气逆，呼吸气促，哮鸣有声。肺气壅塞不得宣畅，则见胸膈满闷如塞；病机主要在于肺气之郁闭，故咳反不甚，且咳痰量少不爽；痰从寒化为饮，故痰白质稀；阴盛于内，阳气不得宣达，故面色晦滞带青，形寒怕冷而喜热饮。方中麻黄、杏仁宣肺化痰，降气平喘，二药合用，可以增强平喘之功；干姜、细辛、半夏温肺蠲饮降逆；苏子降气平喘；紫菀、款冬、白前温肺化痰，利气平喘；炙甘草温肺而调诸药。

2. 寒客少阴案

王某，男，57 岁，供销员。

房事后受凉，风冷入客少阴，以致阳痿不起，伴有肩背腰臀酸楚不适，怕冷畏风，小便余沥不尽，或有精浊溢出，易汗，舌质紫有瘀斑、苔薄白，脉沉细。

治拟温肾祛寒，实表固卫。

处方：生麻黄 5g，制附子 6g，北细辛 3g，淫羊藿 10g，鹿角片 10g，补骨脂 10g，炙黄芪 15g，炒白术 10g，防风 6g，红花 10g。

服药 14 剂，阳痿得起，余证亦有所减轻，但因忽视节欲，又致症状加重。乃增麻黄、制附子、黄芪等用量，并先后配用桂枝、赤芍、巴戟肉、金樱子等，调治 2 个月，诸症消失。

按：本案患者房事后腠理疏松，不慎受凉，风冷之邪客犯少阴，以致阳痿。故治以麻黄附子细辛汤温阳祛寒，玉屏风散实表固卫，加鹿角片、补骨脂、淫羊藿温补肾阳，佐以红花活血化瘀。药后阳事能兴，本当注意调养摄生，但因不慎又致反复，仍用原方增其制，调治两月有余，诸症终于消失。

3. 寒邪侵肺案

倪某，女，18岁。

咳嗽半年，持续不愈，曾用多种抗生素内服、肌注，均未起效，近来且有加重趋势，入晚则阵发性加剧，咳嗽连声，约需 2 小时才能渐渐缓解，咽喉有阻塞感，舌淡红、苔薄白，脉细滑。胸透示"肺纹理增粗，余无异常发现"。

辨证为寒邪侵肺，肺气不宣。

处方：蜜炙麻黄 5g，杏仁 10g，炙甘草 3g，炙紫菀 10g，炙款冬 10g，白前 10g，诃子肉 5g，炒苏子 10g，桔梗 3g，佛耳草 12g，贝母 10g，挂金灯 3g。

仅服 7 剂，病获痊愈。

按：本证既有寒邪束肺，肺气不宣，又有久咳伤肺的一面。故治疗既需疏散外邪，又需收敛固涩，取炙麻黄合诃子，一散一敛，以顺应肺气的开合。正所谓"肺欲收，急食酸以收之，用酸补之，辛泻之"。并宗三拗汤意，合桔梗、佛耳草宣肺平喘；紫菀、款冬、白前、苏子、贝母、挂金灯润肺降气，止咳化痰。

第三章 火热急速（温暑同类）

一、概述

1. 主病脏腑

火为热极，证分虚实。热有内外，同因阳盛。温暑俱为外气，二邪别于夏至。火热温暑，皆属同类，常多并称。

实火有二，一者外感，一者内伤。外感之火主要由感受温热暑气所致。内伤之火多由情志抑郁，劳欲过度，脏腑积热，阴阳失调，气血津液失常，诸邪搏结而成，病变涉及心、肝、肺、胃，而以心肝为主。

虚火多由内生，主要是指体内阴液津血不足所表现的火热征象。如《素问·调经论》说："阴虚则内热，阳盛则外热。"虚火多为阴虚火旺，同时兼有阴液亏耗的特点，病变涉及肺、肾、心、肝，而以肺肾为主。

实火可由外入里，耗伤阴液，构成火盛阴伤，虚实并见之变；虚火也可形成阴虚火炎，虚实错杂之证。虽其病性有虚实之别，治法用药各有所异，但临证常应虚实兼顾，补泻并用。

2. 病机钩要

火热温邪，同中有异，火甚于热，热甚于温，火为热之极，热为温之渐。暑为夏令主气，系火热所化，故有"暑为夏火"之说。

实火之中，外感之火为六气之一，而风、暑、湿、燥、寒等邪入里皆可化火，称为"五气化火"。温热暑邪，皆为外淫，常与当令之气，杂合为患，如风热、风温、暑热、暑温、湿热、湿温、燥热、温燥之类。内伤火病多为"五志之火"，如心火、肝火、气火、郁火、瘀火、痰火、湿火等。

虚火之中肾火最为常见。肾为水火之脏，育真阴，含真阳，阴虚阳损皆可生火。若真阳虚衰，阳不入阴，火不归原，则浮阳外越，水冷火泛；或真阴亏耗，阴不涵阳，则阴虚阳亢，火从虚生。肾火为相火、龙火，故有"相火妄动""龙不入海"之称。

3.临床特点

火热之邪常易耗伤阴津，可见高热面赤，口渴引饮，烦躁不寐，脉洪大；火性炎动，易生风动血，如火热燔灼肝经，耗伤阴液，筋脉失养，可致肝风内动，称热极生风，可见高热、抽搐、项强、角弓反张等；火热太盛，灼伤脉络，迫血妄行，可引起各种出血证，如吐血、衄血、咯血等；火性躁越，可扰乱神明，如内陷心包，可见神昏谵妄、不省人事等症；火热内扰，心神失守，还可出现烦躁不安、狂言乱语等精神失常症状，正如《素问·至真要大论》说："诸躁狂越，皆属于火。"

如上所述，火热为病，多具有发病暴急、变化迅速、病势猛烈及证候易变、速变、多变的特点。病性多实多急，有卫、气、营、血传变经过。暑为阳邪，其性炎热，暑邪致病可致人体阳气亢盛，腠理大开，汗液过度外泄，而致津气耗伤；暑气通心，若暑热内犯心营，心神被扰，可出现高热昏迷、不省人事等症。由于盛夏时节，天暑下迫，地湿上蒸，湿热蒸腾，故还常见暑热夹湿的证候。

内火有虚实之分。实火涉及不同脏腑，多由于心肝气郁化火，或胃热火盛，症见头痛，面红目赤，心烦躁怒，不寐，口苦口干，口舌生疮，齿龈肿痛，吐衄出血，尿赤便秘，舌苔黄腻，舌质红，脉数，或弦数等。虚火多为阴虚火旺，表现有阴液亏耗的特点，症见五心烦热，潮热骨蒸，颧红，盗汗，口干咽燥，头晕目涩，腰膝酸软，干咳痰少带血，形体消瘦，舌红少苔，或花剥，脉细数等。但火旺每易伤阴，与阴虚互为因果。

4. 治疗原则

实火当清，虚火当滋。但在实火与虚火并见时，则可清滋并用。如临床对实火之中外感火热的治疗当根据卫、气、营、血的深浅，分别选用辛凉解表、和解清热、辛寒清气、气营两清、清营凉血等法；因暑邪伤人，常易耗气伤津，故在清解暑热的同时，须顾护津气，益气养阴；暑易夹湿，如兼见身热不扬、头重身困、胸脘痞满等症，宜芳香化湿，透表泄热。对实火之中内伤火热的治疗，当根据脏腑病位施治。分别治以清心火、清肝火、清胃火、清脾火（湿火）、清肺火，清心安神、清肺化痰（止咳）、清肝解郁、清肝息风、清肝利胆、清胃生津、清肠化湿、清热止血、清热通淋、清热止带等法；对于虚火，也应分辨脏腑所在，给予滋阴清热，如滋肾泻火、甘寒清肺、养胃清中、滋水清肝、养肝清热等。

二、病机证素条目

1. 热犯肺卫证

（1）辨证

特异症：发热，身热较著；恶风，汗少；咳嗽，痰黏或黄。

可见症：口微渴；头胀痛；胸痛，肌肉酸痛；咽喉乳蛾红肿疼痛，鼻塞流浊涕，咽干等。

相关舌脉：舌边尖红，苔薄黄，脉浮数。

（2）病性病位：病性属实，病位在肺及卫分。

（3）病势演变：外感热邪，体质较强者，邪热侵袭于肌表，多以单纯卫分证为主，图治较易；若为疫毒所感，年老体衰，抗邪力弱，则症状较重，易于发生气营传变，往往呈卫气同病，或卫气营同病。

（4）治法：辛凉解表，清宣肺热。

（5）方药范例：银翘散加减。

药用银花、连翘清热解毒，轻宣透表；桑叶、菊花轻清疏散风热；荆芥、薄荷、淡豆豉辛散表邪，透热外出；杏仁、桔梗宣肺止咳；芦根清热生津。

加减：若热毒症状明显，加大青叶、蚤休、蒲公英清热解毒；外寒内热，咳喘，烦热，汗少，加麻黄、石膏清宣肺热；咽喉肿痛，加土牛膝、山豆根、马勃清咽解毒；发热较重加葛根、鸭跖草解肌退热；咳甚痰稠加黄芩、知母、贝母、瓜蒌皮清肺化痰；化燥伤津，口干，咽痛，去荆芥，加南沙参、天花粉清肺养阴。

（6）临证备要：某些外感所致高热，表现为高热不退，面色潮红等现象，表邪未尽，兼见恶寒、无汗等表闭现象，则不宜早用、滥用苦寒清热药物，否则易使病邪遏伏不得外解，正如何廉臣所说："温热发汗，虽宜辛凉开达，而初起欲其发越，必须注重辛散，佐以轻清，庶免凉遏之弊"。

2. 热壅肺胃证

（1）辨证

特异症：壮热，不恶寒；汗多热不解；面赤；烦渴喜饮。

可见症：口中秽臭；气粗；或有喘咳，痰黄浓或白稠。

相关舌脉：舌质红，苔黄或黄燥，脉洪数或滑数。

（2）病性病位：病性属实，病位在肺、胃。

（3）病势演变：外邪由表入里化热，热壅肺气，顺传阳明，热炽气分，无形里热亢盛。若肺胃热盛不解，与肠腑燥矢互结，热结积滞，腑气不通，故常出现阳明经腑同病之证。气分热盛，邪热传入营分，多具气营两燔之候。

（4）治法：清气泄热。

（5）方药范例：白虎汤加减。

药用石膏、银花、连翘、竹叶清气透热；知母、鲜芦根、鲜石斛清热生津；山栀、黄芩清热除烦；甘草、粳米养胃生津。

加减：热盛而津气两伤，汗多，体弱，脉虚大，加太子参、党参、南北沙参清热益气生津；喘咳，气粗，痰稠，加麻黄、杏仁、桑白皮、葶苈子、前胡清宣肺气，化痰平喘；痰多咳甚，胸闷痛者，加浙贝母、瓜蒌、郁金化痰理气；便秘，腹满，加大黄泄热通便。

（6）临证备要：外感疫毒传里，火热壅于气分，肺胃热盛之证，出现阳明经腑同病，既有邪热充斥之征，又有热结肠腑之象。此时如仅用白虎汤清泄经热，结聚之邪不去，徒清无益；若仅用承气通下里热，则弥漫之邪又可复聚而为结热。故当通下与清气同时并施，白虎与承气合用，加强泄热作用，方选《通俗伤寒论》白虎承气汤。常可取大黄与石膏、知母配合使用，清下合法，经腑同治，使温疫热毒之邪迅速得以清泄。

3. 火热入营证

（1）辨证

特异症：身热夜甚，斑疹隐隐。

可见症：心烦不寐，躁扰不宁，神志恍惚，或神昏谵语；口干反不甚渴饮；面红目赤；出血。

相关舌脉：舌质红绛，甚至干裂、卷缩，苔黄无津，脉细数。

（2）病性病位：病性属实，病位在心营。

（3）病势演变：热邪炽盛，火毒燔灼，逆传入心，内闭心包，逼乱心神，可出现内闭昏迷病证；营热蒸腾，营阴耗损，则可引动肝风，发为痉证。

（4）治法：清营泄热。

（5）方药范例：清营汤、清宫汤加减。

药用水牛角片、黄连清心凉营解毒；生地黄、玄参、麦冬、丹参、莲子心清营热，滋营阴；银花、连翘、竹叶心轻宣透泄，使营分邪热向外透达而解。

加减：热在营分兼有外邪者，加辛凉解表药，如豆豉、薄荷、牛蒡子等；热毒较盛而斑疹已现，酌加大青叶、板蓝根、紫草以清热解毒；兼见惊厥、震颤等肝风内动征象，酌加钩藤、羚羊角，另服紫雪丹；腑有热结者，加大黄、芒硝以通腑实，邪热从下而泄，则心包热闭亦开。

（6）临证备要：如热在营分，主体采用清解营热之法，可防热传心包，伍以轻清透泄之品，以冀营分邪热转出气分而解。邪热虽有在卫、在气、入营、入血之分，但有浅深与轻重复合之别，故治疗应随证组合立法。如邪从卫表，逆传心包，直趋营分，须辛凉清解与清营开窍同时并进，取银翘散加丹皮、丹参、玄参、生地黄等，配合牛黄清心丸之类。邪热从气入营、气营两燔，则当气营两清，白虎汤与清营汤合用，参入玉女煎、化斑汤等。邪热已有入血倾向，治宜清营，参以凉血，清营汤与犀角地黄汤组合使用。

4. 热燔血分证

（1）辨证

特异症：身热或高热，昼减夜甚；躁扰不安，甚则神昏谵语。

可见症：肌肤斑疹透露，色深红或紫黑；吐血，便血，衄血，尿血；痉厥。

相关舌脉：舌质深绛，脉细数。

（2）病性病位：病性属实，病位在血分。

（3）病势演变：血热妄行之出血，由于阴血耗损、火盛伤阴，可以转为阴虚络损证；阴虚出血迁延日久，血去气伤，可以转为气虚证；如实热出血暴急量多，气随血脱，可以表现气脱阳亡的危象。有时火热、阴伤、气虚三者还可错综并见，临证当权衡其主次处理。如经常反复出血、量虽不多，但易迁延转入劳损之途。

（4）治法：清热解毒，凉血止血。

（5）方药范例：犀角地黄汤合十灰散加减。

药用石膏、知母、黄连、黄芩、栀子、鲜竹叶、连翘清解气分之热；犀角、丹皮、赤芍清热凉血解毒；生地黄、玄参清热滋养营阴。

加减：神昏谵语，加服安宫牛黄丸以清心开窍；热盛动风，抽搐频繁者，加羚羊角、钩藤、地龙、僵蚕凉肝镇惊息风，另服紫雪丹清热息风止痉；头痛剧烈者，加菊花、龙胆草清泄肝胆之火；斑疹密布，系血分热毒深重，可加板蓝根、紫草等清热解毒，并酌加红花、丹参散血化斑。

（6）临证备要：清热泻火法为治疗火热动血之重要大法，火性炎上，故以上部出血为多，治当苦寒逆折，抑阳和阴。区别肝、肺、胃、心、膀胱等不同脏腑病位选药。临床多与凉血止血法复合为治疗血证的基本大法。注意不可徒持寒凉，防止苦燥伤阴、寒凉伤阳及血滞成瘀。由于火盛与阴虚有因果、转化、兼夹等相互关系，治须标本兼顾，清热泻火与甘寒滋阴并用。

5. 暑热内燔证

（1）辨证

特异症：高热，汗少或汗闭，体若燔炭；面目红赤；口干唇燥，渴而多饮；气息粗大。

可见症：头痛，头昏；呕恶；烦躁不安，或嗜睡，甚则神志昏迷。

相关舌脉：舌质红少津，苔黄，脉洪数。

（2）病性病位：病性属本虚标实，病位在心，涉及肝。

（3）病势演变：暑邪入里，有动风、神昏之变。动风有热盛和阴亏的区别，神昏亦有闭、脱之辨。暑邪亢盛，热动肝风，消烁津液，可致两目上视，肌肉瞤动，手足蠕动或抽搐、痉挛，两足转筋，颈项强直或角弓反张之痉证。暑热不解，或虚体受邪，暑伤元气，热灼津液，气阴两竭，正气消亡，而致厥脱。暑邪外侵，火热内郁，燔灼表里，充斥上下，内陷心包，扰动心神，可致神昏、闭脱之证。

（4）治法：清暑泄热，凉营开窍。

（5）方药范例：白虎汤、清营汤加减。

药用石膏、知母清热泻火；生地黄、麦冬、芦根养阴生津；银花、竹叶心、西瓜翠衣清热解暑。

加减：津伤较甚，口渴，舌红而干，加鲜石斛、玄参、天花粉；烦扰不安，加黄连、连翘心清心安神；窍闭神昏，酌情选用万氏牛黄丸、安宫牛黄丸、至宝丹，开水化饲，以清热开窍；如暑湿秽浊内闭心神，身热不甚，神昏，静而不烦，面色晦滞，四末欠温，苔腻者，又当宣化湿浊，以开郁闭，用苏合香丸水化内服。

（6）临证备要：暑热内闭，若中暑高热，肌表灼热无汗，或体温虽高而面白肢冷者，为暑热不得外泄，当宗《素问·热论》"暑当与汗皆出，勿止"之训，用温水毛巾擦身，至皮肤微红为度，可助体温散发。暑热内盛，当清气泄热，热闭心包，又当凉营清心开窍。暑热伤阴，则宜甘寒之品养阴清热。暑必伤气，若气阴耗竭，神识昏昧，身热不显，汗多者，可用灸法固脱，配以生脉饮、王氏清暑益气汤。暑热动风，痉厥并见，可加羚羊角、石决明、牡蛎、白芍、甘草、木瓜柔肝息风。暑必夹湿，湿遏卫表则汗少不畅，暑热不得随汗外泄，湿热蕴中郁蒸则阻滞气机，难以速清，治当清解暑热配合芳香化浊、苦温化湿之品，疏解表里，宣展气机，如藿香、佩兰、豆卷、香薷、厚朴等。

6.肝火亢盛证

（1）辨证

特异症：头痛，目赤；烦躁易怒；耳鸣如潮；胁肋灼痛。

可见症：眩晕；面红；口苦，咽干；耳聋；便秘；尿黄。

相关舌脉：舌红、苔黄，脉弦数。

（2）病性病位：病性属实，病位在肝。

（3）病势演变：肝火上炎，热极生风，夹痰上扰，瘀阻清空，则发为中风重症；木火刑金，或肝火犯胃，灼伤肺络、胃脉，则致咯血、吐血；肝经通上彻下，火热夹湿，则可循经下注为患，发为阴肿、筋痿。

（4）治法：清肝泻火。

（5）方药范例：丹栀逍遥散、龙胆泻肝汤加减。

药用龙胆草泄肝胆实火、利肝经湿热；黄芩、丹皮、栀子清肝泄热；柴胡、薄荷疏肝解热；泽泻、木通、车前子渗湿泄热；生地黄、当归、白芍养血柔肝；白术、茯苓、甘草培补脾胃。

加减：实火较重，加黄连以助泻火；湿重加滑石、薏苡仁；气郁较甚，可加郁金、香附、青皮理气解郁；热象较甚，舌红、口干、便秘者，加羚羊角清肝泻火；若阴下生疮、便毒悬痈、阴囊肿痛，加连翘、黄连、大黄以泻火解毒；妇女若兼月经不调，可加泽兰、益母草活血调经。

（6）临证备要：临床须区分肝火亢盛与气郁化火而治，虽两者病性皆属实，病位皆在肝，但其症有别，其机各异，肝火亢盛以火象为主，气郁化火以郁为主。气郁化火始于肝失条达，疏泄失常，故以气机郁滞不畅为先，气郁不解，久郁易从热化，所谓"气有余便是火"。理气开郁、调畅气机是治疗的基本原则，"降气即是降火"，治用降气之法，气降则火自降。

7. 木火刑金证

（1）辨证

特异症：咳呛气逆，咳甚咯血；面赤咽干；急躁易怒。

可见症：胸胁灼痛；头胀头晕，目赤；烦热口苦；常感痰滞咽喉，咳之难出；痰中带血或纯血鲜红。

相关舌脉：舌红，苔薄黄，少津，脉弦数。

（2）病性病位：病性属实，病位在肝、肺。

（3）病势演变：本证起于郁怒伤肝，气郁化火，木火犯肺，或邪热蕴于肝经，上犯于肺。肝火犯肺，可灼伤肺津，则为肺阴虚证；肝火内炽，横逆犯胃，而为肝火犯胃证；引动肝风，则为肝风内动证。

（4）治法：清肺降火平肝。

（5）方药范例：黛蛤散、泻白散加减。

药用知母清肺中伏火；青黛、黄芩清肝凉血；桑白皮、地骨皮清泻肺热；海蛤壳、甘草清肺化痰。

加减：咳而气逆者，加金沸草、苏子、枇杷叶降气止咳；痰黏难咳，加瓜蒌皮、川贝母清金化痰；伴咯血者，加丹皮炭、黑山栀清热止血；气火耗灼肺阴者，加北沙参、麦冬、天花粉养阴生津；头晕目赤，心烦易怒者，加丹皮、栀子清肝泻火；若咳血量较多，纯血鲜红，加水牛角、生地黄、赤芍、丹皮合三七粉冲服，以清热泻火，凉血止血；胸痛者加郁金、丝瓜络理气和络。

（6）临证备要：本条属于肝肺同病，但主要责之于肝，治疗重点在泻肝清火。其病性多实，其火多为气郁化火，而临床郁火的治疗，采用火郁发之，宣散郁火。火势急盛，亦可采用苦辛寒法，苦寒泻火，辛寒清热。

8. 心火炽盛证

（1）辨证

特异症：心悸阵作；烦热躁动；失眠少寐，夜寐多梦；口舌糜烂肿痛。

可见症：口苦而干；小便黄赤灼热；大便干燥；狂躁、谵语。

相关舌脉：舌质红、尖绛或起刺，苔黄，脉数有力。

（2）病性病位：病性属实，病位在心。

（3）病势演变：心主血脉，心火炽盛，血热妄行，见尿血、衄血；火毒壅滞脉络，发为疮疡。汗为心之液，心火伤阴，蒸液外泄，在外常有盗汗；心火下移小肠，水道受灼，则滞涩不通，变生淋痛。

（4）治法：清心泻火。

（5）方药范例：导赤散、泻心汤、朱砂安神丸加减。

药用生地黄凉血滋阴；当归养血益阴；竹叶淡渗利窍；大黄、黄连、黄芩、生甘草梢泻火解毒；莲子心清心除烦。

加减：若心火较盛，可加山栀以清心泻火；心热移于小肠，小便不通，可加车前子、滑石、赤茯苓以增强清热利水之功；阴虚较甚，加麦冬增强清心养阴之力；出现尿血，可加白茅根、小蓟、旱莲草凉血止血。

（6）临证备要：热扰心神为本条之变化，常见心神不宁，失眠多梦，心悸易惊。心火久延，伤及阴血，如证见心悸少寐，兼有健忘眩晕，面白无华之候，当属心血不足之象；或见口干舌燥，面赤生火，手足心热，盗汗等症，则为心阴亏耗之征。

9.脾胃伏火证

（1）辨证

特异症：口疮口臭；烦渴易饥；牙痛龈溃。

可见症：吐舌弄舌；面红生火；咽喉干痛；泛酸嘈杂；大便秘结；小便短赤；口唇干燥，渴喜冷饮。

相关舌脉：舌红，脉数。

（2）病性病位：病性属实，病位在脾，涉及胃。

（3）病势演变：中焦伏火，阻遏气机，通降不利，则吞酸嘈杂、呕吐反胃；胃络于龈，胃火循经上熏，血热妄行，则见齿衄；血络受损，可上为吐血，下为便血；壮火食气，可见脾虚湿困，湿火相兼，阻滞中焦，则为胃痛、胃痞。

（4）治法：清泻脾胃伏火。

（5）方药范例：泻黄散、清胃散加味。

药用石膏、山栀、黄连苦寒泻火，清泻脾胃积热；生地黄、丹皮滋阴凉血清热；防风疏散伏火；升麻散火解毒；藿香芳香醒脾；当归养血和血；甘草泻火和中。

加减：若兼肠燥便秘者，可用大黄以导热下行；口渴饮冷者，加重石膏用量，再加玄参、天花粉以清热生津；胃火炽盛之齿衄，可加川牛膝导热下行。

（6）临证备要：中焦枢机平和，则清浊自分，脾升清阳，胃降浊阴，"六腑以通为用"，故治疗脾胃之病需苦寒与辛温药合用，调整气机升降，通降胃气，升举脾气。苦寒药性主泄降，寒能清泄胃热、郁火，苦味又能泻痞，少佐可健胃；辛温药性主宣通，辛能理气开痞健胃，温能宣阳散寒。苦辛合用，可以清热和胃，顺气降逆，使中焦痞结得开，痛呕能平，气机升降得和。

10. 肺虚火灼证

（1）辨证

特异症：干咳短气，痰少质黏，或有夹血；骨蒸潮热。

可见症：口干咽燥；肌肤枯燥；五心烦热，颧红盗汗；形体消瘦；声音嘶哑。

相关舌脉：舌红少津，脉细数。

（2）病性病位：病性属虚，病位在肺。

（3）病势演变：肺阴亏耗，虚火灼伤肺络，络损血溢，发为咳血；火郁伤阴，阴虚肺燥，久则正气耗损，若属痨虫乘袭，则生肺痨；阴虚日久，虚火伤气，气阴并损，常为咳为喘；若肺虚阴亏，则虚体易受外邪侵袭。

（4）治法：润肺滋阴降火。

（5）方药范例：百合固金汤、沙参麦冬汤、秦艽鳖甲散加减。

药用百合、北沙参、麦冬、玉竹养肺阴；鳖甲、地骨皮清肺热；生地黄、玄参益肾阴、降虚火；当归、芍药养血和营；贝母、桔梗化痰止咳。

加减：肺损络伤，咳痰夹血，加白及、阿胶等润燥止血；声嘶、喑哑，加凤凰衣、麦冬、玉蝴蝶、白蜜润肺开音；肺脾同病，气阴两伤，伴见疲乏、食少、便溏等脾虚症状，加橘白、谷芽、山药、白术、扁豆、莲肉、炒薏苡仁培土生金。

（6）临证备要：因本证虽具火旺之象，但本质在于阴虚，故当以甘寒养阴为主，适当佐以清火、降火，不宜单独使用。即使肺火标象明显的，亦只宜暂予清降，中病即减，不可徒持苦寒逆折，过量或久用，则易苦燥伤阴，或寒凉败胃伤脾。

11. 肾虚火炎证

（1）辨证

特异症：面热颧红；潮热盗汗；腰膝酸软；眩晕耳鸣。

可见症：五心烦热；口苦唇赤；小便黄赤灼热；目涩视糊；虚烦少寐；形体消瘦。

相关舌脉：舌红而干，少苔，脉虚数或细数。

（2）病性病位：病性属虚，病位在肾。

（3）病势演变：肾阴亏虚而致相火偏亢，水不制火，症见阳兴、梦遗、尿血等；浮火耗阴化热，灼伤阴络，或为尿血、尿浊；阴虚日久，阴损及阳，则肾阳虚弱，难以蒸化，水泛为患。

（4）治法：滋肾降火。

（5）方药范例：清骨散、知柏地黄丸、大补阴丸加味。

药用青蒿、地骨皮、银柴胡、胡黄连、秦艽以清退虚热；知母、鳖甲以滋阴潜阳；黄柏、木通、龙胆草以泻心、肝、肾之火。

加减：盗汗，加五味子、瘪桃干、煅龙骨敛阴止汗；阴亏明显者，加沙参、石斛甘寒之品以养阴；心肾不交而虚烦不寐者，酌加莲心、黄连清心除烦。

（6）临证备要：治肾既要补还要重视泻。因为肾藏精而又主水，肾的病理特点虽然以虚为主，但也有虚中夹实的变证，在本虚的基础上兼有标实，肾之寒属于阳虚之变，肾之热属于阴虚之变。肾病有本虚的一面，每常因虚致实，而为本虚标实，甚至在病的某一阶段或某种情况下，表现为肾实证，当须辨证，分别应用清湿热、利水邪、泻相火、祛浊瘀等法，或与补肾法配伍合用，同时还当注意水湿、湿浊、湿热、瘀血之间的相互影响。

附　杂合病机证素

"六气皆从火化"，故火热之邪，常与五气相兼致病。风热犯表，治当疏风清热；暑热伤津，清解暑热，须益气生津；湿热伤中，则清热渗湿；燥热伤阴，则应清热润燥；寒郁化热，外寒里热，则应解表清里。同时还当注意，温病与五气兼夹而成的风温、暑温、湿温、温燥的辨证治疗。

内伤之火，各从其因施治。风火相扇，可见热极生风之变化，当清火息风；湿火上炎，当泻火利湿；燥热搏结，当泻火润燥。邪郁化火，当宣散郁火；瘀热相搏，当凉血化瘀；痰火胶结，当泻火化痰；火毒走注，当泻火解毒。而具体权衡治疗轻重，辨火之微盛。

三、病案举例

1. 肝火亢盛案

徐某，女，48岁。

因头痛、头晕反复发作6年，加重20天，于1983年4月30日入院。

患者素有"慢支""胃下垂"病史。10年前因情志刺激后月经早绝。此后形体日趋肥胖。6年来每于烦劳之后则感头痛、头晕。常伴血压升高，曾诊断为"高血压病""冠心病"。2个月前因右上腹疼痛及颈部结喉处疼痛在当地医院诊断为"胆囊炎""甲状腺炎"，经治好转。近来血压亦转正常，唯头痛持续而入院治疗。

入院后据证按脾虚肝旺、气血不能上荣、风痰上扰治疗，头痛日渐减轻，但每日低热不净，多在37.5℃左右（波动范围36.8~38℃）。住院第25天，身热骤增，每日高峰超过39℃，呈弛张或间歇热型，颈部结喉处肿痛明显。查血沉120mm/h，三大常规、血细菌培养、肝功能等多种检查均属正常。院内外会诊诊断为亚急性非化脓性甲状腺炎。经用和解少阳、解毒利咽、清化湿热诸法均无效，发热持续半月不退。

5月11日查房，患者身热起伏，朝轻暮重，自感乍寒乍热，结喉处疼痛，偏右为剧，扪之有肿块约2cm×3cm大小，拒按，随吞咽移动，热盛则结喉疼痛亦重，且伴呛咳痰少，神疲乏力，头晕，头痛，心烦不安，右胁肋隐有不适，大便偏溏，形体肥胖，面色少华，舌苔微腻，舌质偏淡，边有齿印，脉象细弦。分析病情，患者早年因情志刺激，诸病丛生，病起于郁，虽有脾虚气弱一面，但目前以结喉疼痛与发热为主，羔由气郁化火，灼津成痰，痰气交阻形成瘿瘤，乍寒乍热为肝胆失于疏泄，心烦不安，脉象弦细皆为肝经郁火表现。故予清火解郁，佐以化痰散结。方选丹栀逍遥丸合越鞠丸加减。

处方：柴胡、山栀、赤白芍、夏枯草、制香附、苍术、法半夏、炒黄芩、丹皮各10g，白薇、昆布各12g，川朴6g，牡蛎30g。12剂。日2剂。

药后发热稳步下降，尽剂后每日体温高峰在38℃左右，颈部疼痛亦轻，本虚标实，郁火未清，原意继进。

处方：柴胡、山栀、赤白芍、制香附、苍术、法半夏、炒黄芩、丹皮各10g，夏枯草、天花粉、黄药子各12g，白薇15g，玫瑰花5g，牡蛎30g。6剂。日2剂。

药后身热平降，每日体温波动在37℃上下。再服3天，低热得平，体温恒定，结喉处疼痛消失，肿块缩小，无压痛。血沉48mm/h，遂改从健脾调肝法善后。13天后病愈出院。

按：亚急性非化脓性甲状腺炎的病因尚未完全阐明，一般认为和病毒感染有关。西医学主要以激素治疗为主，症状缓解较快，但全疗程需1~2个月。本例以清火解郁、化痰散结为法，治疗9天，身热平降，调理13天病愈出院，疗效堪称满意。《谦斋医学讲稿》云："郁证发热，在原因以七情为主，在内脏以肝胆两经为多。症状是午后低热，或忽寒忽热……《内经》上说'木郁达之'，治宜疏畅肝气而散郁热"，此论颇合本证病机，疏肝散郁不但可以退低热，亦能除大热。

2.脾胃伏火案

张某，女，53岁，退休工人。1996年12月18日初诊。

主诉口腔黏膜、上下唇、舌体溃破疼痛反复发作4年。破溃处凹陷疼痛，伴口有热感，口干欲饮，舌质淡衬紫，苔薄，脉细。辨证属肝肾阴虚，火炎于上，治宜滋肾、养肝、清热。

处方：大生地黄15g，玄参12g，大麦冬10g，天花粉12g，知母10g，炙僵蚕10g，黄柏10g，诃子肉5g，白残花5g，肉桂2g，失笑散10g（包），煅人中白6g，初投7剂。

1周后复诊，诉下唇溃疡又有新生，疼痛不著，未见腐烂凹陷，口淡无味，舌质淡有齿印、苔薄白。转从脾胃湿热、阴火上蒸治疗。

处方：藿香10g，炒黄芩10g，肉桂3g，炮姜炭3g，黑山栀10g，石斛10g，知母10g，黄连4g，白残花10g，诃子肉5g，天花粉10g，炙僵蚕10g，煅人中白6g。

1997年1月8日来诊，自述药后口腔黏膜溃烂、疼痛消失，下唇原反复发作的病灶处仅见肿胀、局部隆起，口淡好转，苔薄黄，脉细。药已对证，仍从脾胃湿火上蒸治疗。方取二诊方去石斛，改黄连5g，肉桂2g，14剂。

其后复诊，诉口腔溃疡未再发作，余无明显不适，继守原法，原方再进14剂，以巩固疗效。

按：《诸病源候论》曰："足太阴脾之经也，脾气通于口。脏腑热盛，热乘心脾，气冲于口与舌，故令口舌生疮也。"治疗本证，效法钱乙、东垣，却不泥其方。本方取苦能泻火、燥

各论

85

能胜湿之意，用黑山栀、黄连、黄芩苦寒清泄脾胃之火；知母、花粉清而兼润；藿香芳香醒脾，振动其气机；据"火性炎上"的特点，用"火郁发之"的方法治疗，可以起到因势利导、从散而解的作用，方中佐以少量肉桂、炮姜，升阳散火；更用少量收敛之品诃子等促使溃疡早日愈合；白残花一味为治疗口腔溃疡的经验用药。全方辛散苦降治湿热郁火，寒温配伍，相反相成，无燥热伤阴之弊，方证合拍，自能收效快捷。

3. 肾虚火炎案

吴某，女，69岁，退休工人。1996年11月27日初诊。

主诉：近数年来舌面经常开裂溃痛，口角黏膜亦常溃烂疼痛，齿牙松动，口干饮水不多，口苦而多黏液，质光红，左侧舌部开裂，辨为肾阴不足，火不归原，治拟滋肾养阴，引火归原。

处方：黄连4g，肉桂2g（后下），玄参10g，法半夏10g，煨益智仁10g，白残花5g，诃子肉3g，炙僵蚕10g，煅人中白5g，大生地黄10g，山萸肉6g，煅牡蛎25g（先煎），生甘草3g。

1周后复诊，药后舌痛开裂、溃破改善，纳食及痛感减轻，口渗黏液已止，但上腭尚有轻度疼痛，牙齿松动减轻，舌质光红、舌体开裂好转。投滋肾养阴、引火归原剂，药后有效，原法再进。原方改诃子肉5g，山萸肉10g，继进14剂。

三诊（1996年12月18日）：舌面裂痛消失，但裂口尚未痊愈，腭黏膜疼痛，口干显减，舌质光红，苔薄黄，脉小弦滑。仍以滋养肾阴、引火归原为主，11月27日方去半夏，加天花粉10g，失笑散10g（包），改山萸肉10g，再进14剂。日后家属代诉服药后，舌面开裂已基本消失，但口角、上腭等处黏膜仍有轻微不适，余证不显，嘱12月18日方继服10剂巩固。

按： 舌为心之苗，心经有热，熏蒸于上，则见口角生疮。然心经之热有虚实之分，实者宜清心泻火，用导赤散之辈；虚者则当滋阴清热，宜知柏地黄丸之类。究之本证以虚为主，虚实夹杂，故方以生地黄、玄参、天花粉、山萸肉滋肾养阴为主；佐以黄连、肉桂交通心肾，使心火下蛰于肾，肾水上济于心；法半夏、僵蚕燥湿化痰，煨益智仁助气化以敛口中黏液；诃子肉、煅人中白收敛固涩，全方补中有泻，清而兼润，则肾水得济而心火能清，虽积年痼疾，亦能数剂而愈。

第四章　湿性缠绵

一、概述

1. 主病脏腑

湿有内外，主脏在脾。

外湿为六淫之一，属长夏主气。夏秋之交，湿气最盛，多发湿病。久处卑湿，阴雨缠绵，冒雾涉水，或汗出沾衣，轻则湿邪伤及肌表，甚则深入经络、脏腑。《临证指南医案·湿》谓："其伤人也，或从上，或从下，或遍体皆受。"

内湿源本于脾，涉及肺、肾。因恣啖生冷，过饮酒酪，肥甘失节，多伤脾胃，湿邪内生。《临证指南医案》云："湿喜归脾者，与其同气相感故也。"

外湿与内湿相互影响。肌表与脏腑表里相关，外湿内传脏腑，最易困遏脾胃，伤及脾阳；内湿外达肌表，内外相因，易致外湿入侵。《金匮要略心典》说："中湿者，亦必先有内湿而后感外湿。"薛生白谓："太阴内伤，湿饮停聚，客邪再至，内外相引。"不论外湿还是内湿，脾失健运为其病理基础，所谓"湿气通于脾"，"脾虚则湿聚"。

2. 病机钩要

湿为阴邪，其性重浊、黏滞。起病缓慢，隐匿难察，缠绵难复，所谓"千寒易除，一湿难去；湿性黏浊，如油入面"。

湿邪阻滞气机，升降失常，或清阳不升，或浊阴不降；湿邪易遏阳气，如叶天士谓："湿胜则阳微"，"湿阻阳郁"。湿无定体，随五气而从化，弥漫全身，上下内外，无处不受其所害。脾为太阴湿土，喜燥恶湿。外湿发病，易困脾阳，导致脾失运化，湿从内生；脾虚失运，湿邪内停，同气相求，又易招感外湿，故外湿与内湿常互为因果，相互影响。

3. 临床特点

湿邪为患，临床表现错综复杂，主要辨识要点是重浊、黏腻、濡滞相关证候。湿蒙清阳则头身困重如裹，嗜睡困倦，昏沉如蒙；湿遏卫表则身热不扬，汗出不畅；湿郁肌肤则面色发黄或灰暗，面目浮肿，或皮肤瘙痒；湿滞经络则肢体关节肿痛、酸沉、麻木，转侧不利；湿郁中焦则胸脘痞满胀闷，纳呆呕恶；湿性趋下，则排泄物或分泌物黏滞、秽浊，如大便稀溏、不爽，小便混浊不利，带下秽浊；湿为阴邪，其性黏滞，阻滞气机，易困脾阳，病势缠绵，常见口腻不渴，或渴不思饮，或喜热饮，饮水量多反觉不舒。

4. 治疗原则

祛湿为湿邪治疗原则。《素问·至真要大论》谓："湿淫所胜，平以苦热，佐以酸辛，以苦燥之，以淡泄之。"为治疗湿证确立了总则。

祛湿之法，当分表里、虚实、寒热和兼夹主次。如外湿致病，重在祛邪，尚在表者，应"微汗之"，久则疏通、渗泄；内湿为患，重在健运脾胃以化湿邪，所谓"治湿当健脾，脾旺湿自绝"，"治湿不利小便，非其治也"，"大抵宜发汗及利小便，使上下分消其湿"。湿阻上焦者，宜宣上；湿阻中焦者，宜畅中；湿阻下焦者，宜渗利；湿邪弥漫三焦者，则宜上、畅中、渗利三法并用。湿从寒化者，宜温阳化湿；湿从热化者，宜清热化湿。又当详辨湿热轻重，或清热重于化湿，或化湿重于清热，或清热化湿并重。从脏腑而言，祛湿又有治脾、治肺、治肾、治肝和宣畅三焦气机等不同法门，且常应配伍理气药，"气化湿亦化"。

二、病机证素条目

1. 湿邪困表证

（1）辨证

特异症：恶寒发热，身热不扬；头重如裹；肢体困重。

可见症：倦怠乏力；胸脘痞闷；汗少而黏；口中黏腻，泛恶。

相关舌脉：舌苔白腻，脉浮濡。

（2）病性病位：病性属实，病位在表。

（3）病势演变：湿邪在表，郁遏肌腠，常与风寒兼夹为患，阻滞经络，流注关节，而成痹证；湿伤阳气，则为水湿泛滥；湿郁化热，则为湿热壅遏；湿邪由表入里，困遏脾胃，则致脾胃湿困，而见脘腹胀满、肠鸣、泄泻等症。

（4）治法：祛风胜湿。

（5）方药范例：羌活胜湿汤加减。

药用羌活、独活辛苦温燥，祛风除湿，通利关节；防风、藁本、蔓荆子祛风胜湿；川芎活血行气，祛风止痛；甘草调和诸药。

加减：畏寒重者，加麻黄、桂枝、薏苡仁散寒解表除湿；肩背痛者，加片姜黄祛风除痹止痛；湿从热化，壅遏肌肤者，加银花、野菊花、蒲公英。

（6）临证备要：湿邪在表，多用辛温之风药，既散邪又胜湿，但宜"微汗"而解，忌大发其汗，否则湿邪不尽，反致伤阳耗阴。表虚湿重，配合益气、温阳之品，如黄芪、附子、干姜、桂枝之类。

2. 湿困表里证

（1）辨证

特异症：发热恶寒；身热不扬，或午后热甚；胸脘痞闷。

可见症：头身困重；口不渴或渴不多饮；纳呆不饥；呕恶；口干不欲饮；大便溏滞不爽；小便黄赤不利；咽痛；身黄；倦怠乏力。

相关舌脉：舌质红，苔白腻或微黄，脉濡或濡数。

（2）病性病位：病性属实，病位在表里，卫气同病。

（3）病势演变：湿邪遏表，由表及里，由卫及气，或湿从热化，湿热弥漫三焦，阻滞气机，或湿郁于肌表，流注于四肢关节，或阻滞脾胃，或壅滞肠道，或下注小肠，或上蒙清窍。

（4）治法：解表化湿。

（5）方药范例：藿朴夏苓汤加减。

药用藿香芳香宣畅；厚朴、半夏行气化湿；茯苓、薏苡仁健脾利湿；猪苓、泽泻淡渗利湿；杏仁宣利肺气；白蔻仁芳香化湿；淡豆豉宣通解表。

加减：如湿邪在表，恶寒无汗，头痛身痛者，加羌活、苍术、香薷；湿从热化，心烦，身热口渴，或汗出热不解者，加黄芩、鸭跖草、栀子、六一散；高热、面赤、气促、口渴、心烦者，加生石膏、知母、苍术以泄热燥湿；寒热往来者，重用青蒿和解少阳。

（6）临证备要：本证多见于湿温初起，湿郁表里，临床要辨别湿邪在表在里之轻重，酌定解表祛湿与化湿和中之主次。如误用辛温大热，易助阳动湿，湿热上蒸，蒙蔽清窍；误用苦寒攻下，重伤脾阳，脾气下陷；误用滋阴，则湿邪滞着不化，都可致病情迁延难愈。

3. 湿滞经络证

（1）辨证

特异症：肢体关节酸痛重着；肢体肿胀，伸屈欠利。

可见症：肢体麻木；肢体软弱无力；下肢肿胀；遇阴雨天加重。

相关舌脉：舌苔白滑或白腻，脉濡缓。

（2）病性病位：病性初为实证，日久虚实夹杂。病位在关节、筋骨、肌肉。

（3）病势演变：湿滞经络，气血痹阻，表现为痹、痿、肿、木等症。湿邪阻络，每多与风、寒、热、痰、瘀等杂合为患。如素体阳盛，湿易从阳化热，而为风湿热痹；阳虚寒盛者，湿多从阴化寒，为风寒湿痹；湿病日久，耗伤气血，损及肝肾，出现相应的脏腑病变。

（4）治法：祛湿通络。

（5）方药范例：薏苡仁汤加减。

药用薏苡仁、苍术运脾利湿；防风、羌活、独活祛风胜湿而通络；木瓜、五加皮、晚蚕沙除湿活络；麻黄、桂枝、制川乌、生姜温经散寒通络；当归、川芎养血活血而通络；甘草健脾调中。

加减：湿在上者，可选用片姜黄、桑枝；湿阻项背者，可选用葛根、伸筋草；湿在下者，可选用独活、木瓜、川牛膝；

湿阻腰部者，可选用桑寄生、杜仲、巴戟天；湿阻两膝关节，有积液者，可用土茯苓、白芥子、车前子；水湿泛滥者，加大腹皮、桑白皮、茯苓皮、陈皮。

（6）临证备要：湿滞经络，每多"风、寒、湿三气杂至，合而为痹也"，又因风、寒、湿三气偏盛各异，若风湿相兼者，关节疼痛游走，重用防风、羌活，加秦艽、青风藤祛风以胜湿；偏于寒湿者，关节疼痛固定，拘急冷痛，可用制草乌，加麻黄、细辛温经散寒；关节疼痛较甚，可加伸筋草、透骨草、寻骨风以增温经通络之功；化热者，加金银花、连翘；湿邪留滞日久，化痰酿瘀，治疗宜增加祛痰活血通络之品，如僵蚕、蜈蚣、全蝎。

4.湿浊困脾证

（1）辨证

特异症：脘腹胀闷，食欲不振；口淡黏腻不渴。

可见症：头身困重；面色灰滞微黄；渴不欲饮，或口微渴喜热饮；大便溏薄，不甚臭秽；身重或肿；呕吐下利。

相关舌脉：舌质淡胖，苔白腻或白滑或浮腻，脉濡缓或濡滑。

（2）病性病位：病性属实，病位在脾胃。

（3）病势演变：外感湿邪入里，困遏脾胃，若失治误治，湿伤脾阳，脾虚湿盛，水湿内停，而成肿胀，病势缠绵；湿浊阻气，血行不畅，可致湿浊瘀滞证；或寒湿郁阻肝胆，肝胆失于疏泄，而发阴黄证；或湿郁化热，而成湿热中阻证；若治疗不当，或苦温燥湿而助热，或过用利湿而伤阴。

（4）治法：化湿运脾，理气和胃。

（5）方药范例：七味除湿汤加减。

药用苍术、半夏、陈皮温中燥湿，理气和胃；厚朴、草果、砂仁芳香醒脾；茯苓运脾渗湿。

加减：湿郁化热，口苦，身热者，去草果，加青蒿、黄芩、淡竹叶；湿热阻滞，口有甜味者，加佩兰、白芷辛香化浊；寒湿较著，脘腹胀满而冷，得温胀减，手足不温者，加干姜、肉桂、草豆蔻；湿阻食滞，嗳腐吞酸者，加用山楂、鸡内金、枳实、连翘；湿从寒化，寒湿横犯肝胆，黄疸晦暗者，加茵陈、苍术、附子；湿从热化，湿热阻滞肝胆，黄疸鲜明者，加茵陈、栀子、大黄、金钱草；湿热阻滞肠腑，腹痛，里急后重，下痢赤白黏冻者，加当归、白芍、木香、枳实、藿香、茯苓。

（6）临证备要：治疗本证，重在祛湿、运脾和醒脾。祛湿可解脾胃之困，运脾可复脾胃之功，醒脾可开脾胃之呆滞。理气之药既可祛湿，又能运脾，如陈皮、厚朴、木香等。病程既久，脾胃必虚，治以健脾为主，兼以化湿。湿从寒化，伤及脾阳者，加温运脾阳之品；湿从热化，伤及脾阴者，当化湿清热，佐养阴之品。

5. 脾虚湿盛证

（1）辨证

特异症：脘腹胀闷，不思饮食，多食则胀；大便溏薄，甚则濡泄。

可见症：神疲乏力；面色萎黄不华；头身困重；面浮肢肿；口黏乏味，泛恶欲吐；腹痛；女子带下量多绵绵，或男子阴囊潮湿。

相关舌脉：舌质淡胖，或边有齿痕，苔白黏腻，脉濡细或缓。

（2）病性病位：病性属本虚标实，病位在脾胃。

（3）病势演变：脾虚湿盛日久，甚则脾肾阳虚，水湿更盛，而见水肿、臌胀等证；湿阻中焦，清阳不升，浊阴不降，则头晕目眩，大便溏薄或泄泻；脾湿及肺，可致痰湿咳嗽；土虚木乘，肝脾不调，气机不畅，可有痛泻；水湿泛滥，上凌心肺，可见心悸、胸闷、气短等症。

（4）治法：温中健脾，行气化湿。

（5）方药范例：胃苓汤合香砂六君子汤加减。

药用党参、白术、甘草补气健脾；苍术、茯苓、泽泻、薏苡仁运脾渗湿；半夏、陈皮、厚朴理气燥湿，运脾和胃；木香、砂仁化湿行气；肉桂通阳化气。

加减：脾阳不足，寒湿内盛，见腹中冷痛，手足不温者，加干姜、吴茱萸、附子；脾阳虚衰，寒湿内盛而见水肿者，重用泽泻，加车前子、五加皮、黄芪；久泻不止，中气下陷，大便溏泄者，可加黄芪、升麻、柴胡、葛根、山药、扁豆健脾止泻，升阳举陷。

（6）临证备要：本证日久，或由脾及肾，或由脾及肺，或肝脾不调，均要随证加减。如由脾阳虚衰发展至脾肾阳虚，水湿内停者，详见"水饮同源"章；如脾湿犯肺，痰湿咳嗽者，改用二陈汤、三子养亲汤等，详见"痰病多怪"章；肝脾不调泄泻者，应合用痛泻要方，详见"风病善变"章。

6. 湿滞大肠证

（1）辨证

特异症：少腹胀满而硬；大便不通，或黏腻不爽。

可见症：头昏头胀，头重如裹；神志昏蒙；脘痞，纳差；呕恶；口黏；尿少。

相关舌脉：舌苔垢腻，脉濡。

（2）病性病位：病性属实，病位在大肠。

（3）病势演变：湿邪阻滞大肠，壅滞气机，腑气不通，仍属湿重于热。若湿郁化热，则见热结便秘、潮热、脉沉实；湿邪充塞上焦，蒙蔽心包，可致神志昏蒙；湿邪困阻中焦，胃气上逆，可见脘痞、呕恶诸症。

（4）治法：导浊通滞。

（5）方药范例：宣清导浊汤加减。

药用茯苓健脾利湿，猪苓淡渗利湿，令湿浊从小便分消；晚蚕沙化湿浊，宣清气；皂荚子燥湿开郁，宣畅气机，泄浊通窍；寒水石清下焦之热。

加减：湿郁化热，见有身热、口苦、苔黄腻者，加青蒿、佩兰；湿阻气滞，脘腹胀满者，加枳实、荜茇；湿邪下注，下肢浮肿者，加泽兰、薏苡仁。

（6）临证备要：湿滞大肠而见大便不通，属湿阻气滞，治疗重在化湿行气，导浊通滞，如用苦寒攻下，则易损伤脾阳，反致洞泄之变。本证神昏窍阻，乃由浊气上蒙所致，若浊气下行，心窍自开，与热陷心包之神昏不同。皂荚子有通利关窍之功。

7. 湿阻膀胱证

（1）辨证

特异症：小便量少不畅或不通；小腹胀痛。

可见症：呕恶不食；口干不欲饮；身重而痛；热蒸头胀；神志昏蒙。

相关舌脉：舌苔白腻，脉濡。

（2）病性病位：病性属实，病位在膀胱。

（3）病势演变：湿邪阻滞膀胱，下窍闭塞，气化不行，水道不利，尿少、尿闭而不痛；若湿邪化热，湿热下注膀胱，则见尿道灼热疼痛；如湿浊上蒙心包，则见神志昏蒙，时昏时醒。

（4）治法：淡渗利湿。

（5）方药范例：茯苓皮汤加减。

药用茯苓皮、猪苓淡渗利湿；薏苡仁、通草、淡竹叶利湿清热；大腹皮理气燥湿，宣畅气机。

加减：湿从热化，湿热下注，小便灼热而痛者，加车前草、瞿麦、萹蓄、滑石、栀子、木通、大黄；湿邪上犯，口苦、泛恶者，加法半夏、陈皮、黄芩；湿浊上蒙，头昏沉重者，加菖蒲、远志；阴囊潮湿或带下色黄秽浊者，加黄柏、苍术、牛膝。

（6）临证备要：湿邪阻滞膀胱，邪无出路，而致湿浊上蒙心包，见有神志昏蒙者，加苏合香丸辛温开窍；湿邪化热，湿热并重者，改用至宝丹，不宜选用安宫牛黄丸等寒凉之品，以防冰伏湿邪。

8. 暑湿郁表证

（1）辨证

特异症：恶寒发热，身热不扬，无汗。

可见症：胸闷脘痞；汗少黏滞不爽；不思饮食；恶心；口苦黏或淡；头痛身重；心烦口渴；小便短赤；大便溏薄。

相关舌脉：舌苔白腻，脉濡缓或濡数。

（2）病性病位：病性属实，病位在肌表。

（3）病势演变：寒湿束表，暑湿内蕴，湿多化热，湿热内蕴，化火成毒，弥漫三焦。或暑湿化燥，深入营血，伤阴耗气动血，可出现气随血脱之危象。

（4）治法：解表清暑化湿。

（5）方药范例：新加香薷饮加减。

药用香薷辛温芳香，发汗解表，散寒除湿；银花、鲜扁豆花清凉芳香；连翘轻清宣透，清透内蕴之暑湿；厚朴理气燥湿。

加减：若暑热炽盛，舌质红，苔黄腻者，可加黄连、黄芩、栀子；口甜黏甚者，加藿香、佩兰；若湿重于热者，可配伍滑石、通草、薏苡仁；若高热汗出，口渴欲饮，脘痞身重，面赤气粗，尿短少者，用生石膏、知母、苍术以清泄阳明胃热；身热不退，加青蒿清热透邪。

（6）临证备要：本证初起宜解表化湿，调畅气机，忌过用辛温发汗，苦寒攻下，甘寒滋阴。吴鞠通认为："汗之则神昏而聋，甚则目瞑不欲言，下之则洞泄，润之则病深不解。"治疗既要防止温燥太过助热之弊，又要防过用苦寒损伤胃气，防其湿盛阳微之变证。

9. 湿伤肾府证

（1）辨证

特异症：腰膝沉重冷痛；身重腰冷如坐水中。

可见症：畏冷肢凉；腰以下冷痛，活动受限；腹重；小便自利。

相关舌脉：舌质淡，苔白腻，脉濡缓或沉细。

（2）病性病位：病性以实为主，病位在肾及腰府。

（3）病势演变：湿为阴邪，阻滞阳气，寒湿深入经络，阻滞气血，可见关节重着疼痛，甚或变形，活动受限；若寒湿阻遏，阳气渐衰，可见寒湿水饮内停诸症，如腰膝冷痛，形寒肢冷，面色淡白无华，尿少便溏，或五更泻等。

（4）治法：温肾通痹。

（5）方药范例：甘姜苓术汤加减。

药用干姜配甘草以温中散寒；茯苓配白术以健脾除湿；桂枝、苍术温经散寒燥湿；独活、牛膝祛风湿，利腰膝。

加减：兼有风寒者，加防风、秦艽；湿滞肠腑，腹胀腹痛者，加木香、乌药；肾阳不足，下肢微肿，劳则汗出者，加肉桂、制附子、牛膝、砂仁；风湿痹阻，上肢疼痛者，加桑枝、桂枝、威灵仙，下肢不能转侧者，加牛膝、续断、木瓜、丝瓜络。

（6）临证备要：腰为肾之府，湿浊着肾，痹阻阳气，腰中冷痛，张仲景称之为"肾着"。临床如见有肾虚、血瘀证候，应随证加减，如《千金要方》另有肾着散，乃本方加桂心、牛膝、杜仲、泽泻而成，为标本兼治之方，临床亦可随证选用。

附　杂合病机证素

湿无定体，随五气而化，因病因、体质、四时、地区的不同，或从寒化、从热化、从燥化，或与风相合，或与暑热相兼。湿从寒化则为寒湿、水饮，湿从热化则为湿热、痰热。湿聚可成痰，湿郁则化火，或见湿热伤阴。湿热病机尤为多见。湿阻气机，或湿热久留，皆可致瘀，而为湿瘀或湿热瘀滞。湿邪久羁，或湿盛酿毒，或湿热伤阴、耗气，病机复杂多变。

湿与痰、水、饮，同源异流，皆与肺、脾、肾及三焦的功能失调、津液输布失常有关，四者可以相互转化，相兼为患，如湿能生痰，湿聚为水，水停成饮，饮凝成痰。常将"水饮""痰水""痰湿""水湿"等并称。有凡湿邪致病，出现以上复合、兼夹病机者，皆应与其他相关条目联系互参。

三、病案举例

1. 湿困卫表案

耿某，男，50岁。1996年11月9日初诊。

近4个月来上午11时、下午5时明显形寒，周身肌肉酸重，低热，大便偏溏，胸闷，口干黏，无汗，苔薄腻，脉细濡。表实湿困，拟从湿困卫表治疗。羌活10g，独活10g，防风10g，川芎10g，藁本6g，蔓荆子10g，炒苍术10g，葛根10g，生薏苡仁12g，秦艽10g。7剂。

二诊（1996年11月16日）：1周来仍有阵发性形寒怕冷，周身肌肉酸痛，低热不显，大便溏烂，日行一次，食后脘宇稍有胀感，口干黏，苔腻，脉濡。仍从湿困卫表治疗。羌活10g，独活10g，川芎10g，藁本10g，防风10g，苍术10g，厚朴5g，陈皮6g，秦艽10g，葛根10g，生薏苡仁12g，法半夏10g。7剂。

三诊（1996年11月23日）：宣表祛湿法治疗后，发作性形寒怕冷显减，大便溏薄转实，但周身肌肉尚有酸胀感，食后脘胀，苔薄腻微黄，脉濡。湿困表里，原法巩固。上方加生姜皮3g。

按：患者定时形寒怕冷，身体困倦，辨为湿困卫表，治宜宣表祛湿，用羌活胜湿汤加减。便溏、胸闷、口黏、脘胀、苔腻为湿困脾胃之证，故配用平胃散燥湿运脾，表里同治。湿困卫表证，选用羌活、独活、防风、蔓荆子、藁本、秦艽，一则能祛风湿、解表、舒筋止痛，二则风能胜湿，祛风药物能化卫表湿邪。方中葛根性虽凉，但味辛，患者形寒，低烧，周身肌肉酸重，与祛风湿药配伍，能发表解肌，且本案伴有大便溏烂、食后脘宇胀感等湿蕴脾胃、清阳受困之症，葛根还能升发清阳。

2. 湿浊中阻案

袁某，女，72 岁。2002 年 2 月 5 日初诊。

2000 年 3 月开始厌食，浑身无力，查肾功能异常，尿素氮 15mmol/L，肌酐 160μmol/L，未做特殊处理，长期服用肾衰宁。今因病情加重来诊。症见食少纳差，脘痞呕恶，浑身无力，大便少行，尿少，舌质暗，舌苔淡黄腻，脉细滑。拟从脾肾两虚、湿浊中阻、胃气上逆治疗。藿香 10g，苏叶 10g，黄连 4g，淡吴茱萸 3g，法半夏 10g，淡苁蓉 10g，淫羊藿 10g，潞党参 10g，泽兰 12g，泽泻 12g，鬼箭羽 15g，生大黄 9g（后下），车前子 10g（包）。14 剂。

二诊（2004 年 7 月 15 日）：家属代诉，药后病情好转稳定，以后每次发作便服原方，病情稳定后继续服用肾衰宁。2004 年 4 月因病情又见加重，曾住院查肾功能：尿素氮 19.5mmol/L，肌酐 300μmol/L。彩超：双肾缩小，左肾 7.3cm×3.8cm，右肾 7.5cm×3.4cm。诊断为：①冠心病；②高血压 3 级；③慢性肾功能不全（氮质血症期）。目前患者怕冷明显，足背冷甚，如浇冷水，血压基本正常。仍拟温通泄浊，和胃降逆法。藿香 10g，苏叶 10g，炮姜 2.5g，制附片 6g，黄连 3g，吴茱萸 3g，法半夏 10g，党参 10g，生黄芪 15g，淡苁蓉 10g，淫羊藿 10g，鬼箭羽 15g，怀牛膝 10g，生大黄 6g（后下），车前子 10g（包）。14 剂。

药后病情继续好转，仍按上方随症加减。

按：本案因虚致实，本虚标实之证，因病久积渐加重，标实成为病变之主要矛盾，故以治标为急，兼以固本，病变主脏虽然在肾，但已损及脾胃，且以呕恶厌食等为其特点，此乃水湿内停，湿浊酿热，水毒潴留，久病络瘀，湿热、浊瘀、水毒交互为患，侮脾犯胃，而致脾运胃降失常，由下犯中。六腑以通为用，今胃气不降则腑气不行，湿浊愈益瘀阻，故治疗虽重祛邪而意在安正，虽扶正亦不可壅邪。药用藿香、苏叶、黄连、吴茱萸、法半夏苦辛通降，清中化湿，和胃降逆；生大黄通腑泄浊，合苁蓉以补虚泻实，配泽泻、车前子利水渗湿；泽兰、鬼箭羽化瘀通络，并伍党参、淫羊藿补脾温肾，通中有补，药后症减，病情稳定，以后虽每见反复，但服药即平，迄今四载有余，看似对症治标，实则起到延缓病势发展的良好效果。而辨证求机用药，则涉及风、湿、寒、热、浊、瘀、虚多个方面。

3. 湿浊瘀阻案

赵某，女，52岁。1996年4月5日初诊。

患者于1年前因血尿行膀胱镜检查，诊为膀胱癌，遂行手术，术后体力一直未复，近查B超提示为双肾积水，血生化示肾功能减退。刻诊：疲劳乏力，头昏，背冷，恶心纳差，腰部时有灼热感，入夜足踝部酸胀，大便略溏，量少不畅，小便夹有泡沫，面色少华，舌质淡暗隐紫，苔白略厚，脉细无力。此乃久病正损，肾气亏虚，水湿不化，脉络瘀阻所致，治当温补肾阳，化瘀行水，方选金匮肾气丸合五苓散加减。制附片5g，肉桂5g（后下），猪苓20g，茯苓20g，山萸肉10g，丹皮10g，熟地黄10g，淡苁蓉10g，白术10g，生黄芪20g，乌药10g，淫羊藿10g，怀牛膝10g。7剂。

二诊（1996年4月12日）：服药后，头昏恶心减轻，饮食好转，大便通畅，小便正常，两足酸胀感明显，舌质淡，苔薄白，脉细无力。原法续进。上方加炒杜仲12g。7剂。

三诊（1996年4月19日）：精神好转，恶心减少，食纳转旺，背冷不著，大便有时溏泄，舌质淡暗隐紫，苔薄，脉细。药已中的，治守原方。7剂。

四诊（1996年4月26日）：服药7剂后，病情稳定，晨起偶有恶心，食纳知味，大便偏溏，两足酸胀，舌质淡隐紫，苔薄，脉细。初诊方去怀牛膝，加补骨脂10g。7剂。

此后，以温阳益肾、化气行水为主法，随症加减进退，到9月23日服药已150剂，复查肾功能恢复正常，B超提示双肾积液较前有明显改善，仍从肾虚气化失司，水湿潴留治疗，以巩固疗效。

按：本案虽寒、热、湿、瘀、虚等病理因素杂合并见，然结合病因、病程、症状、舌脉综合分析，以肾阳亏虚为本病之根本。肾阳虚则温煦失职，水湿难化，潴留局部而为积水；肾阳虚则血行迟滞，水湿停则经隧难通，因而导致瘀阻脉络，水瘀久结，郁而发热，故有热之标象。治疗自当温阳益肾，化气行水。病机关键在于肾阳亏虚，气化不行，方选金匮肾气丸合五苓散，以温阳化气行水为主法。

第五章　燥胜伤津

一、概述

1. 主病脏腑

燥有外内，涉及肺、胃、肝、肾。

风火暑阳也，燥湿寒阴也。燥本属热，但亦有称其次寒者。故可认为燥有阴阳双重属性。

外燥为秋令主气，故燥邪为病，多发生于气候干燥、湿度较低的季节。外感燥邪有温燥和凉燥之别。初秋有夏火之余气，燥与热合，出现类似风热的症状，则为温燥；深秋有近冬之寒气，燥与寒合，有类似风寒的症状，则为凉燥。外感燥邪，既具有外感病临床表现的一般特征，又有燥邪犯肺，耗伤津液的症状。

内燥是津液耗伤的一种表现，多由热盛伤津，或汗、吐、下后消亡津液，或失血过多，或久病精血内夺等原因引起。主要病机是津液耗伤，阴亏血耗，病变涉及肺、胃、肝、肾。以津伤血少的症状为主，故又称为"津亏"或"血燥"。

2. 病机钩要

《素问·阴阳应象大论》云："燥胜则干"，因燥易伤津灼液，故以津液亏耗为特点。肺主气而司呼吸，鼻为肺窍，与外界大气直接相通，不耐寒热，喜润而恶燥，性清虚而喜煦润，称为娇脏，需要津液的濡润，才能保证肺气宣发和肃降功能的正常，故外燥最易伤肺。燥伤肺津，肺失润降。

内燥多在阴虚、血亏、津伤、液耗的基础上产生。燥从内生，轻者病在上中二焦，表现为肺胃津伤，重者病在下焦，表现为肝肾阴亏。外燥久延，伤阴耗液，可致内燥；内燥可因外燥相加而病重。

3. 临床特点

燥邪为患，伤津耗液，主要表现口干、咽干、唇干、鼻干、舌干少津等干燥的特点。

外燥以肺脏津液耗伤的症状尤为显著，常出现干咳无痰，或痰少、质黏带血、形体消瘦等症。因肺主皮毛，故燥邪可使皮肤干燥皲裂；肺与大肠相表里，可出现大便干结。内燥则以一系列津液枯涸的临床表现为特征，症见消瘦、皮肤干燥、毛发不荣、口燥咽干、目涩唇焦、爪甲脆折、大便干结等。

4. 治疗原则

燥证的治疗原则是生津润燥，即《素问·至真要大论》所云"燥者濡之"。清代石寿棠在《医原》云："燥邪，辛润以开之……燥兼寒者，辛温润以开之；燥兼热者，辛凉轻剂以开之……燥伤津液者，滑润之品增液以通之。"

外燥当轻宣润燥，内燥当滋阴润燥，临证治疗燥证有轻重浅深之分，燥伤上中焦者宜清润肺胃，燥伤下焦肝肾者当滋养肝肾。

临证清润肺胃常需与滋养肝肾药物组合应用，仅有主次之分。

总之，燥之与湿，虽如水火之对立，但又若水火之既济，两者盈亏失调则病，治当视其主次消长以调之，务必注意做到：润燥不助湿，燥湿不伤津，"以平为期"。

二、病机证素条目

1. 凉燥袭肺证

（1）辨证

特异症：干咳，痰少质黏；形寒；鼻干，咽干唇燥。

可见症：发热，无汗；头痛；鼻塞。

相关舌脉：舌干，苔薄，脉浮弦。

（2）病性病位：病性属实，病位在肺。

（3）病势演变：凉燥初起，邪袭肺卫，病势轻浅，只要治疗正确及时，多可外解。

（4）治法：辛开温润，疏表透邪。

（5）方药范例：杏苏散加减。

药用苏叶、前胡辛散透表；杏仁宣肺润燥；陈皮、半夏、茯苓、枳壳、桔梗、甘草利气开肺，止咳化痰；姜、枣调和营卫。

加减：如恶寒重，可加葱白、淡豆豉解表；咳嗽痰多，或素有痰饮，可加紫菀温润化痰；咳痰不多，可去半夏、茯苓；咽干口燥重，去半夏。

（6）临证备要：凉燥为燥与风寒相兼，重在辛散宣肺，表证重者辛散透表，不宜妄用甘寒养阴之品。杏苏散组方中并无沙参、麦冬等药，提示治疗凉燥不必非用生津之品，重在针对凉字而辛温逐邪，津液自和，口鼻咽干之症自解。

2. 温燥袭肺证

（1）辨证

特异症：咳嗽少痰，咳痰不畅，或痰中带血；唇干咽燥。

可见症：微恶风，发热；口渴；头痛；心烦；大便干结。

相关舌脉：舌红，少苔，脉细数。

（2）病性病位：病性属实，病位在肺。

（3）病势演变：燥热易于伤津，若患者素体阴虚，内外相因，易致病情迁延。久病燥伤肝肾之阴，内热夜盛，或干咳，或不咳，脉弦细，舌红绛。

（4）治法：辛凉甘润，透表泄热。

（5）方药范例：桑杏汤加减。

药用桑叶、杏仁、豆豉清宣透邪；贝母化痰；栀子清热；沙参、梨皮养阴保津。

加减：若表闭较著，可加薄荷辛凉透表；咽干红痛，可加连翘、金银花、牛蒡子清热利咽；大便干结，加知母、全瓜蒌以清肺通便。

（6）临证备要：温燥重在辛凉清润，适当加用沙参、梨皮等养阴生津药，防止燥伤阴津，肺虚成痨。

3. 燥热犯肺证

（1）辨证

特异症：干咳无痰，甚或咯血；气逆而喘；身热；烦渴。

可见症：胸满胁痛；咽干鼻燥；腹部灼热；大便干结。

相关舌脉：舌红，苔薄黄燥，脉细数。

（2）病性病位：病性属实，病位在肺。

（3）病势演变：多因燥邪侵袭肺卫，未得及时清解，进而化热，灼伤肺阴，或损伤肺络；肺与大肠相表里，肺燥津伤，津液不能下润于大肠，大肠传导失职，腑气不通，而致腹胀便秘；肺具有宣发肃降、通调水道、下输膀胱的功能，若燥伤肺津，肺不布津，水津不能下输膀胱，则易出现小便不利。若体质虚弱，或治疗失当，热灼阴伤，燥从火化，可致变生内燥。

（4）治法：清肺泄热，润燥养阴。

（5）方药范例：清燥救肺汤加减。

药用杏仁、桑叶、枇杷叶疏邪利肺止咳；石膏、麦冬清火生津；人参补益气阴；阿胶、火麻仁滋阴润燥。

加减：若烦渴较甚，加知母、天花粉、芦根清热生津；胸满胁痛较著，加瓜蒌皮、郁金利气活络；伴有咯血，加侧柏叶、白茅根凉血止血；里热重，加石膏、知母；口干燥甚，加生地黄、葛根；热甚，加黄芩、黄连。

（6）临证备要：本证与温燥之别在于热重于燥。燥热者宜用辛寒，佐以苦甘。润燥忌过于厚腻滋阴，以免留恋壅邪；清泄燥热忌过用苦寒，以免苦燥伤阴。

4.阴虚肺燥证

（1）辨证

特异症：干咳少痰，痰中带血丝；五心烦热。

可见症：咽干口燥；潮热；盗汗。

相关舌脉：舌红，脉细数。

（2）病性病位：病性属虚实夹杂，病位在肺。

（3）病势演变：肺阴不足，则虚热内生，肺为热灼，肺失清肃，甚则虚火灼伤肺络；阴液亏虚，迁延成劳。

（4）治法：滋阴润肺。

（5）方药范例：百合固金汤加减。

药用百合、麦冬、天花粉润肺生津；生地黄、熟地黄、玄参、白芍滋润阴血；地骨皮清虚热；川贝母、桔梗、甘草清肺化痰。

加减：咳剧，加甜杏仁、炙百部润肺止咳；潮热，加银柴胡、青蒿清虚热；咳痰带血，加丹皮、白茅根、小蓟凉血止血；咳痰黄稠，加知母、海蛤粉清热化痰；兼肾阴虚，加天冬、阿胶滋养肾阴。

（6）临证备要：肺属金，肾属水，肺肾阴液互相滋养，肺津敷布以滋肾，肾津上滋以养肺，称为"金水相生"。因此本证日久不复，肺损及肾可形成肺肾阴虚，治疗不仅要滋润肺阴，还要兼顾肾阴。

5.肺胃津伤证

（1）辨证

特异症：干咳无痰；口干咽燥；饥不思食；干呕。

可见症：时发低热；口渴欲饮；呃逆；大便干结；小便短少。

相关舌脉：舌红，少苔，脉细数。

（2）病性病位：病性属虚实夹杂，病位在肺胃。

（3）病势演变：本证多因温热病后期，邪热久恋，肺胃津液损伤难复，或因慢性久病燥热内蕴，伤津耗液，以致肺津亏损，肃降无权；胃阴不足，阴虚气逆。

（4）治法：滋养肺胃，生津润燥。

（5）方药范例：沙参麦冬汤加减。

药用沙参、麦冬、玉竹、石斛润养肺胃之阴；桑叶轻宣肺热；扁豆、甘草和养胃气。

加减：若津伤为主，内热不甚，加五汁安中饮，取梨汁、藕汁、麦冬汁、芦根汁等以生津养液；兼肠燥便秘，加鲜生地黄、鲜石斛、火麻仁以润肠通便；干咳气逆，重用麦冬，加半夏；热甚，口渴思饮，饮不解渴，加石膏、黄连；渴甚，加天花粉、生地黄、天冬、知母。

（6）临证备要：本证为邪少虚多，其虚在肺胃津伤，故只宜甘寒，忌用苦寒。正如吴鞠通所说："温病燥热，欲解燥者，先滋其干，不可纯用苦寒也，服之反燥甚。"说明苦寒之品不仅不能退虚热，反而有苦燥劫津之弊。故本证所用基本方体现俞根初"上燥救津、中燥增液"的治疗大法。以沙参、麦冬、玉竹、石斛清养肺胃之阴为主，酌加桑叶宣肺气，通津液。

6. 燥伤肝肾证

（1）辨证

特异症：口干咽燥；目涩；眩晕；耳鸣；五心烦热。

可见症：潮热，盗汗；腰酸；毛发焦枯；形体消瘦；大便秘结；妇女经闭。

相关舌脉：舌红，少苔，脉沉细数。

（2）病性病位：病性属虚，病位在肝肾。

（3）病势演变：多因肝肾阴亏，或久病精血内夺所致。一般在阴虚血虚的基础上，又见内燥之象。肝肾阴虚可累及其他脏腑转为他证。如肝肾阴亏不能制约肝阳，肝阳升发太过，可致肝阳上亢，甚至肝风内动；肝肾阴亏，病久及肺，使肺阴不足，肺失清肃，阴虚火旺，灼伤肺络；肝肾阴虚，不能上济于心，心阴亦亏，阴虚内热，心神不宁；肝肾阴虚，阴损及阳，可致肾阳亦虚。若日久病深，势必成劳。

（4）治法：滋柔肝肾，养阴润燥。

（5）方药范例：六味地黄丸、大补阴丸加减。

药用生地黄滋阴补肾；山萸肉补益肝肾，收涩精气；怀山药健脾益气；牡丹皮泻肝肾之虚火；泽泻、茯苓渗湿健脾以助肝肾。

加减：阴虚火旺甚，加知母、黄柏清热；骨蒸潮热，加地骨皮、银柴胡，或鳖甲、龟甲滋阴清热；便秘，加火麻仁润肠通便；失眠，加柏子仁养心安神。

（6）临证备要：肝血肾精亏损，病及下元，甘寒生津其力不逮，必须纯阴重剂滋填。然用药须防滋腻，宜佐流动气机之品。

7. 大肠津亏证

（1）辨证

特异症：排便困难；大便干燥或状如羊屎。

可见症：肛裂出血；头晕；头痛；口咽干燥。

相关舌脉：舌红，苔黄而干，脉细涩。

（2）病性病位：病性属虚实夹杂，病位在大肠。

（3）病势演变：主要由津枯肠燥，燥热内生，或妇女产后出血过多而致津液不足，肠道失于濡润，传导不利，甚则燥伤血络。大肠阴亏便秘，腑气失降，则可导致脏腑气机升降失调。肺与大肠相表里，大肠气机失降，则影响肺气宣发肃降；六腑以通为用，大肠气机失调，可引起胃气失降甚至上逆等。

（4）治法：增液润肠。

（5）方药范例：增液汤和润肠丸加减。

药用生地黄、麦冬、玄参增液润燥；当归养血润肠；桃仁、火麻仁、瓜蒌仁润肠通腑。

加减：烦渴甚，加知母、天花粉；头晕头痛，加决明子清热；肛裂出血，加生地榆、槐花凉血止血。

（6）临证备要：方中生地黄、麦冬、玄参皆宜重用，增液行舟，少则无济于事。

8. 血虚风燥证

（1）辨证

特异症：皮肤粗糙；皮肤干燥脱屑，甚则皲裂渗血。

可见症：皮肤瘙痒遇热加重；头晕；便秘。

相关舌脉：舌淡红而干，脉细涩。

（2）病性病位：病性属虚中夹实，病位在皮肤。

（3）病势演变：血虚风盛化燥，燥伤阴津，可进一步发展成肝肾阴虚，燥从内生。

（4）治法：养血润燥，佐以祛风。

（5）方药范例：滋燥养荣汤加减。

药用当归、生地黄、熟地黄、白芍、桃仁养血和血润燥；黄芩、丹皮凉血清热；大秦艽、防风祛风；生甘草和中。

加减：皮肤皲裂出血，加白茅根凉血止血；皮肤瘙痒，加苦参、地肤子清热解毒止痒；便秘，加火麻仁、郁李仁润肠通便。

（6）临证备要：本证应宗"治风先治血"，以养血润燥为基础，略加少量祛风药以治标。在遣方用药时，要重视患者年龄的大小、体质的肥瘦等不同。年龄长者、体质干瘦者，偏于阴火而致燥者居多，基本方当以壮水制火的六味地黄丸为主；年龄在 40 岁以下者，在肺选用沙参麦冬汤之类较宜；体形肥胖者则要顾及湿痰化火，故在治燥方中酌加苍术、竹茹、姜半夏之类。除内服药物外，尚可配合外用润燥护肤之品，如润肌膏，收效更快。

附　杂合病机证素

何廉臣《全国名医验案类编·燥淫病案》说："风为阳邪，久必化燥；湿为阴邪，久亦化燥；寒亦化燥，热亦化燥。"据此可知，燥邪易与他邪相合兼夹为患。外燥多以风为主，风燥伤肺虽多因于热，但具体言之，又有温凉之分，前已分条列述，不再赘言。若燥热酿毒，又当参以泻火解毒。燥湿兼夹者则当审其病位，区别肺燥脾湿、脾湿胃燥、脾湿肝燥、脾湿肾燥辨治；内燥多由津伤液耗、阴亏血燥所致，前者病在肺胃，后者多属肝肾，且可因阴亏血燥，血脉涩滞不行，或燥热化火，煎熬血液，而致血燥络瘀，治当润燥化瘀。

燥证与湿证同属津液病变，而盈亏有别，但在各自发生发展过程中又可相互转化，杂合存在，燥郁则不能行水而夹湿，湿郁则不能布精而化燥。如肺燥脾湿者，因痰湿上干于肺，脾不散精，肺燥津伤，当辛宣凉润；脾为湿困，阳气不运，故不能腐熟水谷，但胃有燥火，津液不能濡养，釜中无水，亦不能熟物而致脾湿胃燥，当润燥并治；肝脾同病，多为湿困脾运，土壅木郁，木少滋荣而致脾湿肝燥，当滋阴利水；脾湿肾燥，既可源于肝，亦可本于肾。肝肾乙癸同源，精血转化相生，故脾湿肝燥，久必及肾，而致肾燥伤阴，脾湿有余，当滋肾化水，淡渗利湿。

三、病案举例

1. 凉燥袭肺案

鲍某，女，54岁。2009年5月29日初诊。

经常咳嗽咽痛，口吸冷风加重，食生冷咸甜均有影响，喷嚏，咽痒，秋冬季病情尤重，咳而无痰。舌淡、苔黄薄腻，脉细滑。

证属风邪上受，凉燥伤肺。治拟清宣肺气，温润止咳。仿杏苏散加减。

处方：炒苏子10g，光杏仁10g，法半夏10g，陈皮6g，茯苓10g，炙甘草3g，紫菀10g，款冬花10g，前胡10g，炙僵蚕 10g，苍耳草 15g，肿节风 20g，泽漆 15g，桔梗 5g，露蜂房 10g。

服用上药 7 剂，咳嗽明显减轻，随访 1 个月，诸症消失，咳嗽无复发。

按：该案患者咳嗽，无痰，咽痛，见冷风加重，冬季病情尤显，不难辨为凉燥袭肺，兼见喷嚏、咽痒，为风邪上受。治宜清宣肺气，温润止咳，仿杏苏散之意。方中苏子、杏仁、前胡降气化痰，润燥止咳；法半夏、陈皮、茯苓、桔梗、炙甘草、泽漆利气宣肺，化痰止咳；紫菀、款冬花润肺下气，化痰止咳；苍耳草、肿节风、僵蚕、露蜂房祛风化痰。由于辨证准确，立法严谨，选药精当，故显良效。

2. 大肠津亏案

汤某，女，22 岁。2003 年 10 月 10 日初诊。

便秘持续多年，频要蹲厕，欲排不畅，干结如栗，口干，有异味，纳差不香，面有痤疮。舌质暗、苔薄，脉细滑。

证属肠燥津亏，腑气失调。治当滋阴润燥，润肠通便。

处方：生首乌 15g，火麻仁 15g，决明子 15g，郁李仁 12g，炒枳实 15g，全瓜蒌 20g，大生地黄 15g，玄参 12g，大麦冬 10g，槟榔 12g，风化硝 3g（分冲）。7 剂，水煎服，每日 1 剂。

二诊：患者大便趋向通畅，最后稍溏，一度排气较多，口干唇红，牙龈肿痛，舌质暗、苔黄，脉细弦滑。

处方：10 月 10 日方去风化硝、决明子，改郁李仁 15g，炒枳实 20g，大麦冬 12g，槟榔 15g，加川石斛 10g。

按：该案患者便秘多年，干结如栗，可辨为大肠津亏，肠道失于濡润，传导失司，兼见口干、痤疮，乃为阴虚燥热。方中选用生首乌、火麻仁、郁李仁、决明子、全瓜蒌润肠通便；

大生地黄、玄参、麦冬增液润燥；枳实、槟榔行气消积；风化硝泻下攻积，润燥软坚。增液与润肠、行气并用，药证相符，组方严谨，故患者便秘持续多年，但7剂药便显效。二诊时加大药量，增强通便作用，并结合口干、牙痛兼夹症，加川石斛以滋阴清热。

3. 肝肾阴伤案

刘某，女，43岁。2006年5月18日初诊。

患者既往有糖尿病史20年，有糖尿病周围神经病变、糖尿病肾病，用胰岛素控制。目前血糖控制可，周身及肢体疼痛麻木，呈火灼感，手心灼热，胃中经常火热如焚，夜晚喝水2瓶仍不解渴，汗出阵发，夜不能寐，尿黄不显，夜尿频，每日3~4次，大便偏溏。舌面辣痛，舌质暗红、苔黄薄腻，脉细。

证属肺胃热盛，肝肾阴伤，络热血瘀，治宜清热滋阴，凉血化瘀。

处方：生石膏25g（先煎），知母10g，生甘草3g，太子参10g，黄连5g，天花粉10g，大生地黄15g，玄参12g，鬼箭羽20g，炙僵蚕10g，炙水蛭5g，忍冬藤20g，泽兰15g，地骨皮15g，天冬10g，麦冬10g，葛根15g。

二诊：2006年6月19日。药后手心灼热减轻，周身肌肉仍有疼痛，手足麻木，大便偏溏。舌质暗红、苔黄，脉细滑。原方加路路通10g，天仙藤15g，赤芍12g，丹皮10g。

三诊：2007年1月11日。药后内热减轻，周身疼痛稍减，尿沫稍多，夜尿3~4次。舌质暗红、苔中部黄腻，脉细滑。继续以上方加减，症情平稳。

按：本案为糖尿病合并肾脏病变及周围神经病变，辨病当为消渴。患者消渴日久，耗损肝肾之阴，故手心灼热，汗出阵发。肺胃热盛，则胃中经常火热如焚。阴虚火旺，热损络脉，血行不畅，则周身及肢体疼痛。舌质暗红、苔黄薄腻，亦为肝肾阴伤、血瘀之象。故辨证为肺胃热盛，肝肾阴伤，络热血瘀，选用生石膏、知母、生甘草、黄连、天花粉、葛根，以清肺胃之热；用太子参、生地黄、玄参、地骨皮、天冬、麦冬等补益肝肾，而生地黄、玄参又兼有凉血之功；常言"久病多瘀"，故用鬼箭羽、忍冬藤、泽兰等凉血化瘀通络；虫类药炙僵蚕、炙水蛭化瘀散结，以加强疗效。

第六章 郁病多杂（气病多郁）

一、概述

1. 主病脏腑

郁有气、血、痰、火、湿、食六郁之分，但以气郁为基础。

气郁之病以肝为主。"肝为将军之官"，体阴而用阳，性喜条达，不受抑遏，故气郁为患多受情志变化的影响。

"肝为五脏之贼"，肝病每易延及他脏。肝气一郁，乘克脾土，则腹痛腹胀，甚则腹泻；或犯于胃，气逆呕吐，两胁痛胀；化火上冲于心，则心烦心悸；反侮于肺，则呛咳不已；下夺于肾，则耳鸣、视糊等。本节所论，属内伤情志导致的郁病，非《黄帝内经》五气所乘导致的"五郁"。

2. 病机钩要

《丹溪心法·六郁》曰："气血冲和，百病不生。一有怫郁，诸病生焉。"气机郁滞，无以推动血液的运行，则血为之瘀；脾气郁滞，中州不健，易于食积为患；气不化湿，湿聚又可成痰；气郁、血瘀、食积、痰湿日久，可进一步化火。可见，气郁则血、痰、火、湿、食诸郁易生，甚至夹杂为患。但总以肝郁气滞为先，而病及多脏，衍为"六郁"，故有"诸病多自肝来"之说。

3. 临床特点

郁病的临床特点表现为错杂多变，虽以胸、胁、脘、腹胀闷窜痛为主症，但患者所诉症状常涉及周身上下，繁杂多端，疑似难辨，甚至有时让医者有无从下手之感。

从临床看，这类疾病常与精神、心理因素密切相关，病人往往似寒非寒，似热非热，或寒热错杂；似虚非虚，似实非实，或虚实并见。常自觉痛苦较多，表里上下、周身内外似乎无处不病，有多系统表现，但大多查无实质性病变，或虽疑为实质性病变，而又不能确切定性、定位，明确诊断。临床常以心身疾病、功能性疾病及亚健康状态为主，初期多"无形"可辨，但部分患者失治误治、年深日久可发展为形质性损害。

4. 治疗原则

郁病的治疗当以疏肝理气解郁为原则。在此基础上针对六郁之异，气郁者治以理气，血郁者治以活血，痰郁者治以化痰，火郁者治以泻火，湿郁者治以化湿，食郁者治以消导。若六郁杂陈者，则应复合治之。

二、病机证素条目

1. 肝气郁结证

（1）辨证

特异症：胸胁胀闷；喜太息；心情抑郁。

可见症：脘腹胀满；嗳气；纳呆；女子月经不调；二便不畅。

相关舌脉：舌苔薄白，脉弦。

（2）病性病位：病性属实，病位在肝，影响于胃。

（3）病势演变：始于情志不遂，肝失条达，继之肝气犯胃，胃失和降。久则气病及血，肝络不和，胁肋胀痛。日久还易化火，表现为心肝火旺。

（4）治法：疏肝解郁，理气和血。

（5）方药范例：柴胡疏肝散加减。

药用柴胡、香附、枳壳、陈皮、厚朴花、佛手疏肝解郁，理气和中；川芎、芍药、甘草和血通络，柔肝缓急。

加减：若嗳气频作，胸脘不畅，加旋覆花、代赭石、法半夏以和胃降逆；兼有食滞腹胀者，加神曲、山楂、炙鸡内金、炒麦芽消食导滞；伴胸胁胀痛，或女子月经不潮，加桃仁、红花、丹参、当归尾活血化瘀；若心烦易怒、躁扰不宁者，加丹皮、栀子、夏枯草清肝泻火。

（6）临证备要：在应用疏肝理气解郁之剂时，应慎防伤阴。一则因本病气郁易于化火而伤阴，二则因理气之品多偏辛香温燥，久用易耗伤阴血，尤其对久病兼有阴血不足之体，更当慎重。可选用药性平和之花类理气药，如玫瑰花、绿萼梅、白残花、代代花、佛手花、厚朴花等。另外，"看花解闷，听曲消愁"，在服药时注意使患者移情易性，以助病情的缓解。

2. 肝郁肺痹证

（1）辨证

特异症：突然呼吸短促，息粗气憋，每因情志刺激而诱发。

可见症：平素多忧思抑郁；胸闷胸痛；咽中如窒；喉中痰鸣。

相关舌脉：舌苔薄白，脉弦。

（2）病性病位：病性属实，病位在肝肺。

（3）病势演变：忧思气结，肝气失于条达，或突受刺激，肝气上逆犯肺，肺失肃降。若气病及血，可致肝肺络气不和，血行不畅。久则气郁化火，木火刑金，上气咳逆阵作，咳时面赤，甚则损伤肺络而咯血。

（4）治法：行气解郁，降逆平喘。

（5）方药范例：加味泻白散加减。

药用桑白皮、地骨皮、桔梗肃降肺气，佐金平木；青皮、陈皮、沉香、厚朴花、枳壳行气解郁；苏子、金沸草、代赭石、杏仁降气平喘。

加减：若肝郁气滞较重，加柴胡、郁金疏肝解郁；若气滞腹胀者，可加地枯萝通调腑气；若肝火犯肺，上气咳逆阵作，咳时面红，加青黛、海蛤壳、丹皮清肝降火泻肺。

（6）临证备要：首先要劝慰病人，调适心情，配合治疗，这是取得疗效的关键。遣药应注意肝体阴而用阳，若疏肝解郁疗效不著，要注意加用敛肝、柔肝之品，如白芍、乌梅、木瓜、枸杞子之类。另外，对气郁的治疗，还当注意气血互调，在行气解郁的同时，可参入赤芍、丹皮、丹参等活血之品，血畅则气达，更利于病情的恢复。

3. 肝胃气滞证

（1）辨证

特异症：胃脘胀满，遇烦恼则胀甚或胀痛；吞酸；嗳气频频。

可见症：脘痞；胸胁胀满；喜太息；得矢气则舒；呕吐；心烦易怒；口干口苦；大便不爽；肠鸣。

相关舌脉：苔多薄白，脉弦。

（2）病性病位：病性属实，病位在肝胃。

（3）病势演变：肝气郁结，横逆犯胃，胃失和降。若肝胃气机郁滞，气滞可致血瘀。气郁还易化火，可致肝胃郁火。肝胃气郁，脾不化湿，湿聚成痰，可致痰气互结为患。

（4）治法：疏肝解郁，和胃降逆。

（5）方药范例：香砂枳术丸、左金丸加减。

药用香附、枳壳、厚朴、陈皮、木香疏肝理气解郁；半夏、藿香、白豆蔻、砂仁和胃降逆；白术、茯苓、甘草健脾化湿；黄连、吴茱萸泻肝和胃。

加减：若疼痛较著者，加川楝子、延胡索、徐长卿以增强理气止痛之效；若嗳气频繁者，加旋覆花、代赭石和胃降逆；泛吐酸水者，加煅乌贼骨、浙贝母、瓦楞壳和胃制酸。

（6）临证备要：若肝之疏泄不及，气壅而滞，当用疏肝法；若疏泄太过，则予敛肝法。通常应解郁为先，用药须疏肝、敛肝及和胃降逆三法并用。临床上应当根据疾病的主症不同，选择不同的具体方药灵活辨治。同时尽量选用肝胃同治的中药，如佛手、绿萼梅、娑罗子、山楂、麦芽、苏梗等。

4. 痰气郁结证

（1）辨证

特异症：咽中如物梗阻，咳之不出，咽之不下；每遇情志刺激加剧。

可见症：咽中不适；胸中窒闷；胁痛。

相关舌脉：苔白腻，脉弦滑。

（2）病性病位：病性属实，病位在肝脾。

（3）病势演变：肝郁乘脾，脾运不健，生湿聚痰，痰气郁结于胸膈。肝气不疏，气郁不但可以化火，还可导致气滞血瘀，形成痰火、痰瘀互结的局面。

（4）治法：行气解郁，化痰降逆。

（5）方药范例：半夏厚朴汤加减。

药用半夏、厚朴、茯苓、陈皮和胃降逆，理气化痰；佛手、香附、枳壳、苏梗疏肝解郁，宽胸散结。

加减：若痰气交阻，日久化火，而见口中干苦，胸闷心烦，舌苔转黄，脉数者，宜去香附、厚朴、陈皮等香燥行气之品，加竹茹、瓜蒌、丹皮、栀子清化痰热兼清郁火；火甚而性情急躁易怒、目赤、小便短少黄赤者，加龙胆草、黄芩、栀子苦泄肝火；郁火伤阴，口燥咽干明显，加北沙参、麦冬、天花粉、石斛、海蛤壳养阴化痰；气病及血，血行郁滞，症见躯体局部冷热不适，舌质紫暗或有瘀斑，脉涩者，加桃仁、红花、炒蒲黄活血化瘀。

（6）临证备要：痰气郁结为梅核气主要临床证候之一，其病机演变主要分为三个阶段：早期以痰气互结，气机不畅为主要表现；中期以气郁化火，痰热气火交织为主要表现；后期则郁火伤阴，以阴虚痰结为主要表现。故早期多以降气化痰解郁为主，中期以清热泻火化痰为主，后期多以养阴化痰开结为主。应注意病证的阶段，治分主次。

5. 气滞血瘀证

（1）辨证

特异症：心胸、胁肋、脘腹等处闷痛、胀痛、刺痛或绞痛；痛处走窜不定，或固定、持续。

可见症：目青；腹满；胁下、腹中触有癥块，但其质尚软而不坚；性情郁闷或善怒。

相关舌脉：舌质隐青，有紫气或瘀斑，脉涩不畅或弦迟。

（2）病性病位：病性属实，病位在气血。

（3）病势演变：气之与血，本属一体，同源互根，相依为用。气为血帅，血随气行，气滞则血瘀，血瘀气亦滞。若肝失疏泄，气机郁滞，可致气病及血，由气滞而致血瘀，而血瘀又碍气机。

（4）治法：行气解郁，活血通络。

（5）方药范例：柴胡疏肝散合桃红四物汤加减。

药用柴胡、香附疏肝解郁；枳壳、青皮开胸行气，使气行血行；当归尾、赤芍、川芎、桃仁、红花活血化瘀；甘草调和诸药。

加减：若以胸胁胀满，郁闷不乐，气机壅滞为主，加玫瑰花、檀香、沉香、乌药，加强疏肝理气解郁之力；若心胸刺痛甚者，加延胡索、川楝子、广郁金、片姜黄，加强行气活血通络之功；若妇女经血瘀滞，经前乳胀、腹痛，加香附、益母草、蒲黄、五灵脂活血调经。

（6）临证备要：治疗气滞血瘀证，应根据活血必先理气、气行则血行的原理，采用理气法，分别轻重，选用调气、行气、破气药；根据脏腑病位，选用疏肝气、理脾（胃）气、降肺气等药，重者可予行气破血之品。同时还当针对病情，治气治血有所侧重。

6.食积郁滞证

（1）辨证

特异症：嗳腐吞酸；胃脘胀满；不思饮食。

可见症：胃痛拒按；嗳气；呕吐不消化食物，其味腐臭；吐后痛减；大便不爽，得矢气及便后稍舒。

相关舌脉：舌淡红，苔白或淡黄厚腻，脉滑。

各论

（2）病性病位：病性属实，病位在胃。

（3）病势演变：饮食停滞，胃气阻塞，郁久可以化热。食积于中，胃失受纳，脏腑失养，甚至因实致虚，虚实夹杂。

（4）治法：消食导滞，和胃降逆。

（5）方药范例：保和丸加减。

药用神曲、山楂、莱菔子消食导滞；茯苓、半夏、陈皮和胃化湿；连翘散结清热。

加减：若食积较重者，可加鸡内金、谷芽、麦芽以消食；脘腹胀满者，可加枳实、厚朴、槟榔理气除满；食积化热，大便秘结者，加大黄、枳实通腑消胀，推荡积滞。

（6）临证备要：该证多见于小儿，与饥饱不均有关，故治疗期间应适当限制其饮食，或仅进食易于消化的食物，有助于疗效的提高。另外，麦芽、谷芽长于消米面之积；山楂长于消肉食之积；神曲味辛微散，炒焦气香，除具有消食健脾之功外，又具有一定的解表作用，长于治疗饮食积滞兼有表证者以及脾虚食积泄泻者。

7.肝郁伤神证

（1）辨证

特异症：悲伤欲哭；多疑善虑。

可见症：精神恍惚；心神不宁；喜怒无常；胸中窒闷；胁胀不适。

相关舌脉：舌淡，苔薄，脉细。

（2）病性病位：病性以虚为主，病位在心、肝、脾。

（3）病势演变：该证系久郁不解，营血暗耗所致。经久不愈，可致心脾气血两伤。若再进一步发展，可致肝肾两虚。

（4）治法：养心安神。

（5）方药范例：甘麦大枣汤、百合知母汤、酸枣仁汤加减。

药用甘草、大枣和中缓急，以安脏气；百合、酸枣仁、淮小麦、茯神、知母润肺清心安神；郁金、合欢花行气解郁。

加减：若失眠梦多，心神不宁，加柏子仁、远志、五味子养心安神；若情志怫郁日久，营阴耗伤，心脾失养，舌淡，脉细弱，加党参、黄芪、白术、当归补养气血。

（6）临证备要：三分治，七分养。对该类患者应进行耐心开导，贵在解开心结。心病还需心药医。在治疗的同时必须取得患者的配合，辅以心理疏导，此为取效的关键。在调养情志方面，当移情易性，注意情绪调节，多欣赏舒缓、柔和的乐曲，或辅以游览名山大川，放松心情，此为重要的配合之法。

附　杂合病机证素

郁为百病之先，易衍生他邪或与他邪兼夹为患。始于气机郁滞，若气郁化火，肝火内盛，治当清肝泻火；郁火伤阴，治当解郁散火，滋阴养血；食郁交阻，治当行气消食导滞。若气滞血瘀，痰湿内生，痰瘀互结，又当理气解郁、活血化痰并进。

三、病案举例

1. 久郁伤神案

王某，女，成人，已婚，住双闸公社。

心悸，眩晕，恐惧，时而战栗，发时卧床振摇，格格作响，头痛，失眠，寐则多梦，自汗，胸闷，纳差，大便偏干，间日或数日一行。历时数月，症情不减，剧时甚则一日数次战栗。舌淡，脉细。迭进诸药未效，据证乃作"脏燥"论治，拟甘麦大枣汤为主方，随症加味，先后加入磁朱丸、酸枣仁、柏子仁、夜交藤、代赭石、太子参、茯神等药。5剂得效，约服至20剂时，战栗得止，饮食增加，睡眠良好，逐渐恢复正常劳动。4年后因其他疾病来院诊治，言及上次诊病后，迄未再发。

按：患者既有心悸、恐惧、失眠、多梦、胸闷、自汗等心神症状，又有眩晕、头痛、战栗、振摇等肝风表现，兼有纳差、便秘等脾胃症状。不仅见症多端，而且历时数月，迭进诸药，病情不减，结合舌淡、脉细，从久郁伤神论治，以甘麦大枣汤加和胃降逆、养心安神诸药而愈。提示在症状繁杂，有多脏腑见症情况下，应注意从郁论治。特别是久治不愈，兼有虚象表现，更应注意从郁伤心神入手。

2. 肾虚肝郁案

段某，男，25岁。2005年11月23日初诊。

梦遗已数年，2~3日一次，手足清冷不温，入冬尤显，唇干，腰酸痛，腿软，小便不黄，有内热感。舌红苔黄，脉弦。诊为肾虚肝郁遗精。治以疏肝固肾，清热化湿，涩精止遗，方拟四逆散、水陆二仙丹加减。

处方：醋柴胡5g，赤芍10g，炒枳壳10g，炙甘草3g，紫花地丁20g，黄柏10g，炒白术10g，金樱子15g，芡实12g，煅龙牡各20g（先煎），玄参10g，楮实子10g，桑寄生10g。7剂，水煎服。

二诊（2005年11月30日）：日来梦遗未发，大便日行2~3次，不实，量不多，腹胀，纳差，嗳气。苔黄不厚，质红略暗，脉弦。证属肾虚肝郁，下焦湿热，腑气不调。

处方：醋柴胡 5g，赤芍 10g，炒枳实 10g，炙甘草 3g，乌药 10g，大腹皮 10g，陈莱菔缨 15g，紫花地丁 20g，炒苍术 6g，黄柏 6g，沉香 3g（后下），厚朴花 5g，法半夏 10g，苏梗 10g。7 剂，水煎服。

三诊（2005 年 12 月 7 日）：梦遗未作，腹胀不减，位在脐下，大便不实，量少，面部痤疮又发，舌苔少，舌质偏红，脉细滑。证属肝脾不和，腑气失调，湿热内蕴。

处方：醋柴胡 5g，炒白芍 10g，生白术 10g，炒枳壳 10g，炙甘草 3g，制香附 10g，青陈皮各 6g，防风 6g，大腹皮 10g，陈莱菔缨 15g，沉香 3g，乌药 10g，广木香 5g，紫花地丁 20g，炒黄芩 10g，厚朴花 6g。14 剂，水煎服。

药后随访 3 个月，遗精未再复发。

按： 本案遗精已数年，且见腰酸腿软，当属肾精虚耗，封藏不固，然又表现有梦遗，且感唇干、内热，苔黄质红，还与湿热、相火扰动精室有关。相火生于肾而寄于肝，肝经湿热，相火内郁，阳气不能外达，故反手足清冷。脉弦为肝郁之象。故方以四逆散为基础，透达郁热，并用紫花地丁、黄柏、白术、苍术以清湿热、相火，金樱子、芡实、煅龙牡以固涩止遗，玄参、寄生、楮实子以滋阴补肾。二诊梦遗已止，但肝脾不调之象又显，故再复入调和肝脾之痛泻要方及诸多调畅腑气之品而收功。

3. 心肾交亏案

顾某，男，26 岁。1999 年 10 月 25 日初诊。

患者 1 年半前因劳累后感心慌不安，呈阵发性，经心电图、24 小时动态心电图等检查，诊断为室性期前收缩。先后服用普罗帕酮、莫雷西嗪等药，取效不显，期前收缩仍有发作，始来求治。

诊时症见时有心慌不适，心跳有停搏感，疲劳后易作，午后、傍晚时发作较频，休息后稍稳定，伴胸闷，口干，寐差，乏力，大便偏溏。舌质偏暗，舌苔淡黄薄腻，脉象参伍不调。先从阴阳失调，气阴两虚调治，用桂甘龙牡汤合生脉散为主加减治疗近两月，心慌早搏有所缓解，但劳累后仍易发作，并伴有噫气、食后胃痛、大便溏烂等。改从心胃同病、心营不畅调治，用六君子汤、定志丸、交泰丸出入，病情虽有好转，但早搏仍有间作，时有燥热，心烦。又从气阴两虚、心经郁热、心神不宁论治，选用生脉散、百合知母汤、交泰丸加减，治疗至 2000 年 6 月 9 日，病情虽续有缓解，但早搏始终未能彻底控制。

细察之下，发现病情每次发作都与情绪变化有关，诊时症见胸闷，心慌气短，左背酸胀，头昏，疲劳，夜寐有梦，口稍干，舌质暗红，苔薄黄，脉小弦缓，偶有停搏。改从肝郁不达、心火偏旺、气阴两虚、心营不畅调治。

处方：柴胡 5g，赤芍 10g，炒枳壳 10g，炙甘草 3g，煅龙骨 20g（先煎），煅牡蛎 25g（先煎），丹参 15g，苦参 12g，太子参 15g，大麦冬 10g，五味子 5g，黄连 5g，娑罗子 10g，砂仁 3g（后下），肉桂 3g（后下），知母 10g，百合 12g，乌药 10g。7 剂，水煎服。

二诊（2000 年 6 月 16 日）：从疏肝解郁、清心安神、益气养阴治疗以来，本周病情明显改善，临近中午未见发作，傍晚稍有不适，发时胸闷，心慌，噫气不多，头昏梦多，舌质红，苔薄黄，脉小弦滑。上方加石菖蒲 6g，熟枣仁 10g，续服。

三诊（2000 年 6 月 23 日）：早搏基本消除，但劳累后仍有出现，昨起心胸闷痞，舌质暗，苔薄，脉平调。守原法巩固，6 月 16 日方加合欢花 10g，续服。

四诊（2000 年 6 月 30 日）：病情稳定，早搏基本消失，仅过度劳累后偶有轻度发作，胸不闷，胃不胀，已无其他明显不适，舌质红暗，苔薄黄，脉小滑。6 月 16 日方改炙甘草 5g，大麦冬 12g，加合欢花 10g。续服半月后，另用天王补心丹 2 瓶，以善后调理。

之后病情完全缓解，随访已 8 年，未有反复。

按：该案系室性早搏患者，曾服抗心律失常药疗效不著。所诉症状繁杂多端，疑似难辨，几乎五脏同病，故先后从阴阳失调、气阴两虚、心胃同病、心经郁热、心神失宁等方面进行调治，曾用桂甘龙牡汤、生脉散、六君子汤、定志丸、交泰丸、百合知母汤诸方加减出入，治疗半年余，病情虽有改善，但早搏始终未能彻底控制。后细察之下，发现早搏发作与情绪关系最为密切，改从"郁病多杂"论治，加用四逆散疏肝解郁后病情明显获得缓解。

细析该案，肝常有余，气郁化火，母病及子，则心悸时作；心肝火旺，耗气伤阴，则症见乏力、口干、气短、胸闷；肝木克伐脾土，肝胃不和，则噫气、胃痛、常易便溏；心火旺于上，肾阴伤于下，心肾不交，则心烦、燥热、头昏、寐差迭现。病始于郁，不离乎肝，故方用四逆散加娑罗子、乌药、砂仁加强疏肝理气解郁为主，生脉散、交泰丸、百合知母汤加丹参、苦参、龙牡益气养阴、交通心肾、清心安神为辅。且方中黄连、苦参、丹参系清心泻火药，药理研究证实均有抗心律失常的作用。后又陆续加入合欢花、熟枣仁、石菖蒲进一步加强全方解郁养心安神之力。由是肝气达而气血畅，心火降则肾水升，气阴得复，心肾相交，阴阳调和，顽疾终得向愈。

第七章 瘀有多歧（血病多瘀）

一、概述

1. 主病脏腑

血瘀之为病，主要涉及心、肝、肺等脏。心主血脉，《素问·五脏生成》云："诸血者，皆属于心。"若心气不足，血液亏虚，脉道不利，势必血流不畅，甚则血行瘀滞，血脉受阻。肝主疏泄，主藏血，《血证论》说："以肝属木，木气冲和条达，不致遏郁，则血脉得畅。"若肝失疏泄，肝之藏血功能失常，则气血不畅。《素问·五脏生成》云："诸气者，皆属于肺"，"肺朝百脉"，"主治节"。若肺病，则肺气不利，治节失常，气病及血，血脉不利。

2. 病机钩要

瘀血由血液瘀结而成，是血瘀的病理产物。血瘀的主要病机是血脉不畅，瘀血形成之后又可加重脉络的瘀阻。

瘀血多因气滞、气虚及病邪阻滞所致。其成因不外邪实与正虚两方面，实者为寒热之邪侵扰，虚者为阳气与阴血的不足。气为血帅，气滞则血行不畅；气虚推动无力，阳虚则生寒，或阴血亏虚，血脉不充，以致血行迟缓；寒邪入血，血寒而凝；邪热入血，煎灼血液；痰浊阻于脉络，皆可致气血运行失调，滞而为瘀。在疾病演变发展过程中，虚实往往消长转化、错杂为患。

3. 临床特点

瘀血的主要临床特点是疼痛、肿块、出血。瘀血阻滞脏腑、经络，则表现为痛处固定不移，或刺痛拒按，或血瘀积而不散，结成肿块（如肝脾肿大、腹腔肿块、肠覃、石瘕等），面色黧黑，口唇暗紫，肌肤甲错，或有紫斑，或红痣赤缕等。如瘀血乘心，扰乱心神，又可出现谵语、发狂等。舌象为舌质青紫或有瘀点、瘀斑，舌下脉络青紫。

4. 治疗原则

血之运行，无处不到，在病理情况下，因血行不畅，络脉涩滞，所发生的瘀血病变，可内及脏腑经络，外而肌腠皮肤，随其所在病位不同，表现症状特点亦不同。因此，必须在区分邪正虚实的同时，结合病位和主症特点施治。

瘀血的治疗主在活血化瘀，临床应根据病情轻重缓急的不同分别处理。病情轻者，当予缓消，采用活血化瘀之品；病情重者，当予急攻，采用破血逐（下）瘀之品。因邪实致瘀者，当祛邪以化瘀；若正虚血瘀，则需扶正以祛瘀。同时应辨别脏腑病位，根据主症特点和疾病的特殊性，采用相应的治法。

二、病机证素条目

1. 血瘀气滞证

（1）辨证

特异症：刺痛；绞痛；痛处不移；肋下、腹中触有癥块。

可见症：闷痛；胀痛；情绪抑郁或善怒；腹胀多气。

相关舌脉：舌质隐紫，苔薄，脉涩，或弦迟。

（2）病性病位：病性属实，病位以肝为主。

（3）病势演变：由气滞而致血瘀，或血瘀以致气滞，气血同病，相互影响，易形成恶性循环。气血郁滞，津液不归正化，每多痰瘀互结为患。血瘀气滞，郁久还可化火。

（4）治法：行气活血，化瘀通络。

（5）方药范例：桃红四物汤、血府逐瘀汤加减。

药用桃仁、红花活血化瘀；广郁金、延胡索、川芎、片姜黄活血通络止痛；青皮、香附疏肝理气。

加减：瘀血重，触有癥块，可合入莪术、三棱化瘀散结；脘腹疼痛，矢气则舒，加五灵脂、生蒲黄、广木香化瘀行气止痛；胸痛胸闷，嗳气，加丹参、檀香、降香活血化瘀，宽胸降气。

（6）临证备要：血瘀气滞证为血瘀与气滞并见，其特点为血瘀在先，合并有气机郁结的一类证候，临床以多种痛证表现为主。多见于消化、神经系统疾病及某些心血管疾病、妇科疾患，如溃疡病、肠粘连、神经官能症、冠心病心绞痛、痛经、闭经、附件炎等。根据"通则不痛"的理论，临床当权衡血瘀与气滞的轻重、主次，灵活治疗。

2.寒凝血瘀证

（1）辨证

特异症：寒性疼痛（脘腹、肢体冷痛）；四肢不温，青紫麻木。

可见症：疼痛遇冷为甚，得温痛减；面青。

相关舌脉：舌质青紫，苔薄，脉沉迟、细涩。

（2）病性病位：病性属实，病位广泛，涉及脏腑、肢体经络。

（3）病势演变：血遇寒则凝，得热则行。若寒邪外侵，或阴寒内盛，抑遏人体的阳气，气血运行涩滞，寒邪与血相结，可致寒瘀痹阻而为病。寒为阴邪，易伤阳气，日久可致阳虚血瘀。

（4）治法：散寒（温经）祛瘀。

（5）方药范例：当归四逆汤、愈痛散加减。

药用桂枝、细辛温经散寒止痛；干姜、吴茱萸、小茴香温中助阳；当归、川芎、红花、桃仁活血化瘀。

加减：肢体关节冷痛，加乌头、片姜黄、鸡血藤温经散寒，活血止痛；腹中刺痛，加五灵脂、乳香化瘀止痛；面白怕冷，大便溏薄，脉细，加制附子、淫羊藿、肉桂、炮姜温补阳气。

（6）临证备要：寒凝血瘀证寒凝与血瘀并见，其特点为血瘀合并有寒凝气滞的一类证候。多见于消化系统疾病、周围血管病及妇科疾病，如溃疡病、血栓闭塞性脉管炎、雷诺病、痛经、冻伤等。治疗寒凝血瘀证，应选用偏于辛温的祛瘀类药，以加强行瘀通脉、散寒止痛的功能。若与阳气虚衰有关，应予温补，与温阳祛瘀法互参。

3. 热郁血瘀证

（1）辨证

特异症：谵语如狂；小腹硬满；肌肤斑疹色泽深紫；吐、衄、下血红紫。

可见症：身热；烦躁；痛处灼热；身目发黄；口干燥，渴不多饮。

相关舌脉：舌质深红，苔黄，脉沉实。

（2）病性病位：病性属实，病位多在心、肝、胃（肠）、肾（膀胱），可涉及肢体经络。

（3）病势演变："血受热则煎熬成块。"热郁于血，热与血结，或因血热妄行，出血之后，离经之血，留滞体内，均可成为瘀血。瘀热在里，既可损伤络脉，又可蓄积脏腑，极易消灼阴津，甚则阴伤气耗。

（4）治法：清热（凉血）祛瘀。

（5）方药范例：犀角地黄汤、桃核承气汤加减。

药用水牛角、生地黄、黑山栀清热凉血；赤芍、丹皮凉血化瘀；紫草、大黄凉血化瘀止血。

加减：火热偏盛，身热、口渴、口苦、尿黄者，加黄芩、黄连、黄柏、大青叶清热泻火解毒；瘀热腑结，烦躁、腹硬、便秘者，加枳实、桃仁、芒硝化瘀散结，泻下瘀热；瘀热伤阴者，加玄参、石斛滋阴生津；瘀热耗伤气阴者，加西洋参、麦冬益气养阴。

（6）临证备要：热郁血瘀证血热与血瘀并见，其特点表现为瘀热在里。多见于热病过程中邪入血分及蓄血证而影响神志，如某些急性全身感染性疾病、出血热、弥漫性血管内凝血；或血液系统疾病，如血小板减少性紫癜；或风湿病，如系统性红斑狼疮等。在用清热（凉血）祛瘀法时，应注意选择具有清热凉血与活血化瘀双重作用的药物，内无结瘀者清之即可，宗叶天士"入血直须凉血散血"之意。内有蓄瘀者，则当下其瘀热，若瘀热动血、出血，又当加用凉血祛瘀止血之品。

4. 气虚血瘀证

（1）辨证

特异症：肢体麻木；手足弛缓，痿软不用。

可见症：局部刺痛；面足虚浮；短气；自汗；神疲乏力。

相关舌脉：舌痿，舌质淡紫，脉细软无力。

（2）病性病位：病多虚实夹杂，病位常在肢体经络；病及脏腑，则以心、肺、脾、肾为主。

（3）病势演变：气帅血行，气旺则血自循经，气虚则血滞为瘀，在本虚的基础上，形成标实；另一方面，因血为气母，若瘀血病久，血不生气，亦可导致气虚。日久气虚及阳，又可表现阳虚血瘀之候。

（4）治法：益气祛瘀。

（5）方药范例：补阳还五汤加减。

药用黄芪、党参补气；当归（须）、川芎养血活血；桃仁、红花活血化瘀。

加减：肢体麻木明显，加鸡血藤、路路通、穿山甲养血活血通络；局部刺痛，活动不利，加苏木、延胡索活血止痛；兼有怕冷，加桂枝、制附子温阳散寒。

（6）临证备要：气虚血瘀证气虚与血瘀并见，其特点表现为气虚络瘀。多见于运动神经系统相关疾病，如脑血管意外后遗症、重症肌无力、肌炎等。对于益气祛瘀法的应用，一般当以补气为主，活血化瘀为辅，寓通于补，使气足而血行，故黄芪用量需大，临床可依此原则，结合病情与体质情况，决定治法的主次和用药剂量。气虚血瘀一般多泛指气虚络瘀证，但涉及的脏腑之气实非一端。如心气虚，血脉运行不利，心络瘀阻，可见暴痛、厥脱；肺气虚不能治理调节血液运行，可见喘满；脾胃中虚气滞，可致久痛入络。凡此俱当结合病位处理。

5. 阳虚血瘀证

（1）辨证

特异症：心胸猝痛或绞痛；面色暗紫；肢凉；唇乌。

可见症：气短气喘；心慌心悸；汗出，怕冷；神昏不清；面浮肢肿。

相关舌脉：舌体胖大、舌质淡紫，脉沉迟或时有歇止。

（2）病性病位：病性虚实夹杂，病位在心、肺、脾、肾。

（3）病势演变：血属阴类，非阳不运，气为阳化，气行血行。若阳虚火衰，不能温运血液循经而行，寒自内生，则血凝为瘀，多见血瘀水停，甚则气脱阳亡。

（4）治法：温阳祛瘀。

（5）方药范例：急救回阳汤加减。

药用制附子、肉桂、干姜温阳；党参、炙甘草补气；葱白辛温通阳；桃仁、红花、当归、川芎养血活血祛瘀。

加减：气短气喘，加补骨脂、菟丝子补肾纳气；心慌心悸，面色暗紫，加丹参、苏木活血通脉；面浮肢肿，舌质淡紫，加益母草、泽兰活血利水；汗出肤冷，神昏不清，见喘脱危象者，急用参附汤送服黑锡丹补肾纳气，回阳固脱。

（6）临证备要：阳虚血瘀证阳虚与血瘀并见，其特点为血瘀合并虚寒证候，甚者可见厥脱。多见于心肺病变及肾脏病，如肺源性心脏病、慢性充血性心力衰竭、冠心病心绞痛、慢性肾炎、肾病综合征、肾上腺皮质功能减退症等。阳虚阴寒内盛所致的血瘀，必兼气虚之候，治疗当助阳消阴与益气通脉之药配伍合用。一般而言，心肺阳虚的血瘀，病情多急，可见喘、悸、厥、脱之变，肾阳不振的血瘀，则多见于慢性久病。

6. 血虚血瘀证

（1）辨证

特异症：面色萎黄；肢麻；妇女月经色暗量少；肌肤斑疹青紫淡红。

可见症：头晕；心慌；眼花；疲劳乏力。

相关舌脉：舌质淡紫，脉细。

（2）病性病位：病性虚实夹杂，病位在心、脾、肝。

（3）病势演变：血是脉道中流动的液体，盈则畅，亏则滞。体弱血少，或出血之后，脉络不充，营血虚滞，则可凝而成瘀。瘀血不去，新血不生，血为气母，血不生气，故血虚血瘀又可兼气虚。

（4）治法：养血祛瘀。

（5）方药范例：桃红四物汤加减。

药用芍药、地黄、当归、川芎养血和血；桃仁、红花活血化瘀。

加减：血不养心，心悸，寐差，加丹参、酸枣仁养血安神；心脾两亏，面色萎黄，神疲乏力，加党参、黄芪、白术益气生血；血不养肝，眼花，头晕，加枸杞子、桑椹养血补肝；肢体麻木，加鸡血藤养血通络。

（6）临证备要：血虚血瘀证血虚与血瘀并见，其特点是血瘀不通合并有血虚不荣的证候。可见于血液系统疾病及某些慢性久病，如各种原因的贫血、血小板减少性紫癜等。在应用养血祛瘀法时，所选之活血药不可过猛，宜和血而不宜破血，用量亦宜审慎，不能希求大剂速效，应与养血药两相协调，达到"瘀祛新生"的目的。

7. 阴虚血瘀证

（1）辨证

特异症：潮热，骨蒸；肌肤甲错；面色及两目暗黑；腹有癥块。

可见症：形体消瘦；心烦；妇女月经不潮；口干。

相关舌脉：舌质暗红，脉细涩。

（2）病性病位：病性虚实夹杂，病位可涉及多个脏腑。

（3）病势演变：血属阴类，若久病不愈，血虚日久，营阴耗损，津亏不能载血以运行，或瘀血在内，郁而化热，灼伤阴血，阴虚内热，均可致干血瘀结为患。而血瘀内结，又碍新血化生，致使阴血更亏。

（4）治法：滋阴祛瘀。

（5）方药范例：活血润燥生津汤加减。

药用生地黄、熟地黄、鳖甲、旱莲草滋阴；当归、赤芍、丹参养血活血；桃仁活血祛瘀。

加减：潮热，骨蒸，加功劳叶、地骨皮、银柴胡退虚热；腹有癥块，加莪术、三棱祛瘀散结；肌肤甲错，两目暗黑，可另服大黄䗪虫丸祛瘀生新。

（6）临证备要：阴虚血瘀证阴虚与血瘀并见，其特点为干血内结而合并有阴虚内热的表现。可见于结核病、某些血液病、肝硬化、系统性红斑狼疮等。阴虚血瘀证，多属慢性久病，虚实夹杂，治疗非纯攻纯补所能取效，可采取汤丸并进用药法，汤方濡养而兼行，丸剂缓攻以求效，此属较为稳妥之上策。如干血瘀结较重，而体质尚任攻消者，亦可先攻后补，选用大黄䗪虫丸缓中补虚，祛瘀生新。

8. 瘀阻清窍证

（1）辨证

特异症：神志妄乱，狂躁；痴呆；健忘；顽固性头痛。

可见症：神昏不清；瞀闷；失语；耳聋；目赤。

相关舌脉：舌质暗紫，脉细涩。

（2）病性病位：病性属实，病位在脑窍。

（3）病势演变：脑为元神之府，借气血的上承奉养而精明得用，若气血冲逆于上，血络瘀滞，蒙蔽神明，闭塞清窍，则可导致神机不用。瘀血常可夹痰，闭阻脑窍，并可损及肝肾。

（4）治法：通窍祛瘀。

（5）方药范例：通窍活血汤加减。

药用桃仁、红花、川芎活血化瘀；丹参、琥珀、郁金活血养心安神；青葱、麝香开窍醒神。

加减：目赤，舌暗红，加赤芍、鬼箭羽、丹皮凉血化瘀；顽固性头痛，加乳香、没药、延胡索活血祛瘀止痛；狂躁，痴呆，苔腻，瘀血夹痰，加法半夏、制南星化痰；健忘，耳聋，腰膝酸软，加怀牛膝、制黄精、制首乌补益肝肾。

（6）临证备要：瘀阻清窍证，其特点为精神、神志的失常和七窍不利。可见于多种原因所致的昏迷、精神病、癫痫、脑血管意外、偏头痛及脑肿瘤之类。瘀血所致的神志失常或昏迷，似属方书所称的"瘀血攻心"，多属脑部病变，涉及于心的仅见于心绞痛的痛厥（心源性休克）。在用本法时，应辨其寒、热、痰、瘀等具体表现，分别配合温开、凉开、化痰和下瘀热等法，实践证明，通窍祛瘀法治疗精神及神经系统疾病，确有一定疗效，每可补充其他疗法的不足。

9. 心血瘀阻证

（1）辨证

特异症：心胸疼痛（心前区闷痛或绞痛阵作）；心胸痛涉左侧肩背、手臂。

可见症：心悸、心慌；气憋。

相关舌脉：舌质暗紫，脉细涩、弦紧。

（2）病性病位：病性属实，亦可因虚致实，病位在心。

（3）病势演变：心主血脉，"脉者血之府"，心病可致血行不畅，心脉痹阻，血滞为瘀。瘀阻心脉极易耗伤心气。慎防痛厥猝变。

（4）治法：通脉祛瘀。

（5）方药范例：冠心Ⅱ号方、聚宝丹加减。

药用丹参、川芎、红花活血化瘀；乳香、血竭、三七、莪术祛瘀止痛；降香、麝香行气通窍。

加减：胸闷气憋，加枳壳、苏梗、檀香理气宽胸；心悸，心慌，短气，加黄芪、党参补气；胸闷，痰多，苔腻，加半夏、瓜蒌、薤白化痰通阳。

（6）临证备要：心血瘀阻证可见于冠心病心绞痛、风湿性心脏病、心律不齐、缩窄性心包炎等心血管病。心血瘀阻所致的真心痛，每多因虚致实，发时当活血通脉，平时应扶正化瘀。由于绞痛的发作与气滞有密切关系，故应配合辛香理气药，若夹有痰浊，胸阳不展者，需配合通阳泄浊化痰之品。

10. 瘀阻肺络证

（1）辨证

特异症：喘促咳逆；胸部疼痛；咯紫暗色血块；面青唇紫。

可见症：胸部满闷；喘甚不能平卧；咳吐泡沫血痰。

相关舌脉：舌质暗紫，脉细涩、弦紧。

（2）病性病位：病性以实为主，虚实夹杂，病位在肺。

（3）病势演变：肺朝百脉，肺气治理调节血液的运行，肺气不利，可致瘀留肺络，或因瘀血乘肺，饮聚痰生，阻碍肺气的升降，甚则瘀伤肺络，络损血溢，亦可致心脉不畅，耗伤心气。

（4）治法：理肺祛瘀。

（5）方药范例：旋覆花汤、参苏饮加减。

药用苏木、桃仁、红花活血化瘀；广郁金、降香理气活血止痛；旋覆花、苏子降气化痰。

加减：喘咳，气短，加黄芪、党参补气；痰多，胸闷，加莱菔子、陈皮、半夏化痰；咯紫暗色血块，加三七、茜草化瘀止血。

（6）临证备要：瘀阻肺络证可见于肺源性心脏病、慢性充血性心力衰竭、肺水肿、支气管扩张、肺结核、肺纤维化等。对理肺祛瘀法的运用，需区别肺虚、肺实用药，肺虚的喘咳气逆，配益气或温阳药，肺实的痰气痹阻，应佐以降气、化痰或泻肺，瘀伤肺络的出血，又当合入化瘀止血之品。

11. 瘀积肝脾证（瘀积脏腑证）

（1）辨证

特异症：两胁下、腹部等处积块固定不移；积块按之坚硬。

可见症：局部疼痛；局部压痛；腹胀。

相关舌脉：舌质紫，或有瘀点、瘀斑，脉细涩。

（2）病性病位：病性以实为主，病位在肝、脾。

（3）病势演变：痰浊、虫积等邪久留，或气郁及血，脏腑失和，气滞血阻，可致肝脾受损，疏泄健运失常，恶血内聚，形成癥积，或瘀结腹腔及其他部位而致肿块有形。瘀积脏腑，日久耗伤气血，久延可致血瘀络损，动血出血，甚则血瘀水停成臌。

（4）治法：消积（软坚）祛瘀。

（5）方药范例：膈下逐瘀汤加减。中成药可服鳖甲煎丸。

药用三棱、莪术、刘寄奴、石打穿散瘀消积；赤芍、桃仁、红花、王不留行、大黄活血祛瘀；乳香、没药、失笑散活血止痛；土鳖虫、虻虫、蜣螂、水蛭破血消癥；香附、枳实、青皮行气止痛。

加减：瘿肿癥积，肿块较硬，加海藻、昆布、牡蛎、鳖甲软坚消积；兼有痰浊，苔腻，加制南星、法半夏；瘀积日久，形体消瘦，神疲乏力，加党参、黄芪、白术、当归、川芎补气养血。

（6）临证备要：瘀积肝脾及其他脏器、部位，其特点为内脏肿大，腹腔或其他部位有形肿块，常见于慢性肝炎、肝硬化、血吸虫病、久疟所致的肝脾肿大、肝癌、腹腔肿瘤、子宫肌瘤或甲状腺瘤、某些组织异常增生所致的瘢痕疙瘩、结节红斑等。由于癥积多由气滞而致血结，且可与痰浊夹杂为病，因此常需配伍理气与化痰的药物，并参以软坚消积。临床运用消积祛瘀法时，一般选药多为破血祛瘀的峻剂和虫类走窜搜剔之品，因有形之积，非破逐不足以消除，如《血证论》所说："癥之为病，总是气与血胶结而成，须破血行气以推除之。"但另一方面必须注意癥积的形成，每与正虚有关，如患者表现久病体弱者，又应配合养正除积、扶正祛瘀之品，以免伤正。

12. 瘀留胃脘证

（1）辨证

特异症：胃脘刺痛；吐血，血色呈赤豆汁状；大便如漆黑色。

可见症：呕吐涎沫；甚则饮食吞咽困难；食入反出。

相关舌脉：舌质紫，或有瘀点、瘀斑，脉细涩。

（2）病性病位：病性以实为主，病位在胃腑。

（3）病势演变：胃气郁滞，久病入络，则气滞络瘀，或络损血溢，而致瘀留胃脘，和降失司，甚则气、痰、瘀互结，阻隔于食道、胃脘。

（4）治法：理胃祛瘀。

（5）方药范例：丹参饮、失笑散加减。

药用蒲黄、五灵脂、丹参、乳香活血化瘀止痛；檀香、砂仁行气和胃。

加减：胃痛甚者，加延胡索、郁金、枳壳活血行气止痛；泛吐酸水，加煅瓦楞子、乌贼骨制酸和胃；便黑，加三七、白及化瘀止血；面色萎黄，加当归、川芎养血活血。

（6）临证备要：应用理胃祛瘀法，当根据刺痛、出血、呕吐等主症的不同，有侧重地进行处理。一般而言，气滞与血瘀是主要的病理基础，但其具体表现又有虚寒及郁热、阴伤等多方面，为此，还当分别配合不同治法。

13. 瘀阻肠（胆）腑证

（1）辨证

特异症：脘腹胀满疼痛；痛处不移。

可见症：脘腹拒按；呕吐；大便秘结；身热。

相关舌脉：舌质暗紫，苔黄糙或白厚，脉实。

（2）病性病位：病性属实，病位在肠（胆）腑。

（3）病势演变："六腑以通为用。"如有形积滞与寒热等邪相搏，气血壅阻，瘀热内蕴，或寒瘀互结，闭塞不通，胃失和降，肠失传导，胆失疏泄，可致腑气通降失常而为病。

（4）治法：通腑祛瘀。

（5）方药范例：丹皮汤、大黄牡丹皮汤加减。

药用大黄、芒硝、枳实、川厚朴通里攻下；桃仁、丹皮、赤芍活血化瘀；败酱草、红藤清热解毒。

加减：脘腹胀痛，气滞重者，加青皮、乌药行气止痛；呕吐不食，加黄连、姜半夏降逆和胃；胁痛，目黄，加柴胡、白芍、蒲公英、金钱草疏泄利胆；热毒较甚，身热，加金银花、蒲公英加强清热解毒之力；寒实瘀结者，遇寒痛甚，得温痛减，加附子、干姜温通祛瘀。

（6）临证备要：瘀阻肠（胆）腑证或某些内痛病证，其特点多表现为痛、满、闭、实的证候，可见于多种急腹症，如阑尾炎、肠梗阻、胆囊炎、胆石症、胰腺炎、盆腔炎及肿瘤梗阻等。应用通腑祛瘀法治疗的急腹症，辨证多属有形之邪阻滞、气血壅塞、郁而化热的瘀热实证，少数表现为寒实瘀结者，则必须配合温药以温通祛瘀，病在胆腑者，当同时参以疏泄利胆。

14. 瘀滞胞宫证

（1）辨证

特异症：经行色暗有块；月经停闭；小腹硬胀刺痛；小腹按有癥块。

可见症：月经后期量少；经漏不止；产后恶露不净。

相关舌脉：舌质紫暗，脉细涩。

（2）病性病位：病性属实，病位在胞宫。

（3）病势演变：女子以血为用，冲为血海，任主胞胎，举凡月经、胎产，无不与血密切相关，"女子胞中之血，每月一换，除旧生新，旧血即是瘀血，此血不去，便阻化机"，而致气滞血瘀，冲任不调，月经失常。女子以肝为先天，瘀血不去，可致肝血不足。

（4）治法：通经祛瘀。

（5）方药范例：少腹逐瘀汤、活络效灵丹、红花桃仁煎加减。

药用归尾、川芎、丹参养血活血；桃仁、红花活血化瘀；蒲黄、苏木、乳香祛瘀止痛。

加减：小腹按有癥块，加莪术、刘寄奴散瘀消积；月经停闭，加益母草、牛膝活血通经；兼有气滞，小腹硬胀、疼痛，加柴胡、香附、乌药、青皮行气止痛；小腹冷痛，加肉桂、炮姜、艾叶、吴茱萸散寒暖宫；湿热夹瘀者，少腹疼痛，带下色黄，加丹皮、赤芍、红藤、大黄、败酱草活血化瘀，清热利湿。

（6）临证备要：瘀滞胞宫证，其特点为月经不调、闭经、痛经，可见于妇女月经病、某些产后病、功能性子宫出血、宫外孕、盆腔炎、子宫肌瘤等。以气滞和寒凝者为多，气滞者当配合疏肝理气，寒凝者当配合温经止痛，如属湿热夹瘀者，又当配合清热化湿。

15. 血瘀络痹证

（1）辨证

特异症：四肢麻木刺痛；骨节硬肿疼痛；关节强直变形；肢端青紫。

可见症：关节肿胀；肢体活动不利；半身不遂。

相关舌脉：舌质暗紫，脉细涩。

（2）病性病位：病多虚实夹杂，病位在肢体经络、筋骨。

（3）病势演变：经络有沟通表里上下、联系脏腑和体表的作用，是气血循行的通路，如血行痹涩，可致肢体、肌肤部位的血络瘀滞而为病。瘀血痹阻经络，日久病及脏腑。

（4）治法：通络祛瘀。

（5）方药范例：身痛逐瘀汤加减。

药用红花、川芎活血化瘀；路路通、片姜黄、鸡血藤、牛膝活血通络；乳香、没药祛瘀止痛。

加减：肢体麻木，刺痛较甚，加炙穿山甲、地鳖虫、三七，加强祛瘀通络作用；骨节硬肿，强直变形，苔腻，加白芥子、胆南星、僵蚕化痰通络；疼痛不已，加全蝎、蜈蚣、地龙搜剔祛风。

（6）临证备要：血瘀络痹证，其特点为瘀血阻滞经络，骨节、肌肤、肢体疼痛或失用。可见于脑血管意外、类风湿关节炎、血栓闭塞性脉管炎、静脉曲张等疾病。瘀在体表、骨节，局部有硬肿现象者，在病理因素上常有痰瘀互结的夹杂证，可适当佐入化痰通络之品。此外，如中风、痹痛伴有内风或外风见症者，还当佐入搜风、祛风之品，若属气虚络瘀者，又当另增参、芪益气祛瘀。

16. 络瘀血溢证

（1）辨证

特异症：出血反复不止；血出紫暗（黑）成块；皮肤青紫。

可见症：局部刺痛；痛处固定。

相关舌脉：舌质暗紫，脉细涩。

（2）病性病位：病性属实，病位在络脉。

（3）病势演变：出血后，因离经之血留积体内而未排出，或因清热、止涩太过，离经之血蓄积成为瘀血，瘀血阻滞络脉损伤之处，血液不能循经畅行，可致出血反复不止。再者，血行迟缓，瘀滞脉道，血行不畅，可致血液离经外溢。络损血溢，又可耗伤气血。

（4）治法：止血祛瘀。

（5）方药范例：化血丹加味。

药用炒蒲黄、五灵脂活血祛瘀；三七、花蕊石、血余炭化瘀止血；茜草、童便凉血化瘀止血。

加减：口干口苦，舌暗红，加醋大黄、丹皮、赤芍凉血化瘀止血；胸胁胀痛，加郁金、降香、香附行气活血；面色少华，神疲乏力，加黄芪、丹参、归尾、川芎益气养血。

（6）临证备要：络瘀血溢证，其特点为不同部位的出血及皮下紫癜，有"瘀血"特异性证候，可见于血液系统和非血液系统多种出血性疾病、弥漫性血管内凝血、损伤性出血等。止血祛瘀药多用于出血量较多而有瘀象者，若病势急亦可加入行瘀凉血止血药，如势缓而瘀象明显者，可配合具有活血、行血作用的祛瘀药。此外，如出血不多，或血止后仍有瘀象者，亦可适当佐用活血、行血法，若正虚血瘀，还当配合益气或养血之品。

17. 热毒瘀结证

（1）辨证

特异症：局部红肿热痛；硬结有形。

可见症：患处手不可触；身热；尿黄；便秘。

相关舌脉：舌质暗红，苔黄，脉滑数。

（2）病性病位：病性属实，病位在皮肤。

（3）病势演变：热毒郁结，气滞血瘀，则可凝聚成痈，甚则血败肉腐，酿而成脓。热毒瘀结，可以耗损阴液。

（4）治法：消痈祛瘀。

（5）方药范例：仙方活命饮加减。

药用紫花地丁、金银花、连翘、漏芦、蒲公英清热解毒；赤芍、丹皮、穿山甲凉血消痈；乳香、没药活血散瘀，消肿止痛。

加减：壮热，口渴，加石膏、知母清气泄热；便秘，加生大黄、芒硝泻下通腑；痈疽溃后，舌质光红，口干少液，加鲜生地黄、天花粉养阴清热。

（6）临证备要：热毒瘀结证可见于化脓性感染、某些炎症性肿块，如痈疽、急性乳腺炎等。本法主要应用于外科急性化脓性感染的"阳证"，故需选择具有"清凉"作用的活血祛瘀类药，同时还当与清热解毒药配伍，以加强清热和化瘀两方面的功用。如属因阳虚寒痰瘀结形成的阴疽，当活血祛瘀与温补通阳或化痰散寒类药合用，如鹿角、肉桂、麻黄、白芥子等。此外，某些内痈，如阑尾炎、盆腔炎肿块，可与清热（凉血）祛瘀、通腑祛瘀等法联系互参，结合使用。

18. 外伤蓄瘀证

（1）辨证

特异症：伤处肿痛；有瘀斑或血肿。

可见症：肢体骨节活动失利；因内伤而致瘀蓄脏腑、经络。

相关舌脉：舌质暗紫，脉细涩。

（2）病性病位：病性属实，病位在所伤肢体、脏腑。

（3）病势演变：凡跌打损伤，负重闪挫，伤及经络血脉，局部血液瘀滞不行，或血溢于经脉之外，可以留着为瘀。病势重者，可损伤脏腑气血。

（4）治法：疗伤祛瘀。

（5）方药范例：七厘散、复元活血汤加减。

药用红花、桃仁、当归活血祛瘀，消肿止痛；穿山甲破瘀通络；三七、乳香、没药、延胡索活血祂瘀止痛。

加减：伤处骨折，加接骨木、落得打、透骨草活血通络，疗伤续骨；伤势重疼痛甚者，加地鳖虫、血竭、苏木祛瘀通络止痛；因内伤而致瘀蓄脏腑，加大黄以下瘀败血；气为血帅，可酌加柴胡、青皮、枳壳行气止痛。

（6）临证备要：外伤蓄瘀，除内服疗伤祛瘀药外，还可外用活血消瘀药进行敷贴、熏洗、涂擦；如瘀蓄脏腑经络之间，可采用下瘀血法，每能较快地缓解痛势，恢复活动。

附　杂合病机证素

瘀血由各种原因所致，而瘀血形成后又可成为致病之因。《金匮要略》云："血不利则为水。"《血证论》云："瘀血化水，亦发水肿，是血病而兼水也。"说明瘀血内停，气机阻滞，经脉痞涩，三焦气化不利，肾关开阖失常，可致血化为水，形成肿胀，或因浊瘀阻塞窍道，膀胱决渎失司，引起小便排泄不利，出现血瘀水停证候，治宜祛瘀利水。痰瘀皆为津血不归正化的产物，瘀血阻滞，脉络不通，影响津液的正常输布，或离经之血瘀于脉外，阻滞气机，使气化失于宣通，津液停积成痰，以致瘀与痰互结同病，两者因果为患，表现痰瘀互结证候，治当祛瘀化痰。血瘀水停、痰瘀互结的杂合病机，均当注意辨其主次先后，把握虚实、寒热病性的夹杂转化。

三、病案举例

1. 热郁血瘀案

陆某，男，30岁。2007年10月24日初诊。

2005年因反复感冒，去某医院检查发现血小板增多，住院确诊为"原发性血小板增多症"，曾服用"羟基脲"治疗，停药又复增多。现查血小板 851×10⁹/L。症见面色潮红，偶有肢麻，两胯常有酸胀疼痛，舌红苔黄，中部腻，脉右细，左细滑。证属热瘀营血，肝肾阴虚。方用犀角地黄汤加味。

处方：水牛角片 20g（先煎），生地黄 15g，赤芍 10g，丹皮 10g，紫草 10g，玄参 10g，茜草根 15g，白薇 15g，漏芦 15g，鬼箭羽 15g，地龙 10g，川牛膝 10g，炙水蛭 3g，生甘草 3g。每日 1 剂。

二诊：2007 年 11 月 7 日。两胯胀痛已平，偶有肢麻，口干不显，大便日行 1~2 次，偏溏，舌红，苔薄黄腻，脉细。复查血小板 681×10⁹/L，仍守原法出入。

原方加葛根 15g，丹参 15g，泽兰 15g，鸡血藤 15g，木贼草 10g，炮山甲 6g（先煎），川石斛 10g，去漏芦、茜草根、甘草。每日 1 剂。

此后患者来诊，均以二诊处方随症加减，多次复查血小板渐趋下降，但尚时有波动，动态观察到 2009 年 3 月，降至正常，无反跳现象，临床症状亦不明显。

按：本病临床多见头胀痛、面红目涩、口苦咽干、五心烦热、手足胀、失眠多梦、大便干结、舌暗红、脉络瘀紫、苔少微黄、脉弦细沉数，重者可伴有胸腹痞满、肝脾肿大。根据本例的临床表现，病由肝肾阴虚，络热血瘀所致。针对这一发病机理，治以犀角地黄汤为主方凉血化瘀，配伍凉血之紫草、白薇、漏芦。因瘀重于热，加炙水蛭、地龙、川牛膝、穿山甲、鬼箭羽、泽兰、鸡血藤、丹参等以消瘀；配以木贼草、茜草根凉血化瘀；瘀热伤阴，佐以玄参、石斛养阴清热。本案提示从"瘀热"辨治血小板增多症，以凉血化瘀为其基本治法，既切合临床客观实际，而又有必要针对个体加减配伍，同中求异。

各论

151

2. 寒凝血瘀案

陈某，女，61岁。2002年9月24日初诊。

去冬以来两手清冷，肤色苍白，接触冷水加重，锻炼后身体虽热而两手清冷更甚，上海某医院检查提示IgA升高，抗核抗体1：1000，抗SSA（+），多家医院确诊为"雷诺病"，多方治疗无效。舌苔薄黄，舌质淡隐紫，寸口脉细。证属寒凝血瘀，气血失调。治当温经通脉，益气活血。

处方：炙桂枝10g，当归10g，赤芍15g，细辛5g，炙甘草5g，红花10g，川芎10g，路路通10g，炙水蛭3g，生黄芪20g。每日1剂。

二诊：2002年10月8日。天气转凉，肢端青紫仍有反复，接触冷水加重，肤色苍白，时有麻感，舌质暗，苔薄黄，脉细。同气相求，内外相引，寒凝血瘀，仍当温经益气通络。原方加鸡血藤15g，丹参15g，青皮6g，继进，日服1剂。

三诊：2002年10月29日。天凉，肢端青紫又见明显，清冷不温，指端苍白，舌质暗，苔黄，脉细弦。内阳难御外寒。10月8日方加淡干姜5g，制附片6g以温肾阳，日服1剂。

四诊：2002年11月12日。双手苍白清冷减轻，手指色红不白，凉感不著，双手时有发胀，清晨明显，舌质暗，苔薄，脉细。药已中的。10月8日方加干姜5g，制附片6g，大熟地黄10g，鹿角片10g（先煎），再进，日服1剂。

五诊：2002年12月24日。两手苍白、怕冷现象明显减轻，虽寒冷肢端亦温暖，接触冷水亦不明显发白，舌质暗红，苔薄黄，脉细弦。补通兼施，药终获效，当守方善后，巩固疗效。

处方：炙桂枝10g，赤芍15g，当归12g，生黄芪25g，细辛5g，干姜6g，制附片6g，炙甘草5g，大熟地黄10g，鹿角片 10g（先煎），炙水蛭 5g，鸡血藤 15g，青皮 10g，红花 10g，川芎 10g。14 剂。

次年冬随访，两手厥冷未发。

按：雷诺病似属中医学的"血痹""厥逆"等证范畴。四肢为诸阳之本，阳气不足，四末失其温养，所以手足厥寒。然不见其他阳微阴盛表现，却又脉细欲绝，是血虚而又经脉受寒，血脉不利之故也。寒凝血瘀，脉络阻滞，肢体供血不足，致其发凉发麻、疼痛、发绀、发黑甚则坏死。《伤寒论·辨厥阴病脉证并治》云："手足厥寒，脉细欲绝者，当归四逆汤主之。"故以当归四逆汤合红花、川芎、路路通、水蛭温经散寒，活血化瘀通络。然药轻病重，又合四逆汤、阳和汤方义，用附片、干姜、熟地黄、鹿角片以加强温阳散寒通脉之力。附片、干姜温补肾阳，熟地黄温补营血，鹿角片温肾助阳，填精补髓，强壮筋骨，并借血肉有情之品以助熟地黄养血，温而不燥。

3. 心血瘀阻案

魏某，男，63 岁，教师。

患者有高血压病史已 20 年。心前区左侧疼痛 2 个月不愈，走路劳累时则痛剧，胸闷，痛呈闷塞状，喜太息，心慌，口苦，大便正常。舌质红，苔薄，脉弦滑数。血压182/112mmHg。心电图诊为冠心病。多次采用中药瓜蒌薤白半夏汤加活血祛瘀药无效。西药服复方降压片、地巴唑等，心前区疼痛仍然每日发作不止，服消心痛仅能缓解 3~4 小时。此为血瘀气滞，心脉痹阻之证，拟以活血理气、化瘀止痛为治。

处方：瓜蒌皮 15g，红花 10g，甘草 4g，炒延胡索 10g，丹参 15g，生楂肉 12g，炙乳香 6g，婆罗子 10g，失笑散 10g（包），莪术 10g，白檀香 3g。5 剂。

二诊：服上方后心前区疼痛明显减轻，不需服用消心痛，舌红苔薄，脉小弦，血压 180/110mmHg。上方去檀香，加钩藤12g，白芍 10g，养肝息风。

按：患者久病，心气无力推动血行，血流缓慢，瘀血随之而成。血瘀必致气滞，故行走劳累时胸闷胸痛更剧。瘀停胸府，胸阳失旷，则胸痛呈闷塞感，喜太息。故治用活血理气、化瘀止痛法，药取瓜蒌皮、娑罗子、白檀香以宽胸理气，气行则血行；延胡索、乳香、莪术理气化瘀止痛；失笑散、丹参、红花、生楂肉以活血化瘀，更助止痛之效。历时两月之久的胸痹心痛得获显效，提示病机重在血瘀气滞，心脉瘀阻，而非痰浊痹阻所致的胸痛，故屡用瓜蒌薤白半夏汤加味罔效。从虚实辨证，心气心阴虚弱为本，血瘀气滞为标，然宗急则治标之训，既可使标急症状缓解，为治本奠定基础，且其效优于先本后标，表明对标本的权衡，关系到疗效的好坏。若从辨病角度看，冠心病与高血压并存，而心绞痛症状尤为突出，因此，治疗必须重视这一主要矛盾。

第八章　痰病多怪

一、概述

1. 主病脏腑

痰有有形、无形之分。

有形之痰，指产生于呼吸道或鼻腔，由其黏膜分泌，经由口鼻咳吐而出的黏稠、混浊的液状物质，或凝聚在躯体局部之痰核，病变脏腑大多与肺胃有关。

无形之痰是指脏腑功能失调，津液代谢障碍而产生的病理产物，涉及肺、脾、肾、肝、三焦诸脏腑。既可因病而生，也可停积致病，故为病相当广泛，人体从表到里，从上到下，脏腑经络，四肢百骸，痰皆能犯之而致病，历代医家均有"百病兼痰"之说。

由于痰能阻滞气血，流窜经络，蒙蔽神明，妨碍脏腑功能，影响整体气化，致病多端，症状复杂，变幻莫测，故有"怪病多责之于痰"之说，一是言其症状怪异，难以识别，同时也言其治疗之难以速效。

2. 病机钩要

痰之生成，涉及外感、内伤诸方面。《证治汇补》云："人之气道，贵乎清顺，则津液流通，何痰之有？若外为风、暑、燥、湿之侵，内为惊、恐、忧、思之扰，饮食劳倦，酒色无节，营卫不调，气血浊败，熏蒸津液，痰乃生焉。"说明痰是由多种致病因素作用所形成的病理产物，"痰非病本，乃病之标，必有所以致之者"。

在上述病因的作用下，肺、脾、肾三脏功能失调，以及肝气失于疏泄，导致三焦气化失司，经脉络道壅闭，津液失于流行，不能成为气血，反而积聚为痰。如清代陈修园说："痰之成，气也，贮于肺。痰之动，湿也，主于脾。痰之本，水也，原于肾。"《圣济总录》亦说："三焦者水谷之道路，气之所终始也，三焦调适气脉平匀，则能宣通水液，行入于经，化而为血，灌溉周身。若三焦气塞，脉道壅闭，则水饮停滞，不得宣行，聚成痰饮。"痰邪形成以后，阻滞气血津液、脏腑经络，又可成为发病之因，每与其他病理产物合邪致病，但有先后主次之不同。

3.临床特点

有形之痰，是视之可见，闻之有声，触之可及，有形质的痰液，如咳出可见的痰液，喉间可闻的痰鸣，体表可触及之痰块等。无形之痰，为无物可征，无形可见，为非实质性，却能引起某些特殊病理变化，多以苔腻、脉滑为重要特征，常表现为头晕目眩、心悸气短、恶心呕吐、神昏谵狂等。

4.治疗原则

痰病总属本虚标实，治疗应掌握脏腑虚实，标本缓急。

急则先治其痰，以化痰祛痰为基本大法。化痰能使痰归正化，消散于无形，或使其稀释排出体外，可用于实证病势不甚，无须攻利、涌吐者，或脏气不足，因虚生痰者。因痰有寒痰、湿痰、热痰、燥痰之别，当根据痰证之属性而采用相应的化痰药物，热痰宜清之，燥痰宜润之，湿痰宜燥之，风痰宜散之，郁痰宜开之。祛痰能荡涤祛除内壅的积痰，包括吐利等法，适用于邪实而正不虚，病势骤急，或病延日久，顽痰、老痰胶固不去者。

缓则治其本，治在调补肺、脾、肾三脏。在肺者，当补肺益气养阴；在脾者，当健脾以杜生痰之源；在肾者，当补肾以导其归藏，元气强而痰自不生。尤其要重视理脾化湿的方法。"脾气散精"，主运化，如脾气虚衰，或脾胃升降功能失常，运化功能减弱，水谷精微不能正化，则聚而为痰。方书有言："脾为生痰之源，治痰不理脾胃，非其治也。一切诸痰，初起皆由湿而生，虽有风、火、燥痰之名，亦皆因气而化，非风、火、燥自能生痰也。"突出脾湿是成痰的基础，理脾化湿，分消其病邪则痰自清，因此理脾化湿为治痰的重要法则。

二、病机证素条目

痰为津液所变，津液流通于一身，无处不有，故痰亦随气上下，无处不到，既可内及脏腑，亦可外流骨节经络，表现不同的脏腑经络见证。另一方面，由于导致成痰之因不一，故在病理性质方面，亦各不相同。因此，既要根据症状，辨清停痰部位，又需区别痰之性质，分别施治。

1. 痰阻于肺证

（1）辨证

特异症：咳嗽痰多，色白黏腻或呈泡沫；喉中痰鸣。

可见症：寒热表证；喘息短气；胸闷不适；食少脘痞。

相关舌脉：舌淡，苔腻，脉浮或滑。

（2）病性病位：病性属实或本虚标实，病位在肺脾。

（3）病势演变：病初表现咳嗽痰多色白黏腻，久延，痰从寒化成饮，则痰呈泡沫状，病变可由肺影响及脾肾，出现寒饮伏肺和肺气虚寒证候；痰郁化热或复感风热则可表现痰热蕴肺之证；痰浊久留，肺气郁滞，心脉失畅，则血郁为瘀，可致痰瘀并见。

（4）治法：利肺化痰。

（5）方药范例：杏苏二陈丸加减。

药用杏仁、白前、半夏、陈皮疏利肺气，化痰止咳；荆芥、紫苏疏风宣肺解表；甘草润肺化痰，又能调和诸药。

加减：若属风寒初起，加麻黄、桂枝；若为燥热伤肺，加川贝母、全瓜蒌；若为湿痰内蕴，加厚朴、紫菀；如肺气不降，上气而喘咳者，可加苏子、莱菔子、旋覆花。

（6）临证备要：在化痰祛痰时当注意配合理气的方法。治痰必先理气，故朱丹溪曰："善治痰者，不治痰而治气，气顺则一身之津液，亦随气而顺。"但如痰积已深，阻滞气机，气不得顺，又宜先逐已盛之痰，痰去则气自可顺。可配伍沉香、苏子、陈皮、厚朴以顺气导痰。

2. 痰蒙心（神）窍证

（1）辨证

特异症：神识昏糊；昏倒，不省人事；惊悸；癫狂；痫厥。

可见症：喉中痰鸣；胸闷心痛；狂躁怒骂，打人毁物；沉闷痴呆，语无伦次。

相关舌脉：舌苔腻，脉滑。

（2）病性病位：病性属实，病位在心和脑窍。

（3）病势演变：痰浊蒙蔽心神，以致气滞血瘀，凝滞脑气，则每兼瘀血为患；痰浊壅盛，如遇肝郁化火生风，痰随风动，可致风痰闭阻清窍；痰郁化火，蓄结阳明，可扰乱神明。若痰浊瘀阻，损及心脾，则气血不足；或耗伤心阴，神明失养；或伤及肝肾，则阴精不足，脑髓失养，病情可由实转虚。

（4）治法：豁痰开窍。

（5）方药范例：导痰汤合苏合香丸加减。

药用半夏、胆南星、矾水郁金、远志、石菖蒲化痰开窍；陈皮、枳实理气降逆。若属寒痰闭阻心窍，可选用苏合香丸温通开窍，行气化痰。

加减：气郁著，胸闷如窒，配沉香、川朴顺气解郁；痰浊壅盛，舌苔浊腻加白芥子、苏子降气化痰泄浊；痰郁化热，舌苔黄腻，脉滑数，加天竺黄、黄连、黄芩清化痰热；若为风痰闭阻，加天麻、僵蚕、全蝎平肝息风。

（6）临证备要：若属实痰、顽痰交结，上蒙清窍，每有化火之势；热结在里，不仅阻气伤津，更易烁液为痰，使病情愈益加重，治当泄热。泄热多借通降，可用通腑涤痰泄热法，如礞石滚痰丸之类，使痰火从下而泄。

3. 痰痹胸阳证

（1）辨证

特异症：胸闷如窒；胸痛，痛引肩背。

可见症：气短喘促；心悸眩晕；形丰体胖；痰多。

相关舌脉：舌苔浊腻，脉滑。

（2）病位病性：病性属标实本虚，病位在心胸。

（3）病势演变：痰踞心胸，胸阳痹阻，遇感寒、劳倦、七情所伤等诱因，可见心胸猝然大痛，出现真心痛危候。如病延日久，又每可耗气伤阳，向心气不足或阴阳并损转化。

（4）治法：通阳泄浊，豁痰开结。

（5）方药范例：瓜蒌薤白半夏汤加减。

药用瓜蒌祛痰散结开胸；薤白、桂枝通阳行气止痛；半夏、菖蒲化痰开窍；厚朴、枳实行气降逆。

加减：若痰浊化热，苔黄腻，脉滑数者，去桂枝、厚朴、薤白之辛温，加竹茹、胆星、黄连清化痰热；若胸闷气塞较著，可加入苏梗、香附、绿萼梅行气解郁；夹有瘀血，胸闷刺痛，舌紫有瘀点，加丹参、川芎、红花、桃仁活血化瘀。

（6）临证备要：痰痹胸阳者因痰浊久蕴，气机郁滞，不能正常推动血液的运行，运血无力，可使心脉不畅，临床可见唇甲发绀、面色晦暗、舌暗红，脉细涩，舌底脉络迂曲等，表现痰瘀互结之象，且病程缠绵难愈。故治疗时常须配以活血化瘀之药，使气血畅行，脉络宣达，痰浊随之而泄，邪去正复而病自安。

4. 痰蕴脾胃证

（1）辨证

特异症：胃脘痞满；纳呆，恶心；呕吐痰涎。

可见症：倦怠乏力；身重嗜睡；肠鸣腹泻；头目眩晕。

相关舌脉：苔白腻，脉濡缓。

（2）病性病位：病性属实，病位在中焦脾胃。

（3）病势演变：痰阻中焦，久郁可致脾虚，运化失健，酿湿生痰，痰浊更为壅盛；痰随气升，常常上犯于肺，肺失宣降，导致肺胃同病，咳嗽气喘；又可下及于肾，肾之火衰水亏，蒸化不利，摄纳失常，以致痰浊上犯，动则气喘。

（4）治法：健脾化痰。

（5）方药范例：平胃散、六君子汤加减。

药用党参、白术健脾补气；半夏、茯苓健脾化痰；陈皮、甘草理气和胃；苍术、厚朴燥湿化痰。

加减：若属寒痰者，加干姜、细辛以温化寒痰；属热痰者，加瓜蒌、黄芩以清热化痰；属食痰者，加莱菔子、枳实以消食化痰；脾虚气结生痰者，加香附、枳壳、郁金以解郁化痰。

（6）临证备要：虽病位主要在脾，但有湿阻痰聚、困遏脾运和脾虚不运、湿聚酿痰之不同；治疗虽均须健脾化痰，但选方用药侧重应有区别，前者以燥湿化痰为主，后者以益气健脾为重。此外，痰湿中阻，胃失和降，常见恶心呕吐，导致胃气损伤，选方用药时应注意以气味淡薄、平和、芳香醒脾者为宜，对腥臊异味较重的药物应予避免，同时应配合健脾开胃之品。

5. 痰郁于肝证

（1）辨证

特异症：咽中似有物阻，吞之不下，吐之不出；颈部肿块，按之柔软，历久不消。

可见症：胸胁闷痛，嗳气频频；易怒善郁；头痛，眩晕。

相关舌脉：舌苔薄白腻，脉弦滑。

（2）病性病位：病性属实，病位在肝脾。

（3）病势演变：痰气郁结于肝，肝气失于疏泄，日久病变由气及血可致血郁，以致痰瘀互结，上蒙神机，神情失常而发为痴呆；或痰郁生热化火，神明被扰，而致癫狂。若经久不愈，还可伤血耗气，导致心脾气血亏虚，或气郁化火，痰热内蕴，阴血暗耗，导致心肾阴虚，病性由实转虚。正如《类证治裁》所说："七情内起之郁，始而伤气，继必及血，终乃成劳。"

（4）治法：行气开郁，化痰散结。

（5）方药范例：半夏厚朴汤合涤痰汤加减。

药用半夏、厚朴化痰行气解郁；海藻、海带、海蛤粉、海螵蛸软坚化痰；青皮、陈皮、贝母理气化痰散结；茯苓化痰渗湿；生姜、大枣和中。

加减：气郁较著者，加柴胡、郁金、香附以疏理肝气；痰郁化火，郁于肝胆，口苦，苔黄而腻者，加黄芩、山栀、夏枯草、瓜蒌皮清肝火、化痰热；面暗，舌紫，脉沉涩，痰瘀互结者，加桃仁、红花、赤芍、泽兰活血化瘀。

（6）临证备要：痰郁于肝证多见于女性，表现梅核气或颈部瘿瘤、乳腺结节等症，还可导致冲任失调，症见月经紊乱等。治疗当以养血柔肝，理气化痰入手，药用柴胡、川楝子、郁金、当归、川芎、白芍、玫瑰花等。痰气凝结日久，气血运行受阻，致瘿肿较硬，或有结节、肿块，则可加夏枯草、浙贝母、青皮、炮山甲、牡蛎、三棱、莪术等化痰消瘿，软坚散结之品。

本证除药物治疗外，必须重视情志调护，避免精神刺激，防止病情反复波动，迁延难愈。

6.痰动于肾证

（1）辨证

特异症：喘逆气促，动则尤甚；咳唾痰沫。

可见症：跗肿胫酸，腰膝冷痛，晨泄尿频；头晕耳鸣，腰膝酸软，口干。

相关舌脉：舌淡，脉沉细，或舌红少苔，脉弦细带数。

（2）病性病位：病性属本虚标实，病位在肾。

（3）病势演变：肾虚生痰之后，既可上泛凌心犯肺，又可壅滞于脾，上贮于肺，可致肺肾两虚，出纳失常，动则气喘。肺肾气虚，痰浊内蕴，每易感受外邪，内外相引，则使病情虚实错杂，表现为邪气壅阻于上，肾气亏虚于下的上盛下虚证候。心肾互济，心阳根于命门之火，肾虚日久，使心气、心阳衰惫，鼓动血脉无力，血行瘀滞，面色、唇舌、指甲青紫，甚至出现喘汗致脱，亡阴、亡阳的危重局面。

（4）治法：补肾化痰。

（5）方药范例：阳虚用济生肾气丸。药用附子、肉桂温补肾阳；生地黄、山萸肉滋养肾阴，以阴中求阳；茯苓、泽泻健脾化痰利湿；车前子、怀牛膝消肿利湿。若肾不纳气者，可加五味子、蛤蚧、沉香以益肾纳气。阴虚用金水六君煎。药用半夏、陈皮、茯苓、甘草燥湿化痰；当归、熟地黄养血滋阴，固本化痰。若火旺较著者，加麦冬、知母、五味子以滋养肾阴。

（6）临证备要：本证为虚痰，因正气不足，输化无权而致。张介宾说："实痰无足虑，而最可畏者惟虚痰。"这是因为实痰"其来也骤，其去也速"，病本不深，而虚痰"其来也渐，其去也迟"，故病难治。此时切忌滥用攻伐，治当补肾以导其归藏，在此基础上，再配合化痰祛痰之品。《景岳全书》曰："夫痰即水也，其本在肾……在肾者以水不归原，水泛为痰也……故治痰者，必当温脾强肾，以治痰之本，使根本渐充，则痰将不治而自去矣。"强调了补肾的重要性。

7. 痰注骨节经络证

（1）辨证

特异症：关节漫肿，僵直变形；肢体麻木不仁。

可见症：肢节牵引刺痛；手臂重滞不举；皮下有结节；全身瘙痒如蚁行；背臂紧冷；胸中窒闷，情绪不畅。

相关舌脉：舌苔白腻，脉弦滑。

（2）病性病位：病性属实，病位在经络、肢体。

（3）病势演变：痰浊久留，迁延失治，可致肢体经络痿废不用，或使正气耗伤，出现气血亏损和肝肾不足证候。

（4）治法：软坚消结，化痰通络。

（5）方药范例：指迷茯苓丸加减，甚者用控涎丹。

药用半夏、茯苓、风化硝化痰软坚；枳壳、青皮、郁金行气通络；南星、苡仁、白芥子、僵蚕化痰通络。

加减：若兼有瘀象，舌紫有瘀斑，脉细涩者，可酌加丹参、桃仁、红花、赤芍活血化瘀。

（6）临证备要：本证因气机不畅，津液凝滞，形成痰浊，阻于肢体经络而成。痰为阴类，临证处方用药当注意温通辛散，可用桂枝、细辛之类帮助疏散宣化。病情严重者，则用乌头、附子以增强疗效。

此外，气滞痰凝日久，必然影响血液的运行，而致痰瘀痹阻，表现肢体疼痛，关节肿大，甚则僵硬畸形，当化痰祛瘀并举，配合活血通脉之品，如桃仁、红花、当归、赤芍、鸡血藤等。

8. 痰热蕴结证

（1）辨证

特异症：痰黄稠黏，或如脓状；烦躁不宁，失眠多梦。

可见症：咳嗽气急；口干口苦；胸胁胀闷；尿黄；大便秘结；发热；心悸。

相关舌脉：舌质红，苔黄腻，脉滑数。

（2）病性病位：病性属实，病位以肺、心为主。

（3）病势演变：痰热内结于肺，表现咳嗽气喘，咳痰稠黄，喉中哮鸣；扰及于心，上蒙清窍，可见惊悸，失眠，噩梦纷纭，甚则出现胡言乱语、狂躁妄动之癫狂证；痰热内扰，闭阻气道，蒙蔽神窍，则可发生烦躁、嗜睡、昏迷等变证；若痰热内郁，热动肝风，可见肉瞤、震颤，甚则抽搐，或因动血而致出血。若体内火热偏盛，痰涎更加胶固，形成老痰、顽痰，危害更大，具有病情复杂、病程漫长的特点。

（4）治法：清热泻火，化痰泄浊。

（5）方药范例：清金化痰汤或黄连温胆汤加减。

药用桑白皮、黄芩、山栀清泄肺热；象贝母、瓜蒌利肺化痰；黄连、竹茹、郁金清心化痰。

加减：若热伤血络，痰中夹血，配白茅根、藕节清热止血；痰热伤津，口干咽燥，加沙参、麦冬、知母养阴生津；痰热扰心，神识不清，加竹沥半夏、胆星、远志、石菖蒲豁痰开窍。

（6）临证备要：本证无论是因热而生痰，或因痰而生热，治疗均当清化，以清热为先。临证用药不宜温燥，以免助火生痰，尤其是热痰蕴肺有咯血倾向者，慎用燥烈之祛痰剂。同时，还当根据邪正虚实分别处理，实火煎熬成痰，治以苦寒泻火，阴虚燥热生痰，治予甘寒清热。热痰久蕴，往往容易耗伤阴液，出现肺阴亏虚，或气阴两伤。治疗时须根据病情适当配合养阴药，选药时又要注意不能过分滋腻，以免助湿酿痰。

9. 寒痰伤阳证

（1）辨证

特异症：痰白清稀，易于咳出；咳痰呈小泡沫状，有冷感，夹有灰黑色点状物。

可见症：形寒怕冷；咳嗽喘息，胸闷气短；肢体跗肿，食少便溏。

相关舌脉：舌质淡，苔白润，脉沉细或弦。

（2）病性病位：病性属实或虚实夹杂，病位以肺为主。

（3）病势演变：寒痰迁延，失治、误治，郁而化热，易转变为外寒内热或寒热错杂之证。寒痰久郁，伤及脾肾之阳气，则易痰从阴化，为饮为水。

（4）治法：宣肺散寒，温化痰饮。

（5）方药范例：小青龙汤合温肺汤加减。

药用麻黄、桂枝发汗解表，止咳平喘；半夏、干姜、细辛温中化饮；肉桂、钟乳石温肺降逆。

加减：痰涌喘逆不得卧，加桑白皮、葶苈子泻肺平喘；寒痰化热，咳而烦躁，加生石膏、黄芩清泄肺热；肺脾气虚，易汗，短气乏力，痰量不多，加党参、黄芪、白术、茯苓、甘草健脾益气，补肺固表。

（6）临证备要：寒痰若系外感风寒而致，常兼见恶寒发热表证，根据邪在皮毛汗而发之的治疗原则，宜于除湿祛痰方中，配伍麻黄、苏叶、杏仁、前胡之类以宣肺解表。若系中焦阳虚，寒从内生，湿聚而成，则常见吐痰清稀，后背发凉，头晕心悸，畏寒怕冷，手足不温，舌体淡胖，舌苔白滑，脉象沉弦等，宜遵《金匮要略》"病痰饮者，当以温药和之"之训，选用干姜、白术、砂仁、半夏、茯苓之属温运中焦，淡渗水湿，兼配桂枝、附子之类，补火生土，化气行水。

10. 燥痰灼津证

（1）辨证

特异症：咳嗽痰少，色黄黏稠，甚则痰中带血。

可见症：胸痛；口燥咽干。

相关舌脉：舌红，苔薄黄少津，脉细数。

（2）病性病位：病性属实或虚实夹杂。病位在肺，可涉及肝、肾。

（3）病势演变：外燥之痰证，易于伤及肺阴，出现肺燥津伤之证。内燥之痰证，则多系肝火犯肺或肾阴亏耗、子盗母气所致，伴有肝肾阴液之亏虚，易伤及阴血，出现津亏血燥之候。外燥之痰经正确而及时治疗，病情可获缓解，内燥之痰，病程缠绵，不易取得速效。

（4）治法：润燥化痰，养阴清肺。

（5）方药范例：桑杏汤合沙参麦冬汤加减。

药用桑叶、桑白皮、杏仁疏风清肺；南沙参、川贝母、天花粉、梨皮润燥化痰；北沙参、百合、玉竹、麦冬、川贝母养阴润燥。

加减：咽喉发痒难忍，加前胡、牛蒡子、蝉衣、僵蚕疏风化痰；若咽干疼痛较重，加玄参、蚤休、木蝴蝶、西青果、芦根养阴利咽；声音嘶哑，肺络受损，痰中带血者，加白茅根、紫珠草清热止血。若肝肾阴亏，腰酸耳鸣，潮热盗汗者，可用百合固金汤加减。

（6）临证备要：本证治疗润燥忌过于滋腻，以免助湿碍痰，化痰亦应注意须防温燥伤阴。若为阴虚，虚火灼津为痰者，需分清在肺在肾，或肝火伤阴所致，根据病变脏腑分别处理。

11. 风痰入络证

（1）辨证

特异症：口眼㖞斜，颜面麻木，口多痰涎，甚则半身不遂；舌强，语言欠利。

可见症：头眩重痛；头摇肢颤，不能自主；四肢麻木沉重，活动不利；手足拘急抽搐。

相关舌脉：舌苔腻，脉弦滑。

（2）病性病位：病性属实或虚实夹杂。病位在肝，可涉及脾、肾。

（3）病势演变：风痰久踞，可郁而化火，或影响气血的运行，形成风火相扇，痰瘀互结等。严重者，风阳痰火与气血阻于脑窍，横窜经络，出现昏仆、失语、㖞僻不遂等重症。风痰阻络，气血运行不利，则后遗口眼㖞斜、舌强言謇等症，久久不易恢复。

（4）治法：平肝息风，化痰通络。

（5）方药范例：真方白丸子合导痰汤加减。

药用半夏、南星、白附子祛风化痰；天麻、全蝎息风通络；当归、白芍、鸡血藤、豨莶草养血祛风。

加减：语言不清，加菖蒲、远志祛痰开窍；手足拘急、抽搐、疼痛，加臭梧桐、炙蜈蚣祛风解痉；肢体麻木、半身不遂，加僵蚕、地龙息风通络。

（6）临证备要：风痰入络之病变，有外风、内风之不同。外风可以入里，引动内风，内风可以及表，病及经络，但其病位表里主次有别，治法用药应有差异。又因为两者关系密切，两法常需参合用之。因风痰阻络，筋脉失和者，治宜祛风化痰，通经活络；有因气虚血瘀，脉络痹阻者，治宜益气化瘀，活血通络；有因肝肾亏损，筋脉失养者，治宜滋补肝肾，强筋活络；有因肝阳上亢，脉络瘀阻者，治宜平肝潜阳，息风通络。

附　杂合病机证素

痰邪致病的特点是常与他邪杂合为患。如痰浊的形成，可因津液停聚所成，津液赖气化以宣通，气滞则痰凝，痰之存在，又进一步阻碍气化功能，导致气滞加重，与痰相合，表现痰气交阻，治当理气化痰；痰瘀皆为津血不归正化的产物，两者有着密切的关系，痰浊阻滞脉道，妨碍血液运行，则血滞成瘀。瘀血阻滞，脉络不通，影响津液正常输布，或离经之血瘀于脉外，气化失于宣通，以致津液停积而成痰，导致瘀与痰互结同病，两者因果为患，表现痰瘀互结证候，治当化痰祛瘀。

痰、饮、水、湿，同出一源，俱为津液停积而成。水属清液，饮为稀涎，湿性黏滞，痰多厚浊，四者同源而各有不同，但又每可相互转化，如痰浊阻滞，影响到人体的阳气，可寒化成饮，表现痰饮内停，治当温化。或杂合同病如痰阻水停、湿痰壅阻等，治当兼顾。

三、病案举例

1. 痰蒙心窍案

张某，男，成人，已婚。患者 1973 年曾患精神病，经精神病院治疗，服氯丙嗪、安坦等 1 年多病愈。近因精神刺激又复发。

初诊：今年来诊时斥其岳母为魔鬼，奋起吐唾，云可使其现原形，向其弟索取苹果，而又说已被坏人下毒，必欲其再购，方称忠诚。神情举止失常，言语怪异，语无伦次，多疑幻想，幻视幻觉，夜寐时好时差，咳痰质黏，量较多，大便少行，舌苔白腻，边尖红，脉弦滑数。心肝气火郁结，痰热内生，瘀阻神窍，心神不宁。拟疏泄郁火，清化痰热，开窍宁心。处方：醋柴胡 3g，制香附 10g，龙胆草 6g，炒黄芩 10g，白薇 10g，法半夏 10g，陈胆星 10g，炙僵蚕 10g，矾郁金 10g，石菖蒲 4.5g，鬼箭羽 12g，紫贝齿 30g。5 剂。竹沥水 2 匙，分 2 次兑入药汁中服。另礞石滚痰丸 50g，每次 5g，每日 2 次。

二诊：药后咳痰减少，神情举止较安，言语较有伦次，但仍言多而无控制，大便日行 2~3 次，时干时溏，寐安，纳振，脉弦滑数不静，口干，苔薄白腻而有黏液，治守原方。原方去紫贝齿、黄芩，加珍珠母 30g。礞石滚痰丸 5g，每日 2 次。万氏牛黄清心丸 1 粒，每日 2 次。

三诊：上药连服 20 剂，言语举止正常，咳痰少而不净，自诉易回忆问题，时有幻想多疑，寐差，口干有减，舌苔中后黄腻，脉细弦滑数，再予理气解郁，清火化痰。处方：醋柴胡 3g，制香附 10g，龙胆草 4.5g，白薇 12g，法半夏 10g，陈胆星 10g，炙僵蚕 10g，矾郁金 10g，丹参 12g，珍珠母 30g，朱茯神 12g，竹沥水 60mL（分冲）。

四诊：服上药 15 剂，幻想已能控制，精神安静能寐，或有梦，口干，咳痰量少质黏，大便干，日行 2 次，舌苔黄糙腻，质红，脉细弦滑。再予清泄郁火，化痰安神。

上方去矾郁金、丹参、竹沥水，加柏子仁 12g，麦冬 12g。

五诊：药进 10 剂，一般尚平，近来上半日班 2 周，全日班 1 周，劳累后头晕、头顶时有胀痛，咽有痰滞感，口稍干，二便正常，舌苔薄黄，质红，脉细弦。痰火郁结已解，心肝脏阴未复，转予补益心肝以安神志。处方：川百合 12g，麦冬 12g，柏子仁 10g，丹参 12g，功劳叶 10g，朱茯神 12g，白薇 12g，炙僵蚕 10g，珍珠母 30g，夏枯草 10g，旱莲草 10g。5 剂。

六诊：夜寐梦多不宁，头部时感昏痛，苔脉如前。心肝痰火，郁结未清，原法加入泄化之品，调治善后。原方去功劳叶、夏枯草、旱莲草，加龙胆草6g，陈胆星6g。

按： 该患者因受精神刺激，恼怒伤肝，气郁化火，灼津成痰，痰瘀蒙阻神窍，心神不宁，发为癫狂之疾。《证治要诀》所谓"癫狂由七情所郁"。故拟疏泄郁火、清化痰热、开窍宁心为治。方中以柴胡、香附、白薇、龙胆草、黄芩疏泄肝经郁火，半夏、胆星、僵蚕、竹沥、礞石滚痰丸泻火逐痰，矾郁金、菖蒲开窍，鬼箭羽、丹参活血以祛痰瘀，紫贝齿、珍珠母安神镇心，一度配用万氏牛黄清心丸加强清心开窍之力。五诊因痰火郁结渐清，心肝脏阴未复，故转予补益心肝以安神志，调理善后。

2. 痰蕴于脾案

李某，女，42岁。2000年3月7日初诊。

经常咳吐稠痰，质黏色白，自觉常有痰液黏滞气道，大便不实，反见形体日胖，苔黄薄腻，脉细滑。既往曾因胆结石行胆囊摘除术。辨证为脾虚不健，痰湿上干，治当温化痰饮，燥湿健脾。处方：炒苍术10g，厚朴6g，陈皮6g，炒苏子10g，炒白芥子6g，炒莱菔子6g，法半夏10g，炙桂枝6g，茯苓10g，炙甘草3g，炙紫菀10g，款冬花10g，光杏仁10g，炮姜3g。14剂，每日1剂。

4月4日复诊，药后诸症显减，但仍大便不实，每日三四行。上方去莱菔子、杏仁，改炮姜为5g，加焦山楂、六曲各10g，续服1周后，病遂告愈。

按： 患者虽咳吐稠痰，然病位不在肺，而实归于脾，此为辨证之关键。因脾为生痰之源，肺为贮痰之器。病人脾虚不健，饮浊内留，则痰湿上干犯肺，故治当温化痰饮、燥湿健脾为主。方用平胃、二陈燥湿健脾，仿苓桂术甘汤、理中丸意，温振脾阳，蠲化痰饮，重在治本；辅以三子养亲汤降气消痰，兼治其标。二诊时因大便不实，故去易于滑肠的莱菔子、杏仁，加大炮姜用量温中运脾。

3. 痰郁化热案

患者张某，女，52岁。2000年1月17日初诊。

患者从1998年11月起，咳痰色白量多，痰质黏稠成块，咳吐不利，伴两目时有昏花涩痛，口苦、口臭、口干，嗳气较多，胃中嘈杂，泛吐酸水，胸闷，背寒背痛，背后有紧压感，手心灼热，手麻，晨起手不能握紧，足冷，大便酸臭，不成形。舌质暗，苔腻色黄，脉沉细滑。怪病多痰，信而有征，拟从痰浊久郁化热治疗。处方：法半夏12g，陈皮10g，炙甘草3g，茯苓10g，炒莱菔子10g，炒白芥子9g，炒苏子10g，杏仁10g，乌梅5g，炒黄芩10g，厚朴6g，吴茱萸2g，煅瓦楞子15g，竹茹6g。水煎服，每日1剂。

2月14日二诊：药后口中痰涎减少，咳痰较前爽利，口苦口臭等症减轻。药既对证，守法再进。上方去杏仁、乌梅、瓦楞子、竹茹，加炒苍术10g，炙桂枝10g，泽漆10g，猪牙皂2.5g。

2月21日三诊：药后痰涎咳吐爽利，痰量较少，不咳，手麻好转，但仍脚尖冷，大便欠实，苔腻黄质暗，脉细滑。上方改猪牙皂为3g，加淡干姜2.5g。守法服用半月后，诸症尽除，康复如初。

按：患者咳痰多年，色白质黏量多，显系痰浊为患。痰浊阻滞，胸阳失旷，则患者症见胸闷背痛，且有紧压之感；痰浊上犯，头目不清，则两目昏花，时有涩痛；痰浊内盛，土壅木郁，肝胃不和，则症见嗳气泛酸，口苦嘈杂，便溏酸臭；浊痰内窜，脉络受阻，则手麻，晨起不能握固；痰浊内聚，阳气不展，则背寒，足冷；痰湿内郁，日久化热，则患者口干，手心灼热。可见痰邪为患，不但随气升降，无处不到，而且寒热错杂，内外交困，诸症杂陈。治当寒热并用，化痰燥湿。药用二陈、三子养亲汤化痰降逆，行气燥湿；加黄芩、厚朴、杏仁降气化痰，兼清郁热；用桂枝则有"痰饮为阴邪，得温则化"之意，加之泽漆、猪牙皂化痰蠲浊，其化痰开结之力更胜。

第九章　水饮同源

一、概述

1. 主病脏腑

饮与水都是津液不归正化，停积而成的病理产物，二者同出一源，均与三焦气化失司，肺、脾、肾功能失调有关，故称"水饮同源"。

但水饮二者又同中有异，其停聚在体内局部者称为饮，泛发到体表全身者名曰水。饮留体内，脾运失司为其病本，正如《金匮要略心典》所言："水入而脾不能输其气，则凝而为饮"。水泛周身，三脏之中又以肾为关键，《景岳全书》云其"本在肾……肾虚则水无所主而妄行"。

2. 病机钩要

水饮为阴邪，赖气化以行。三焦者，元气之别使，决渎之官，若三焦气化失司，则水液不化不运，停积为患，流聚为病。肺脾肾分居三焦之位，在上之肺主宣发肃降，通调水道，在中之脾主运化，布散水精，在下之肾主水，蒸化水液。三脏各司其职，相互配合，任何一脏功能失常，皆可导致水饮留聚为病。

饮之所生，虽本于脏腑失调，有本虚的因素，但饮既留体内，则为饮邪，多以实论。其虚者多责之脾胃，实者又因流聚部位的不同而有痰饮、悬饮、支饮、溢饮之分。

水之所生，亦本于脏腑失调，但有阴阳之分。阳水多表实热之证，责之肺脾，或以风搏或因湿浸而成。阴水多里虚寒之证，责之脾肾，以阳气虚衰不能化气行水而为病。

水饮，一旦留聚为患，均可进一步滞涩气机，郁而化热，伤津化燥。

3. 临床特点

饮之为病，四饮形症各有不同。痰饮饮停肠胃者，脘腹坚满，呕吐清涎，胃中有振水声，或肠间辘辘有声；悬饮流于胁下者，胸胁胀满，咳唾引痛；支饮支撑胸肺者，咳逆喘满不得卧，痰吐白沫量多；溢饮溢于肢体者，身体沉重，肢体浮肿。

水之为病，有阴水与阳水之不同。阳水起病急骤，浮肿从面目开始，自上及下，肿势多在腰以上；兼有恶寒、发热等表现，伴随小便不利或小便热赤等。阴水发病缓慢，浮肿多先见于足跗，自下而上，小便量少而清，肿势多在腰以下。

4. 治疗原则

温化是水饮的治本之法，《金匮要略·痰饮咳嗽病脉证并治》云："病痰饮者，当以温药和之。"而发汗、利小便又是水饮的治标之法，故《素问·汤液醪醴论》针对"五脏阳以竭也，津液充郭"之变又提出了"开鬼门，洁净府"治法。

因此，水饮的治疗当审标本虚实或分治或合治。本虚者以温化为原则。因饮为阴邪，遇寒则聚，得温则行，当用温阳化气之法，以杜绝水饮生成之源，具体又有健脾和温肾之分。标实者应攻逐水饮，因水饮留聚为患，会进一步加重脏腑功能失调，当以祛邪为先，或以发汗利小便表里分消，或以逐水去内聚之饮。虚实相兼者又当权衡施治。如属邪实正虚，则当攻补兼施。饮郁化热，饮热相杂者，又当温清并用。

因水饮同源，故治水、治饮诸方，每可通用。

二、病机证素条目

1.中虚饮停证

（1）辨证

特异症：口渴不欲饮水；喜热饮而不多，或饮入即吐；背部寒冷；脘腹喜温怕冷；泛吐清水痰涎。

可见症：食少便溏；形体逐渐消瘦；胃中有振水音；胸胁支满；气短；心悸；头晕，目眩。

相关舌脉：舌苔白滑，脉弦细而滑。

（2）病性病位：病性属本虚标实，病位在脾胃。

（3）病势演变：若治疗恰当，痰饮得化，可转为脾气虚弱证，再经调治可愈；若失治误治，阳气日损，久病及肾，可见脾肾阳虚证，或成久泻；饮邪久留体内，则见标实之证，且易因感外邪，或因饮食不当而诱发加重。

（4）治法：温脾化饮。

（5）方药范例：苓桂术甘汤合小半夏汤加减。

药用桂枝、甘草辛甘化阳，通阳化气；白术、茯苓健脾渗湿；半夏、生姜和胃降逆。

加减：水饮内阻，清气不升而致眩冒、小便不利者，加泽泻、猪苓；脘部冷痛，吐涎沫者，为寒凝气滞，饮邪上逆，酌配干姜、吴茱萸、川椒目、肉桂；心下胀满者，加枳实以开痞。

（6）临证备要：温化是本证的正治之法。通过温中以扶脾胃之阳，可杜痰饮生化之源；通过温通散寒，化气利水，直接消痰饮于无形。临床在辨证基础上，酌加附片、肉桂可温固下元；合用良附丸可温中理气而散寒。并可配合神阙、关元之灸法，以提高临床效果。

2. 饮停胃肠证

（1）辨证

特异症：脘腹痞胀而痛，胃中时有振水声；肠间水声漉漉，腹满，便秘。

可见症：下利，利后脘腹仍坚满，口淡不渴；腹大坚满而痛，口舌干燥。

相关舌脉：舌苔白滑或黄腻，脉沉弦或伏。

（2）病性病位：病性属实，病位在胃肠。

（3）病势演变：若治疗得法，饮化水消，可转为脾气虚弱证；若治不得法，饮聚不去，常兼气滞湿阻证，或成聚证；若饮停日久，或攻逐过度，可损伤津气，则兼气阴两虚证。

（4）治法：攻下逐饮。

（5）方药范例：甘遂半夏汤或己椒苈黄丸加减。

药用甘遂、半夏开结降逆逐饮；并以甘草、甘遂相反之性增强逐饮之力；用白芍、白蜜甘酸缓中，以防伤正。或用葶苈子、大黄攻坚决壅，逐水从大便而出；防己、川椒目辛宣苦泄，导水利尿，使饮邪从小便而出。

加减：恶心、呕吐者，重用半夏，加生姜降逆止呕；胸腹满闷者，加枳实、厚朴行气泄满，加白蔻仁化湿除滞；便秘者，加全瓜蒌、桃仁通腑导下。

（6）临证备要：本证虽以邪实为主，但需要注意正虚的一面，不能图快一时，攻逐太过，损伤正气。临床可间断用药，一般用本方 3~5 剂，可停 1~2 日，通过饮食调养，或辨证服用补益之剂，以养正气。同时需忌生冷，避风寒。

3. 饮停胸胁证

（1）辨证

特异症：胸胁胀闷疼痛，以胁下部位为主；呼吸、咳唾、转侧时，疼痛加重。

可见症：呼吸困难；病侧肋间胀满；胸廓隆起；胁下痞硬；头痛，头晕。

相关舌脉：舌苔白，脉沉弦或弦滑。

（2）病性病位：病性属实，病位在胸胁。

（3）病势演变：若失治误治，迁延日久，正气损伤而气滞湿阻，或成癥积；或饮邪久留伤正，脾肾阳虚，可致水气泛滥；若饮停日久，或攻逐渗利太过，也可耗气伤津。

（4）治法：攻逐水饮。

（5）方药范例：十枣汤加味。

药用甘遂、大戟、芫花攻逐水饮，除积聚而消肿满；大枣益气护胃，缓和峻药之毒，减少药后反应。

加减：若体质偏弱不任攻下，十枣汤改为葶苈子、桑白皮。痰浊偏盛，胸部满闷，舌苔浊腻者，加白芥子、薤白、杏仁；水饮久停难去，胸胁支满，体弱，食少者，加桂枝、白术、甘草通阳健脾化饮，不宜再予峻攻。若饮去之后，见胸闷、胸痛络气不和之候，可用香附旋覆花汤加丝瓜络、陈皮、郁金理气和络之品，以冀气行水行。

（6）临证备要：若水饮壅盛，可用攻逐法以缓其急，只要正气无明显虚亏，即可用十枣汤攻逐祛饮。就临床所见，久病未必皆虚，攻逐之法当用则用，不能拘于常规。

4. 水饮凌心证

（1）辨证

特异症：心悸；气短；小便不利。

可见症：眩晕；咳喘；恶心呕吐；形寒肢冷；胸脘痞满；渴而不欲饮。

相关舌脉：舌苔白腻，脉沉弦或细滑。

（2）病性病位：病性属本虚标实，病位在心、脾、肾。

（3）病势演变：经过治疗，可转化为中虚饮停证或心肺气虚证。若阳伤较重，寒饮壅聚，则可兼寒饮射肺之候。若失治误治，阳气衰竭，则可发生喘脱之变。

（4）治法：温阳化饮，利水宁心。

（5）方药范例：苓桂术甘汤合桂甘龙牡汤加减。

本方重用茯苓淡渗利湿而宁心；桂枝温通心阳，辅助茯苓助气化而利水气；白术健脾燥湿，健运中焦，使水湿自除；炙甘草健脾补中，调和诸药；龙骨、牡蛎镇惊潜阳而安神宁心。

加减：若见眩晕、气短、下肢浮肿者，加附子、干姜温扶肾阳；若见咳喘、上气、呼吸不畅者，加麻黄、细辛、五味子宣肺平喘，温阳化气。

（6）临证备要：本证可见于多种疾病。心悸中出现水气凌心证，以心悸、胸闷、气短、形寒肢冷为主要表现，治当益气温阳行水，方以桂甘龙牡汤为主；眩晕中出现水气凌心证，以头晕目眩、恶心呕吐、胸脘痞满、心慌心悸为主要表现，治以温中化饮利水，方以苓桂术甘汤为主；喘证中出现水气凌心证，则以咳嗽、气喘、气短、心悸、小便不利甚至肢体浮肿为临床表现，治以温阳利水，方以真武汤为主。

5. 寒饮犯肺证

（1）辨证

特异症：咳喘，咳痰稀薄，色白多沫，遇寒即发或受寒加重。

可见症：恶寒发热；形寒怕冷；胸闷气短，咳逆倚息不得卧；面浮足肿；身体疼痛。

相关舌脉：舌苔白滑或白腻，脉沉弦或沉紧。

（2）病性病位：病性属实，病位在肺。

（3）病势演变：若饮停日久，气机不利，络脉痹阻，可形成络气不和证；饮阻气郁，日久化热，可出现饮热内盛证。若寒饮伤阳，心肾阳虚，则可兼水饮凌心之候，若失治误治，阳气衰竭，亦可发生喘脱之变。

（4）治法：温肺化饮。

（5）方药范例：小青龙汤加减。

药用麻黄、桂枝、干姜、细辛温肺散寒化饮；半夏、厚朴、苏子、杏仁、甘草化痰利气；五味子敛肺止咳。

加减：饮邪化热，咳而烦躁，配生石膏清热化饮；喘息不得卧，胸满气逆者，配葶苈子、白芥子、射干泻肺祛饮；饮邪壅实，咳逆喘急，胸痛烦闷者，加甘遂、大戟峻逐水饮，以缓其急。

（6）临证备要：本证若单纯发汗散寒，则水饮不化；单纯温肺化饮，则外寒不散；唯解表化饮，表里同治为宜。平时还应避风寒，忌生冷，以免诱发。

6. 水湿泛溢证

（1）辨证

特异症：全身水肿，按之没指；小便短少；身体困重。

可见症：胸闷；纳呆；泛恶。

相关舌脉：苔白腻，脉沉缓。

（2）病性病位：病性属本虚标实，病位在脾。

（3）病势演变：本证水湿不去，感受风寒者，则成风遏水阻；湿郁化热，可导致湿热壅盛；久病伤阳，可转为阳虚水泛；水湿不化，影响气血运行，导致血瘀者，则成瘀阻水停。

（4）治法：健脾化湿，通阳利水。

（5）方药范例：五皮饮合胃苓汤加减。

药以桑白皮、陈皮、大腹皮、茯苓皮、生姜皮化湿行水；白术、苍术、厚朴燥湿健脾；猪苓、泽泻利尿消肿；肉桂温阳化气行水。

加减：若肿甚而喘，加麻黄、杏仁、葶苈子宣肺泻水而平喘。若湿热壅盛，可改用疏凿饮子外疏内通，分消湿热。

（6）临证备要：本证治疗分三个方面。首先健脾，脾健则运化有权，水湿可化；其次利水，水利则从小便而出；第三通阳，扶助阳气，阳气充足则阴霾可散。

7.阳虚水泛证

（1）辨证

特异症：全身浮肿，腰以下为甚；腹大胀满，朝宽暮急；畏寒肢冷。

可见症：面色苍黄或白；神倦怯寒；脘闷纳呆；便溏腹泻；腰膝酸软；小便短少；咳嗽气喘，痰多清稀；心悸；目眩。

相关舌脉：舌胖，色淡，质紫，苔白，脉沉滑。

（2）病性病位：本虚标实，病位在脾肾。

（3）病势演变：若治疗恰当，水肿消退，可呈阳虚之候，包括心阳虚、脾阳虚和肾阳虚；病情进一步发展，可致肾阳虚衰；若水饮上犯，则成水饮凌心、水寒射肺；水饮久羁，影响肺朝百脉、助心行血的功能，导致血行不畅，则心血瘀阻，而使水饮、痰浊、瘀血互为因果，杂合同病。

（4）治法：温肾暖脾，化气行水。

（5）方药范例：实脾饮合真武汤加减。

方用附子、干姜、炙甘草温阳助化；茯苓、白术、生姜健脾利湿；草果仁、厚朴、大腹皮、木香、木瓜化湿行滞；白芍敛阴和阳。

加减：脾肾阳虚明显者，可加鹿角片、胡芦巴温补脾肾；有瘀血征象者，加红花、赤芍、泽兰、益母草、北五加皮行瘀利水；水肿势剧，上凌心肺，见心悸喘满，倚息不得卧者，加沉香、黑白丑、椒目、葶苈子行气逐水；水肿消退后，酌减利水药，以温补肾阳治其本。

（6）临证备要：在水肿、臌胀、心悸、消渴等多种疾病过程中可见阳虚水泛，特点是病程较长，正虚邪实。治疗需根据不同的病证特点，选择用药。特别要注意顾护正气，不能一意攻伐。

附　杂合病机证素

水饮是一种常见的病理因素，易与其他因素相兼为患。若饮邪久郁，气机不利，络脉痹阻，则可致络气不和，需理气和络，方如香附旋覆花汤；或阴寒久郁，或寒邪外束，可致化热，形成饮热相兼证，当温清并用，方如小青龙加石膏汤；若饮阻气郁，化热伤阴，虚火上炎，灼伤肺阴，可见阴虚火旺证，治宜滋阴清热，方如沙参麦冬汤合泻白散；若瘀血阻滞，三焦水道不利，或水饮停滞，影响气血运行，则可形成瘀阻水停证，其治疗常配合活血化瘀法，取血行水亦行之意，可选用益母草、泽兰、桃仁、红花、水红花子等。

三、病案举例

1. 寒饮伏肺案

沈某，男，50岁。

患者因发热、便下紫血入院，查体发现胃脘下有包块，但不痛。经治疗，发热、下血均瘥，但腹部日渐膨胀，渐至脐突，青筋暴露，经用补气、运脾、温肾、逐水诸法俱不效，住院半年有余。反复检查既非肝硬化腹水，也非肾病，难以明确诊断。时天气日冷，见其伴有明显的咳喘，咳吐多量白色泡沫痰液，舌苔白，脉弦，考虑患者起病虽属血瘀气滞，肝脾两伤，水湿内停，但当前的病机主要为寒饮伏肺，肺气不宣，通调失司。乃径取小青龙汤原方，温肺化饮，开上启下，拟通过开肺以利尿，化饮以消水。药后，腹水随咳喘咳痰的改善而日渐消退，经月痊愈。

按：本例患者当诊为臌胀，但以常法从肝、脾、肾三脏辨治取效不著。重新审视病情，注意到患者伴有明显的咳喘、咳吐多量白色泡沫痰液、苔白脉弦等症，因而从痰饮伏肺论治而取效。说明痰、饮、水、湿同出一源，治饮、治水、治臌诸法诸方，每可借鉴应用。故本案以小青龙汤温开肺气之治痰饮，起到通调水道而消水除胀的作用，也提示治水、治饮总应以温化为原则，因温药有助于气化水行，津液输化复常则水饮自消。且本案臌胀消减过程中亦未见小便明显增多，足证"治饮不在利小便，而在通阳化气"的论点。

2.四饮并病案

陈某，男，60岁。

初诊：患者因寒热9天，下肢浮肿、腹胀、气喘5天就诊。发病之初，精神疲惫，入暮周身恶寒，继之发热，无汗，肢体酸重，头晕而痛，稍有咳嗽气急。4天后，足部浮肿，由轻渐重，渐累及大腿、阴囊、腹部，面部亦有受累，腹满胀大，转侧有水声，咳逆气喘加剧，难以平卧，咳唾白色泡沫痰，胸部满闷，胁胀，食少，小便量少，日一二行，仅600mL左右，大便干。舌苔薄白，脉弦滑。查体见两下肺呼吸音减弱，移动性浊音阳性，左侧腹股沟疝气，阴囊水肿，双下肢凹陷性水肿，膝下为著。X线示两侧胸腔积液。小便常规示：尿蛋白（++），白细胞（++），红细胞（++）。心电图正常。经多方治疗无效收住入院。住院后从宣降肺气、运脾渗湿治疗，佐以攻逐泻饮而缓其急。方选麻黄汤加白术、五苓散、五皮饮、葶苈大枣泻肺汤等，并加防己、牛膝、车前子以利其下。另予控涎丹，早晨空心顿服。

二诊：药进4天，尿量增多，日行800~1300mL，便下稀溏，每日1~4次，稍有腹痛反应，下肢浮肿木硬略软，唯咳喘不减，难以平卧，入夜骤然气喘加剧，呼吸急促，端坐，气急心慌，胸膈烦闷，躁急不安，汗出肤冷，面唇肢指出现发绀，脉细而数。听诊心率加快，有Ⅲ级收缩期杂音，两肺有干湿啰音，叩诊音浊。病情变生顷刻，用参附汤、黑锡丹以扶正固脱，镇摄定喘，并针内关穴，配合西药急救，并行胸腔穿刺术抽出积液1000mL以治其急，喘促之危候至凌晨得以渐平。继以温化为主法，兼取汗利，表里分消。方选小青龙汤，温里疏表而开其上；苓桂术甘汤，温阳利水而治其中；麻黄附子细辛汤，助阳发汗，温少阴而开太阳；兼伍苏子、白芥子、旋覆花，以降气化痰定喘。

三诊：药进3日，浮肿明显消退，小便日行1500~1700mL，腹围减至76cm。经5天而气喘咳逆大减，彻夜均能安静平卧，表证全罢。继以此法进退调治，旬日后下肢、阴囊水肿全部消退，每日尿量超过饮水量，咳喘均平，咳痰极少，复经1周，复查小便常规无异常，胸透示胸腔积液全部吸收。听诊心尖区之杂音亦不明显，临床无任何自觉症状，遂予出院。

按：本案为痰饮、悬饮、支饮与溢饮四饮并病之案。第一次用药之后，虽然病情减轻，但随之病情生变。分析其症，乃寒水上犯，凌心犯肺，心阳被遏；肺气上逆，逼肾中之真阳上奔，因而喘脱之象毕现。经过这一度波折，再度辨析症情，审其治疗，体会到饮为阴邪，得阳方化。若取法攻逐，则表证尚在，故前用控涎丹而饮不能祛。若徒取汗法，则在里之寒饮殊难发越尽从表出，故曾投麻黄加术汤而亦鲜有疗效。若径取利法则阳不能化，虽利之后仍然旋去旋生，故前用五苓、五皮，虽尿量增多而效仍不著。总之，饮邪内居而阳不能化，必当主以温化，若仅予汗、利攻逐诸法，而不治其源，则阳气日虚，势必生生不已。于是在采取急救措施使病情平稳之后，调整了相应的治法，以求正本清源。法取温化为主，兼以汗利，使阳气复而积饮化，病本得以尽拔，短期即获得了满意之疗效。

3. 湿热瘀阻水停案

汪某，男，37岁。

初诊：患者浮肿将近1个月，以下肢明显。曾检查血压90/70mmHg，尿蛋白（++++），24小时尿蛋白14g，胆固醇13.79mmol/L，血清白蛋白23.1g/L。省某医院诊为肾病综合征，予泼尼松每日 60mg，潘生丁每日 150mg，用药将近 1 个月，尿蛋白不降，遂来中医门诊。

刻诊：浮肿，以下肢为甚，按之有明显凹陷，腹胀，腰酸痛，尿少色黄，尿意难尽，食纳平平，口干苦。舌苔中部黄腻，底白质紫，脉小弦数。病机为湿热瘀阻，气不化水。治拟益气利水，清化湿热，活血通络。处方：生黄芪 20g，木防己 12g，炒苍术 10g，黄柏 10g，粉萆薢 15g，六月雪 20g，五加皮 10g，猪茯苓各 15g，大腹皮 10g，石韦 15g，泽兰 10g，泽泻 15g，鬼箭羽 10g，车前草 10g，7 剂。

二诊：药后浮肿显减，尿量有增，小腹不胀，腰微酸，右耳闭气。舌苔黄，中后部薄腻，质紫红，脉小弦。尿蛋白（－）。效不更方，治守前意。原方 7 剂。

三诊：浮肿全消，自觉腰酸，夜寐早醒，尿黄。舌苔黄腻，质暗红，脉弦。尿检仅脓细胞（＋）。再予清利下焦，活血通络。处方：生黄芪 20g，木防己 12g，炒苍术 10g，黄柏 10g，粉萆薢 15g，六月雪 20g，五加皮 10g，泽兰 10g，泽泻 15g，鬼箭羽 10g，石韦 15g，狗脊 10g，川续断 12g，茯苓 10g，7 剂。

三诊：药后患者仅劳累后腰酸，偶有便溏，继按上法加减调治，病情稳定，尿检持续阴性，肾功能正常。激素逐渐减量，观察近 1 年，始终尿检正常，胆固醇、血清白蛋白恢复正常值。

按：患者明确诊断为肾病综合征。但是用大剂量激素近 1 个月，仍未见效。根据其症状特征，可以归属"水肿"之阴水范围。此证一般多责之于脾虚、肾虚，少有从湿热、瘀血论治者。但据症分析，本例患者在脾肾本虚的基础上，由于水液的输布失常，因虚致实，导致水、湿、热、瘀诸种病理因素相兼为患。故治以清化湿热，活血利水，方选防己黄芪汤合二妙丸加减。药用黄芪、防己益气利水，以治标实本虚之肿；以苍术、黄柏清化湿热；六月雪、萆薢、车前草、石韦清热利湿，分清泌浊；以猪茯苓、泽泻淡渗利水；以大腹皮行气祛湿；更配泽兰、鬼箭羽等活血化瘀，使血行则水行。因辨证准确，方药与病机相合，故能一诊而应。取效后在清利湿热、活血化瘀的基础上，稍加补肾健脾之品，以标本同治，使病情平稳康复。

第十章 虚多久病

一、概述

1. 主病脏腑

虚是以脏腑功能衰退、气血阴阳亏损为其主要病机表现的一类病证。凡人体在疾病发生发展过程中，导致功能低下，脏腑损伤，气血阴阳亏耗，表现一系列亏少、不足、减退等症状表现时，中医统称为虚证。

虚证涉及的范围虽广，但总不离于五脏。而五脏之变，又不外乎气血阴阳。故对虚证的辨证，当以气、血、阴、阳为纲，五脏虚候为目。通常气虚以肺脾为主，但病重者每可影响心肾；血虚以心肝为主，并与脾之化源不足有关；阴虚以肾肝肺为主，涉及心胃；阳虚以脾肾为主，重证每易影响到心。

2. 病机钩要

虚证的形成多有一个病深日久，缓慢发展的过程。其原因较多，如《理虚元鉴·虚症有六因》所说"有先天之因，有后天之因，有痘疹及病后之因，有外感之因，有境遇之因，有医药之因"等。其病程较长，病势发展较慢，有一个积渐形成发展的过程。

一般病程较短，病情较轻的，多见气虚、血虚及气血两虚、气阴两虚之证；病程较长，病情较重者，多见阴虚、阳虚、阴阳两虚之证。因虚病病程较长，临床上还易杂合其他病机表现。首先，因病致虚、久虚不复者，应注意原发病，如因热病、寒病或瘀结致虚者，原发疾病是否已愈。其次，应细察有无因虚致实之征，如因气虚运血无力，形成瘀血；脾气虚不能运化水湿，以致水湿内停等。再者，还应注意是否兼感外邪，虚病之人由于卫外不固，易感外邪为患，且感邪之后不易恢复。

虚证后期，虚象毕露，大肉尽脱，厌食不饥，或稍食即脘胀不适、腹泻便溏者，为脾胃衰败，化源告竭的危象，多预后不良，即"无胃气则死""失谷者亡"之意。

3. 临床特点

一般来说，气虚者主要表现为面色萎黄、神疲体倦、懒言声低、自汗、脉弱；血虚者主要表现为面色不华、唇甲淡白、头晕眼花、脉细；阴虚者主要表现为口干舌燥、五心烦热、盗汗、舌红苔少、脉细数；阳虚者主要表现为面色苍白、形寒肢冷、舌质淡胖有齿印、脉微。由于气血同源、阴阳互根、五脏相关，所以各种原因所致的虚证往往互相影响，由一虚可渐致两虚，由一脏可累及多脏，使病情趋于复杂和严重，辨证时应加以注意。

4. 治疗原则

"虚则补之"，对于虚证的治疗，以补益为基本原则。应根据虚之侧重，分别采用益气、养血、滋阴、温阳的治法。

同时，还应结合五脏病位的不同而选方用药，以加强治疗的针对性。根据阴中求阳、阳中求阴的原则，在补阳药中配合少量阴药以滋阴助阳，在补阴药中配合少量阳药以助阳生阴。至于气虚之补血益气，血虚之益气生血；以及补阳以化气，补阴以生血等，其义亦复相同。同时还应从五脏互为资生的整体关系出发，采用隔二、隔三的治法，如肺伤补脾、肝虚滋肾等。

二、病机证素条目

（一）气虚证

1. 肺气虚证

（1）辨证

特异症：自汗畏风；声音低怯；短气；易于感冒。

可见症：疲倦乏力；时寒时热；面色㿠白；咳痰清稀。

相关舌脉：舌淡苔薄白，脉弱。

（2）病性病位：病性属虚，病位在肺。

（3）病势演变：肺虚不能主气，气不化津，则痰浊内蕴，肃降无权。肺外合皮毛，肺气不足则卫外不固，而更易感受外邪。若肺气虚久，子盗母气，可导致肺脾气虚。进一步发展可致肺肾两虚，气失摄纳之证。

（4）治法：补肺益气。

（5）方药范例：补肺汤加减。

药用黄芪、党参、白术补益脾肺，益气固表；五味子固表敛汗，收摄耗散之气；桑白皮、紫菀止咳化痰平喘。

加减：若肺气上逆，咳喘较著者，加沉香、苏子降气止咳；肾虚不能纳气，动则喘甚者，加熟地黄、补骨脂、胡桃肉、坎脐纳气平喘；若寒痰内盛，咳痰稀薄量多，可加钟乳石、苏子、款冬、半夏温肺化痰。

（6）临证备要：肺气虚弱之久咳、痰多、纳差者，可用"培土生金"法健脾以补肺，通常以六君子汤为主进行加减化裁。随着脾气健旺，食欲逐渐增强，肺虚的症状也会随之逐步改善。

2. 心气虚证

（1）辨证

特异症：心悸怔忡；少气乏力。

可见症：胸闷；气短；动则诸症加重；面色㿠白；自汗；懒言少语。

相关舌脉：舌淡苔薄白，脉弱。

（2）病性病位：病性属虚，病位在心。

（3）病势演变：心气不足，鼓动无力，易致气血瘀滞，出现胸痹病证。心气亏虚进一步发展，可致心阳不振，不能温化水湿，还可见水饮凌心之候。

（4）治法：益气养心。

（5）方药范例：七福饮加减。

药用人参、白术、炙甘草补益心气；当归、熟地黄滋补阴血；酸枣仁、茯神、远志宁心安神。

加减：若心肾气虚，动则短气喘促，加紫石英、五味子摄纳肾气；兼见心阳不振，畏寒怕冷，加桂枝、附子以温通心阳；兼心血不足，加阿胶、首乌、龙眼肉以滋养气血。

（6）临证备要：对心气不足的治疗在用补气药的基础上，可少佐温阳之剂，如肉桂或附子，取其"少火生气"之意。同时注意加用健脾助运之品，以资后天气血生化之源，使气有所养，心有所依。

3. 脾气虚证

（1）辨证

特异症：纳差；便溏；少气乏力。

可见症：面色萎黄；腹胀；久泄脱肛；消瘦；齿衄；吐血；便血；妇女白带清稀；小便淋沥不尽。

相关舌脉：舌淡苔白，脉弱。

（2）病性病位：病性属虚，病位在脾。

（3）病势演变：脾气虚甚，清阳不升，则中气下陷，每见脱肛、内脏下垂诸症。脾气不足，生化乏源，土不生金，可致肺气亏虚；气不生血，血不养神，可致心悸、不寐等心脾两虚病证。脾胃气虚，后天失养，外则卫表不固，内则脏腑功能低下，百病由生，日久甚至步入虚劳之途。

（4）治法：益气健脾。

（5）方药范例：加味四君子汤。

药用人参、黄芪、白术、甘草益气健脾；茯苓、扁豆运脾化湿。

加减：若黎明洞泄，火不生土者，加补骨脂、五味子、熟附子温肾暖土；若脾不统血而致出血，皮肤有紫癜者，加熟地黄、阿胶、仙鹤草养血止血；若脾虚腹泻为主，加炒苡仁、山药、芡实健脾化湿止泻；若中气下陷，脘腹坠胀，气短，脱肛者，可加用升麻、柴胡、陈皮升阳举陷。

（6）临证备要：脾失健运，往往影响气机升降，出现腹胀、纳少等脾虚气滞之证。在治疗中，应酌情配合理气消导法，如适当加入陈皮、木香、麦芽等理气醒脾之品，有助于脾的健运。同时脾虚还易生湿，茯苓、白术、薏苡仁、扁豆等健脾而兼有除湿之功，一举两得，当善为应用。

4.肝气虚证

（1）辨证

特异症：忧郁胆怯；懈怠乏力；两胁隐胀，按之为舒。

可见症：脘腹胁肋胀痛；嘈杂；吐沫泛酸；头昏；视物不清；便溏；四肢麻木；肢痿无力；自汗；懒言声低；面色青黄。

相关舌脉：舌淡苔白，脉沉弱而弦。

（2）病性病位：病性属虚，病位在肝。

（3）病势演变：肝主疏泄，性喜条达，肝气虚疏泄无权，易因虚而郁，木不疏土，出现肝郁脾虚。肝气虚久，可损及于阳，肝阳亦虚，出现手足冷，身畏寒，喜温热等虚寒之象。

（4）治法：益气养肝，解郁健脾。

（5）方药范例：补肝散加减。

药用黄芪、山茱萸、山药、白术益气补肝，健运脾土；当归、川芎、炒枣仁、合欢花养血柔肝，解郁安神。

加减：若心情郁闷，两胁不适，气郁明显，加香附、郁金、香橼皮疏肝解郁；若头痛，胁肋隐痛，气虚血瘀者，加川芎、玫瑰花、延胡索理气和血；若肝气虚久，损及于阳，出现畏寒，怕冷，喜热饮等，加鹿茸、巴戟天、吴茱萸温补肝阳。

（6）临证备要：对肝气虚证，可根据肝病当先治脾的理念，治当培土以栽木，补脾以疏肝，必要时可仿王旭高所称之温中疏木法意，用六君子汤加吴茱萸、白芍、木香，中虚寒甚，空腹痛作，泛吐涎沫者用吴茱萸汤加黄芪、肉桂、干姜、川椒等温肝暖胃。临床多用于慢性肝炎，慢性胃炎，十二指肠球部溃疡等病证。

5. 肾气虚证

（1）辨证

特异症：腰膝酸软；气短乏力。

可见症：面色㿠白；眩晕；耳鸣；小便频数或失禁；遗

精；女子带下稀白。

相关舌脉：舌淡胖苔薄白，脉细弱。

（2）病性病位：病性属虚，病位在肾。

（3）病势演变：肾气虚久，可气虚及阳，出现肾阳虚衰的表现。同时因气不化精，或气不固精，进一步发展也可导致肾精亏虚表现。

（4）治法：补肾益气。

（5）方药范例：大补元煎加减。

药用人参、山药、杜仲补益肾气；枸杞子、熟地黄、当归、山萸肉滋养肾阴；白术、茯苓、黄芪补脾以滋肾。

加减：若腰酸明显，加杜仲、川断、桑寄生补肾强腰；气虚及阳，形寒肢冷，加附子、肉桂温肾助阳；肾虚冲气上逆，脐下悸动，加桂枝、磁石、龙骨平冲定悸。

（6）临证备要：肾气肾元亏虚，封藏失司，固摄无权，易出现遗精、久泄，女子带下清稀量多等症，应兼用补肾固摄法，如金锁固精丸、缩泉丸之类。亦可在辨证方药中加入沙苑子、益智仁、龙骨、牡蛎等，但应注意兼有实邪留恋者慎用。

（二）血虚证

1. 心血虚证

（1）辨证

特异症：心悸；怔忡；面唇色淡。

可见症：失眠；健忘；面色萎黄无华；头晕目眩；神疲乏力。

相关舌脉：舌淡，脉细。

（2）病性病位：病性属虚，病位在心。

（3）病势演变：心血不足，血不载气，易出现气血两虚表现。心血虚进一步发展可出现心阴虚，或心肾阴虚表现。

（4）治法：养血宁心。

（5）方药范例：养心汤加减。

药用人参、黄芪、茯神、甘草益气生血；当归、川芎、酸枣仁、远志养血宁心；陈皮、半夏曲健脾和胃，以助气血生化之源。

加减：若不寐较重者，酌加五味子、柏子仁、夜交藤以养心安神；若心悸不安明显，加龙骨、龙齿、牡蛎以镇心安神。

（6）临证备要：因血为气之母，血虚会伴有不同程度的气虚症状，所以补血不宜单用补血药，应适当配伍补气药，以达益气生血的目的，如重用黄芪、党参等。

2.肝血虚证

（1）辨证

特异症：眩晕；视糊；爪甲不荣。

可见症：肢麻；耳鸣；面色不华；关节拘急不利；手足震颤；肌肉眴动；妇女月经量少色淡，甚则闭经。

相关舌脉：舌淡，脉细。

（2）病性病位：病性属虚，病位在肝。

（3）病势演变：肝血不足，血不荣筋，血虚易于生风，常见关节拘急不利，手足震颤，或肌肉眴动等虚风内动表现。肝血亏少，血虚易于出现血滞，日久可兼有瘀血。肝血虚进一步发展，可出现肝阴虚，或肝肾阴虚表现。

（4）治法：补血养肝。

（5）方药范例：四物汤加减。

药用熟地黄、当归补血养肝；芍药、川芎和营调血；黄芪、党参、白术补气生血。

加减：若血虚甚者，加制首乌、枸杞子、鸡血藤增强补血养肝的作用；若目失所养，视物模糊，加楮实子、枸杞子、菟丝子养肝明目；若肢颤，关节拘急不利，肌肉瞤动，加天麻、钩藤、木瓜平肝息风；若血虚血滞，加鸡血藤、丹参、红花养血活血。

（6）临证备要：肝血亏少，易因虚致实，出现血虚血滞的局面。若瘀血成为矛盾的主要方面，必须以活血祛瘀为主，如《金匮要略》治疗虚劳干血瘀结用大黄䗪虫丸缓中补虚。张子和解释为"癥结尽而营卫昌"，提示血虚夹瘀之证，应该注意补虚毋忘治实。

（三）阴虚证

1. 肺阴虚证

（1）辨证

特异症：干咳无痰；口干咽燥。

可见症：痰少质黏，不易咳出；痰中带血；发音嘶哑；形体消瘦；五心烦热。

相关舌脉：舌红少苔或花剥苔，脉细数。

（2）病性病位：病性属虚，病位在肺。

（3）病势演变：肺阴虚进一步发展常表现为阴虚生内热，而致阴虚火旺；或因阴伤气耗，阴虚不能化气，导致气阴两虚，甚则阴损及阳，而见阴阳两虚之候。

（4）治法：滋养肺阴。

（5）方药范例：沙参麦冬汤加减。

药用沙参、麦冬、天花粉、玉竹、百合滋养肺阴；贝母、杏仁润肺化痰；桑白皮、地骨皮清肺泄热；甘草甘缓和中。

加减：若肺气不敛，咳而气促，加五味子、诃子以敛肺气；阴虚潮热，酌加功劳叶、银柴胡、青蒿、鳖甲、胡黄连以清虚热；若阴虚盗汗，加乌梅、瘪桃干、浮小麦收敛止涩；肺热灼津，咳吐黄痰，加海蛤粉、知母、黄芩清热化痰；若热伤血络，痰中带血，加黑山栀、藕节、白茅根清热止血。

（6）临证备要：肺阴虚证，在甘寒滋阴的同时，当兼伍甘淡实脾之药，帮助脾胃对滋阴药进行运化吸收，以免纯阴滋腻碍脾，但用药不宜香燥，以免耗气、劫液、动血。方宗参苓白术散意，药如橘白、谷芽、山药、白术、扁豆、莲肉、苡仁等。阴虚导致火旺者，当在滋阴的基础上参以降火，但忌苦寒太过伤阴败胃。因本病虽具火旺之症，但本质在于阴虚，故当以甘寒养阴为主，适当佐以清火，不宜单独使用，即使肺火标象明显者，亦只宜暂予清降，中病即止，不可徒持苦寒逆折，过量或久用，以免苦燥伤阴，寒凉败胃伤脾。

2. 心阴虚证

（1）辨证

特异症：心悸心烦；惊惕不安。

可见症：失眠；多梦；口干舌燥；面赤生火；舌疮频发；五心烦热；盗汗。

相关舌脉：舌红少苔，脉细数。

（2）病性病位：病性属虚，病位在心。

（3）病势演变：心阴虚进一步发展除表现为肾阴虚，而致阴虚火旺外，病久还可阴损及阳，出现阴阳俱损之候。

（4）治法：滋养心阴。

（5）方药范例：天王补心丹加减。

药用天冬、麦冬、玉竹滋养心阴；玄参、生地黄滋肾养心；丹参、当归补血养心；远志、柏子仁养心安神；枣仁、五味子敛心气，宁心神。

加减：若心火偏旺，心烦不寐，口舌生疮者，加黄连、山栀清心泄热；伴肾阴虚，腰酸耳鸣，口咽干燥者，加制首乌、枸杞子、龟甲、鳖甲滋养肾阴以济心阴。

（6）临证备要：因心阴虚常见失眠、多梦、惊悸等心神不安表现，临床应根据具体情况在补养心阴的基础上，酌情加用酸枣仁、柏子仁、五味子养心安神，人参、太子参、茯神补气养神，龙骨、牡蛎、龙齿镇心安神，琥珀、莲子心、珍珠母清心安神等，以协同增效。

3. 胃阴虚证

（1）辨证

特异症：胃脘嘈杂；饥不欲食。

可见症：胃脘灼痛；稍食即胀；干呕恶心；口干咽燥；大便干结；形体消瘦。

相关舌脉：舌红少津，脉细数。

（2）病性病位：病性属虚，病位在胃。

（3）病势演变：胃阴虚进一步发展除损伤肺阴，出现肺胃阴虚外；还可下夺肾阴，出现肺胃肾上、中、下三阴俱损的局面。

（4）治法：滋养胃阴。

（5）方药范例：益胃汤加减。

药用沙参、麦冬、生地黄、玉竹滋阴养液；白芍、乌梅、甘草酸甘化阴；谷芽、鸡内金、玫瑰花醒脾健胃。

加减：若口干唇燥，津亏较甚者，加石斛、天花粉滋养胃阴；不思饮食甚者，加麦芽、扁豆、山药益胃健脾；呃逆，干呕恶心明显，加刀豆、柿蒂、竹茹降逆和胃；大便干结，用杏仁、火麻仁、蜂蜜润肠通便。

（6）临证备要：胃喜润而恶燥，胃阴虚者一般宜用甘润养阴为主，若兼有气滞者，当投理气而不伤阴之品，如绿梅花、佛手花、玫瑰花等。慎防过用陈皮、香附等香燥理气之品，以免进一步耗伤胃阴。

4. 肝阴虚证

（1）辨证

特异症：头晕目涩；手足蠕动。

可见症：口燥咽干；胁痛不适；肢颤；面部烘热或颧红；潮热，盗汗；耳鸣；五心烦热。

相关舌脉：舌红少苔，脉弦细数。

（2）病性病位：病性属虚，病位在肝。

（3）病势演变：肝阴不足，筋脉失养，易致虚风内动。阴虚不能制阳，肝阳还易上亢。肝肾同居下焦，乙癸同源，肝阴虚进一步发展极易损伤肾阴，出现肝肾两虚的局面。

（4）治法：滋养肝阴。

（5）方药范例：补肝汤加减。

药用地黄、当归、芍药、川芎养血柔肝；木瓜、甘草酸甘化阴；山茱萸、首乌滋养肝阴。

加减：若阴亏过甚，口干舌燥明显，可酌加石斛、玄参、天冬滋阴润燥；若心神不宁，而见心烦不寐者，可酌加熟枣仁、炒栀子、合欢皮养心安神；若肝肾阴虚而见头晕目眩者，可加菊花、女贞子、熟地黄滋养肝肾；若阴虚火旺，可酌加黄柏、知母、地骨皮滋阴泻火。

（6）临证备要："酸入肝"，"肝体阴而用阳"，"肝主藏血"，对肝阴虚的治疗一则要善于用白芍、木瓜、乌梅、炙甘草等酸甘化阴，滋阴柔肝；二则要善于用熟地黄、当归、枸杞子、制首乌等滋养阴血，养血柔肝。

5. 肾阴虚证

（1）辨证

特异症：腰酸耳鸣；五心烦热。

可见症：头昏；健忘；失眠多梦；形体消瘦；潮热，盗汗；口干咽燥；男子遗精，或阳强易举；女子经少，经闭，或崩漏。

相关舌脉：舌红少苔，脉细数。

（2）病性病位：病性属虚，病位在肾。

（3）病势演变：肾阴亏虚，阴不制阳，虚火易生。心肾为水火相济之脏，肾水亏虚，水不济火，则心火偏亢。肾阴亏虚日久阴虚及阳，可致阴阳两虚，甚则步入虚劳之途。

（4）治法：滋养肾阴。

（5）方药范例：左归丸加减。

药用熟地黄、枸杞子、山萸肉、山药、龟甲胶以滋补肾阴；菟丝子、鹿角胶、怀牛膝温肾壮阳，阳中求阴。

加减：若阴虚火旺，潮热，盗汗明显，可酌加知母、黄柏、生地黄滋阴泻火；日久不愈，阴阳俱虚，可酌加淫羊藿、补骨脂、菟丝子加强温补肾阳之力。

（6）临证备要：肾阴受损者，当予咸寒滋润，补肾填精为主，药如生地黄、熟地黄、山萸肉、首乌、黄精、枸杞子、女贞子、旱莲草、龟甲、鳖甲、阿胶、知母等。对兼有肺胃阴伤者，治疗当以甘寒培补，养阴生津为主，常用药物如南北沙参、麦冬、天冬、玉竹、石斛、芦根、天花粉等。人体是有机整体，五脏之阴液皆相互联系、相互影响，肝肾之阴亦有赖于肺胃之阴的滋养，肺胃阴伤易下及肾阴，肝肾不足亦必然累及其他脏腑，故在临床应用时甘寒、咸寒每多兼顾，只是有所侧重而已。

（四）阳虚证

1. 心阳虚证

（1）辨证

特异症：心悸怔忡；面色青苍，四肢逆冷。

可见症：胸闷心痛；喘促阵发；气短；自汗；若阳虚欲脱，可见唇青肢厥，甚或大汗淋漓。

相关舌脉：舌淡胖，苔白滑，脉沉迟无力或结代。

（2）病性病位：病性属虚，病位在心。

（3）病势演变：心阳虚衰，无力鼓动血脉的运行，易致瘀血内结。若阳损及阴，可出现阴阳俱损之候。若病情进一步恶化，心阳暴脱，可出现厥脱危候。

（4）治法：温补心阳。

（5）方药范例：参附汤、四逆汤加减。

药用附子、肉桂温补心阳；人参、黄芪、白术、炙甘草补益心气，宁心安神。

加减：若出现心阳欲脱，加龙骨、牡蛎、山萸肉以回阳固脱；若因阴竭阳亡，酌配麦冬、五味子救阴以扶阳。

（6）临证备要：由于心阳虚衰，气血运行不畅，心脉易于瘀阻，故在益气温阳的同时当酌加桂枝、川芎、当归等兼以温通血脉。但在补益阳气的同时，亦不能忽视益阴，"阳得阴助而

各论

生化无穷"。在临床上，若仅用人参、附子，虽能"瞬息化气于乌有之乡，顷刻生阳于命门之内"，但病情较易反复，若配以熟地黄、山萸肉等救阴之品，则疗效较为稳定。

2. 脾阳虚证

（1）辨证

特异症：腹胀冷痛，喜温喜按；大便濡泻。

可见症：泛吐清水；口淡不渴；胃纳不佳；大便水谷不化；面色苍白；小便清长；畏寒肢冷。

相关舌脉：舌淡胖，苔白腻水滑，脉沉细。

（2）病性病位：病性属虚，病位在脾。

（3）病势演变：脾阳虚损，进一步发展可导致肾阳虚衰。脾肾阳虚，后天不能养先天，先天不能促后天，则水湿痰浊等阴邪弥漫，充斥三焦，壅闭气机，易变生关格、癃闭危候。

（4）治法：温中健脾。

（5）方药范例：理中汤加减。

药用干姜温中祛寒；党参补脾益气；白术、茯苓健脾渗湿；甘草益气和中，调和诸药。

加减：若形寒肢冷，腹部冷痛者，加熟附子、肉桂振奋脾阳；肢体浮肿，尿少，加桂枝、泽泻、车前子通阳利水消肿；腹泻日久，出现心烦少寐者，加川黄连、肉桂交通心肾；腹部胀满者，加广木香、枳实消导行气。

（6）临证备要：脾为湿土，喜燥恶湿，湿盛可以导致脾虚，脾虚也可以生湿，往往互为因果。脾阳虚在温振脾阳的同时，常需酌情参入苍术、白术、法半夏、陈皮等燥湿理气化痰之品，标本兼治，常有事半功倍之效。

3. 肝阳虚证

（1）辨证

特异症：意志消沉；多疑善虑；少腹冷痛，喜温喜按。

可见症：头昏头痛；眩晕目涩；四肢麻木；胁肋痞硬，或隐痛绵绵；少腹拘急不适；手足不温；两足冷甚；膝胫酸软；尿频；男子囊冷或寒疝；女子月经不调。

相关舌脉：舌淡白或紫暗胖嫩，苔白润或滑，脉沉迟涩或迟弦无力，左关尤甚。

（2）病性病位：病性属虚，病位在肝。

（3）病势演变：肝阳虚，疏泄无力，水液内停可见水肿、膨胀；血行不畅可致妇女月经不调。木不疏土，脾失健运，则出现纳呆、便溏。肝阳虚损，进一步发展可导致肾阳虚衰。

（4）治法：温补肝阳。

（5）方药范例：二仙汤、当归四逆加吴茱萸生姜汤加减。

药用淫羊藿、巴戟天、沙苑子、枸杞子、当归温养肝肾；附子、肉桂、吴茱萸、生姜温补肝阳，散寒通脉；黄芪、白术、甘草益气和中，调和诸药。

加减：若阳不化阴，水肿，尿少明显者，去当归、枸杞子、甘草，加茯苓、泽泻、车前子、胡芦巴利尿消肿；阴寒内伏，腹痛明显者，加台乌药、青皮、小茴香行气散寒止痛；阳损及阴，出现口干咽燥，双目干涩者，加菟丝子、肉苁蓉、山茱萸阴阳双补。

（6）临证备要：肝阳虚主要表现为肝疏泄无力及肝血不温。疏泄无力，则气、血、津液运行缓慢，胆汁排泄不畅，脾胃运化受纳功能低下，情志失调。对其治疗，当首选性温而不燥之品，既温补肝阳，又不伤肝阴，并适当辅以补益阴血及疏肝之品，温养并行，不可纯刚，以免温热过甚，耗伤真元。临床多见于免疫力低下引起的疾病，妇女更年期综合征，高血压病，慢性肾炎等。

4. 肾阳虚证

（1）辨证

特异症：腰膝酸软；便溏，五更泻；尿频清长，夜尿多；畏寒肢冷。

可见症：面色苍白或黧黑；神疲乏力；男子阳痿，或遗精，或早泄；女子不孕；白带清稀量多。

相关舌脉：舌淡胖有齿痕，苔白腻水滑，脉沉细。

（2）病性病位：病性属虚，病位在肾。

（3）病势演变："卫出下焦"，肾阳下虚，肺卫阳气不足，卫表不固，外邪易侵，常感冒频作。肾阳不振，水失蒸化，可以上凌心肺。肾阳虚衰，阳损及阴，可导致阴阳两虚之证，甚至出现虚劳表现。

（4）治法：温补肾阳。

（5）方药范例：右归丸加减。

药用肉桂、附子、鹿角胶、杜仲、菟丝子温阳补肾，强壮腰脊；熟地黄、山药、山萸肉、枸杞子滋阴益肾，阴中求阳。

加减：若命门火衰，阳痿早泄，加仙茅、淫羊藿、海狗肾、韭子、阳起石温肾壮阳；若肾虚及脾，脾气亏虚，证见食少便溏，甚或脏器下垂，应以健脾益气，升举清阳为主，加黄芪、党参、升麻、柴胡、白术升阳举陷。

（6）临证备要：肾阳虚者，忌凉润、辛散，宜用甘温、咸温、辛甘助阳之品，使沉寒散而阳刚振，也就是"益火之源，以消阴翳"之意。

（五）多脏同病

1. 肺脾气虚证

（1）辨证

特异症：咳喘气短；乏力体倦；食少便溏。

可见症：容易感冒；自汗畏风；咳痰稀白；面色㿠白；腹胀。

相关舌脉：舌淡苔白，脉缓弱。

（2）病性病位：病性属虚，病位在肺脾。

（3）病势演变：肺脾气虚患者若属阳盛之体，进一步发展易表现为肺脾气阴两虚；若属阴盛之体，进一步发展易表现为肺脾阳虚证候。

（4）治法：补肺健脾益气。

（5）方药范例：参苓白术散加减。

药用党参、白术、山药、白扁豆、炙甘草健脾补肺；茯苓、薏仁健脾利湿；陈皮、半夏、木香醒脾行气化痰。

加减：若气虚卫表不固，易感冒者，加黄芪、防风益气固表；痰湿偏盛，咳痰量多色白，加紫苏子、莱菔子、白芥子降气化痰；气虚及阳，畏寒怯冷，尿少肢肿，加附子、桂枝、泽泻温阳利水。

（6）临证备要：肺脾气虚的重点是在脾。因脾为后天之本，气血生化之源，在脾虚不运的情况下，脾又为生痰之源，肺仅为贮痰之器。所以，对肺脾气虚的治疗重点是益气健脾，即"培土生金"。甚至以肺气虚弱为主的久咳、痰多、纳差者，也可用"培土生金"法健脾以补肺。

各论

205

2. 肺肾阴虚证

（1）辨证

特异症：干咳痰少；失音；潮热，盗汗；腰膝酸软。

可见症：反复咯血；口干咽燥；形体消瘦；男子遗精；女子月经不调。

相关舌脉：舌红少苔，脉细数。

（2）病性病位：病性属虚，病位在肺肾。

（3）病势演变：肺肾阴虚，阴虚生内热，易致虚火上炎。虚火灼伤津液，甚则灼伤肺络，则易反复咯血。肺肾阴虚进一步发展极易出现阴阳两虚，或步入虚劳之途。

（4）治法：滋养肺肾，清降虚热。

（5）方药范例：百合固金汤加减。

药用百合、麦冬、生地黄、玄参、熟地黄滋补肺肾而生津；鳖甲、知母滋阴清热；秦艽、地骨皮清热除蒸。

加减：若阴虚阳亢，头目昏眩而肢颤者，加天麻、钩藤、珍珠母平肝息风；肾阴虚明显，口干咽燥，视物模糊者，加枸杞子、石斛、楮实子、北沙参滋阴润燥；阴阳两虚，怕冷，舌淡，加淫羊藿、菟丝子、沙苑子阴阳双补。

（6）临证备要：肺肾阴虚当进一步区分是以肺阴虚为主，还是以肾阴虚为主。对肺阴虚为主者，治疗当以甘寒养阴为主，常用药物如南北沙参、麦冬、天冬、玉竹、石斛、芦根、天花粉等；肾阴虚为主者，当予咸寒滋阴为主，常用药如生地黄、熟地黄、山萸肉、首乌、黄精、枸杞子、女贞子、旱莲草、龟甲、鳖甲、阿胶、知母等。

3. 肝肾阴虚证

（1）辨证

特异症：眩晕耳鸣；两目干涩；腰膝酸软。

可见症：颧红咽干；五心烦热；盗汗；男子梦遗；女子月经不调。

相关舌脉：舌红少苔，脉细弦数。

（2）病性病位：病性属虚，病位在肝肾。

（3）病势演变：肾藏精，肝藏血，精血可互为转化，肝肾阴血不足又常可相互影响，进一步发展极易出现阴不制阳，虚风内动的表现。

（4）治法：滋养肝肾。

（5）方药范例：杞菊地黄汤加减。

药用枸杞子、熟地黄、山萸肉滋补肝肾之阴；菊花平肝息风；丹皮、泽泻、茯苓清利湿热；怀山药脾肾双补，且能调养胃气。

加减：若肝阳亢盛，兼见心烦易怒，肢体震颤者，加石决明、牡蛎、珍珠母平肝潜阳；阴虚火旺，口干舌燥，五心烦热者，加生地黄、首乌、鳖甲、知母滋阴降火；肝肾不足，腰酸腿软明显者，加杜仲、桑寄生、牛膝补肾壮腰。

（6）临证备要：肝肾阴虚，若属肝虚下汲肾阴，当以补肝为主，滋肾为辅；肾虚水不涵木，则当滋肾为主，养肝为辅。另外，肝肾阴虚，水不涵木，易致肝阳上亢，肝风内动，所以还应注意滋阴平肝息风法的运用。

4. 心脾两虚证

（1）辨证

特异症：心悸，失眠；食少，便溏。

可见症：面色萎黄；气短；精神疲倦；头昏目眩；梦多；女子月经不调。

相关舌脉：舌淡红，脉细。

（2）病性病位：病性属虚，病位在心脾。

（3）病势演变：心脾两虚在临床上以气血亏虚为主，进一步发展可致气阴两虚。若病因不除或治疗不当，还易兼见心神、情志病变，使病情更加复杂。

（4）治法：补益心脾。

（5）方药范例：归脾汤加减。

药用当归、熟地黄、白芍补血养心；党参、茯苓、黄芪、白术益气补血；远志、熟枣仁养心安神；木香、陈皮理气醒脾。

加减：若气虚血少，血不养心，心悸动，脉结代，可用炙甘草、桂枝、麦冬养心定悸；血虚阴伤，心悸，虚烦不寐，舌红口干，可加生地黄、麦冬、五味子养阴宁神。

（6）临证备要：心脾两虚，在补益心脾气血的同时，应佐少量醒脾运脾药，以滋化源；同时还应注意养心安神，以防心神不宁，进一步耗伤气血，形成恶性循环。

5.脾肾阳虚证

（1）辨证

特异症：腹痛便溏；肢体浮肿；形寒肢冷。

可见症：面色苍白；神倦；少气懒言；黎明即泄。

相关舌脉：舌淡胖有齿痕，苔白腻水滑，脉沉迟而弱。

（2）病性病位：病性属虚，病位在脾肾。

（3）病势演变：脾肾阳虚，寒凝气滞，血脉不畅，易致胸痹、脘腹疼痛等证；阳不化湿，水饮内盛，可凌心犯肺，或出现关格、癃闭等变。

（4）治法：温补脾肾。

（5）方药范例：附子理中汤加减。

药用附子、干姜、肉桂补火助阳，白术、党参、甘草健脾益气，淫羊藿、补骨脂温补肾阳。

加减：若脾虚气陷，出现久泄，脱肛，加黄芪、升麻、葛根益气升清；阳虚饮停，尿少肢肿，加桂枝、泽泻、茯苓温阳利水消肿。

（6）临证备要：脾肾阳虚者宜温补，但应以补而兼温，温而不燥为目的，既取甘温补气之参、芪、术、草、鹿角、河车；又配附、桂、干姜等辛热助火，合为温养阳气之方，添薪助火。若仅扬其火而不添其薪，则其燥烈之性反致耗劫真阴，阴阳两败。

6.气阴两虚证

（1）辨证

特异症：体倦乏力；燥热，口干。

可见症：喘促短气；咳呛痰少质黏；烘热；潮热；盗汗；五心烦热。

相关舌脉：舌红苔薄，脉细数。

（2）病性病位：病性属虚，病位可及五脏。

（3）病势演变：气阴两虚虽病涉多脏，但临床上以肺肾、肺脾或脾肾气阴两虚表现为主。气虚进一步发展可导致阳虚，因而气阴两虚若不及时治疗，极易朝着阴阳两虚的方向发展。

（4）治法：益气养阴。

（5）方药范例：生脉饮加减。

药用人参、黄芪、山药补益元气；麦冬、生地黄、熟地黄滋阴润燥；五味子益气敛阴。

加减：若肺阴虚明显，干咳，少痰，加紫菀、百部、桑白皮化痰清热；肾阴虚明显，烘热盗汗，五心烦热者，加知母、玄参、鳖甲滋阴降火。

（6）临证备要：气阴两虚在多种疾病的虚证中较为多见，当进一步区分是肺脾，还是肺肾、脾肾，或肺脾肾气阴两虚的主次，治疗用药有所侧重。另外，从补气补阴的主次关系来看，应以补气为主导，益气生阴，气旺自能阴长。

7. 阴阳两虚证

（1）辨证

特异症：五心烦热而畏寒；咽干唇燥而不欲饮水；自汗盗汗。

可见症：腰膝酸软；耳鸣耳聋；发脱齿摇；神疲乏力；失眠多梦；阳痿遗精；小便不利或小便清长。

相关舌脉：舌淡苔少或舌红少苔，脉沉细弱或兼数。

（2）病性病位：病性属虚，病位在肾。

（3）病势演变：阴阳两虚多是在肾阳虚或肾阴虚的基础上进一步发展而致阳损及阴，或阴损及阳，见于多种疾病的后期，常与"虚劳"关系密切。

（4）治法：滋阴、温阳、益肾。

（5）方药范例：肾气丸加减。

药用干地黄、山茱萸、山药滋阴补肾；附子、肉桂温阳助火；茯苓、泽泻、丹皮清热利湿，协调肝脾。

加减：若肾阴虚为主，颧红、潮热、盗汗明显者，加炙鳖甲、地骨皮、龙骨、牡蛎清退虚热；肾阳虚甚，腰膝冷痛不解者，加巴戟天、紫河车、淫羊藿、骨碎补温补肾阳；若水湿内盛，浮肿明显者，加白术、猪苓、陈皮化气行水；瘀血阻络，胸闷刺痛者，加丹参、川芎、红花、檀香行气活血。

（6）临证备要：从阴阳气血相互资生的主次关系来看，应以阳气为主导，补阳助阴是治疗的重点，阳生方能阴长。在预后方面，偏于阳虚者易治，偏于阴虚者难疗（如阴虚臌胀、水肿），阴虚及阳比阳虚及阴者尤难。提示形质的损耗较功能低下的虚证更难调治。正如张景岳所说："凡治虚证，宜温补者病多易治，不宜温补者病多难治。"

附　杂合病机证素

虚证一般病程较长，临证之际应注意有无兼夹病症的存在。对因病致虚、久虚不复者，应辨明原有疾病是否还继续存在。如因热病、寒病或瘀结致虚者，原发疾病是否治愈。对因气虚运血无力，形成气虚血瘀，治当益气活血；对因脾气虚不能运化水湿，以致脾虚湿滞，治当健脾化湿；对因肾阳虚衰，不能蒸腾水气，以致阳虚水停，治当温阳利水；对因气虚卫弱，复感受外邪，形成的气虚感邪，治当益气解表。

因虚证的病程较长，影响因素较多，还需将药物治疗与饮食调养及生活调摄密切结合，方能收到更好的治疗效果。

三、病案举例

1. 头痛案

王某，女，30岁，护士。2000年2月28日初诊。

患者于去年12月份，无明显诱因出现头痛，睡后缓解，站立加剧，且疼痛难忍，遂往某脑科医院就诊。经腰穿测压为20mmH2O，诊为原发性低颅压综合征。选经西药治疗，至今罔效，故来求治。

当时患者由人搀扶而来，哭诉病情，自觉后脑疼痛明显，痛不欲生。伴有头部重压感，头昏，颈僵，烦躁欲哭，且怕冷，出冷汗，口干口苦口黏，恶心欲吐，纳差，大便偏烂，苔腻色黄，脉细滑。辨证属脾气虚弱，清阳不升，痰浊上蒙，郁而化火。治予益气升清，化痰降逆，兼以清心除烦。

处方：潞党参12g，生黄芪15g，炒苍白术各10g，炙甘草3g，石菖蒲10g，法半夏10g，葛根15g，陈皮10g，当归10g，怀山药10g，制黄精10g，砂仁3g（后下），炮姜3g，苦丁茶10g。7剂，清水煎服，每日1剂。

二诊（2000年3月3日）：上药仅进一剂，即已头胀不痛，但背有火辣感，嘱原方加黄连3g，清心降火，续服。

之后头痛已平，谈笑风生，与初诊时判若两人。食纳改善，烦躁有减，仅偶有头昏不清，目花，左耳听力不佳，有搏动感，寐差，苔薄黄腻，脉细滑。治守原法。原方加黄连3g，白蒺藜10g，夜交藤15g，14剂。病愈，续予调理善后。

按：患者头痛历时三月，虽屡经治疗无效。考虑其病起多日，可首先排除外感头痛，其头痛睡后缓解，站立活动后加剧，显与气虚清阳不升有关；且有纳差、便溏、怕冷、出冷汗等表现，不难辨为脾气亏虚。痰浊内生，上蒙清阳，则见头部有重压感，头昏，颈僵，口黏，恶心欲吐等证。痰浊郁久化热，心肝火旺，则烦躁欲哭，寐差，口干口苦。苔黄腻，脉细滑为痰浊化热之征。治当补气升清，兼以化痰清火，仿补中益气汤意。方中潞党参、生黄芪、白术、炙甘草益气升清，当归、怀山药、黄精补益精血，气血并调；葛根升发清阳，苍术、法半夏、干姜、陈皮、砂仁化浊和中，苦丁茶苦泄清上以散郁火。一剂后，因后背出现火辣感，且烦躁紧张，痰郁化火之象显现，嘱原方中加黄连，7剂后头痛明显缓解，表明黄连与炮姜配合既能苦降辛通，和胃降逆，又能及时缓解痰郁化火之势，故药效甚彰。

2. 脱发案

李某，女，37岁。2001年11月30日初诊。

既往有脱发史。1993年产后脱发加重，晨起梳理时脱发盈手，几年来常以头发稀疏为苦，今年入秋以来脱发严重，成片脱落。就诊时头发稀疏涩滞而欠光泽，头皮有数块指甲大小不规则形状光滑皮肤。伴形体消瘦，面色不华，头昏，腰酸，怕冷，平素头皮不痒且无溢油，舌质暗淡，舌苔薄白，脉细。辨证属肝肾亏虚、气血不能上荣。治予补益肝肾、益气养血生发之剂。

处方：制首乌12g，制黄精12g，生黄芪12g，熟地黄10g，枸杞子10g，女贞子10g，旱莲草10g，菟丝子10g，骨碎补10g，当归10g，防风10g，侧柏叶15g，羌活5g，红花5g。

服药14剂后，脱发减轻，头发不再涩滞。原方加金狗脊、桑叶、黑芝麻各10g，服药二十余剂，于2002年1月4日来诊时，脱发已控制，且有细而柔软之新发长出。药已奏效，勿需更张，嘱二诊方继续服用。

2002年3月底随访，新发长出，一如常人，面色红润，头昏、腰酸、怕冷等症状均已消除，病已告愈，遂令停药，迄今未再脱发。

按： 肝藏血，发为血之余；肾藏精，其荣在发。肝肾亏虚，气血不足，头发失荣则脱落。患者病久，体质素虚，见于产后加重，当属虚证无疑，故投以首乌、黄精、黄芪、熟地

各论

213

黄、女贞子、旱莲草、菟丝子、骨碎补、当归等培补肝肾、益气养血之品；羌活、防风为引经药；侧柏叶可促进头发再生；尤妙者，根据"久病入络"之理，认为虽属虚证，然病久脉道滞涩，亦难濡养头皮而生发，因此合入活血养血之红花，以促进头发再生，可谓匠心独运。诸法复合，环环增效，故获效甚捷。

3. 咳喘案

徐某，男，62 岁，住院号 16160。

咳喘六年，入冬则作，去年 11 月中旬咳喘大作，经注射青霉素、氨茶碱等治疗二个月不效，于今年 1 月 27 日入院。症见胸闷，呼吸浅促，动则喘甚，难于平卧、痰吐欠利、色白清稀、心慌气短、颧暗唇紫，畏寒，面微浮，腰以下肿，足跗按之没指，纳呆，口干不欲饮，溲少便秘，舌质淡红，苔淡黄微腻，脉小滑数。西医拟诊：慢性支气管炎，重度肺气肿，肺源性心脏病（代偿功能不全）。

中医先后从脾肾阳虚，痰饮蕴肺，郁而化热，痰热伤阴治疗，迭经宣肃肺气，平喘化痰；温化痰饮；清化痰热；养阴润肺等法治疗 12 天，病情无明显进步。再予分析病机，认定证属下虚上盛，乃取肃肺化痰，温肾纳气法。

处方：南沙参 12g，苏子 10g，杏仁 10g，桑白皮 10g，熟地黄 10g 拌炒沉香 2g，怀牛膝 10g，白前 6g，海浮石 12g，胡桃肉 10g，肾气丸 10g（包）。

另蛤蚧、坎脐、制半夏粉各 2g，一日 2 次分服，继加炒白术 10g，茯苓 10g。

三天后咳喘递减，痰转白沫，上方增熟地黄为 12g。药后夜间咳喘未作，痰少，下肢肿减。第五日动则作喘亦减，浮肿消退大半，舌苔化，质偏红，溲量多，可以坐起洗脸，饮食增，心率80~90次/分。服上方二十多天，即可在室内漫步，唯晨起有一阵咳嗽，痰黏白，舌苔薄净，脉小滑，至3月5日改用调治肺脾肾之剂巩固，至3月18日出院。

按：本案患者病机复杂，既有胸闷喘息，呼吸浅促，肺气升降不利之候，又有动则气促，难于平卧的肾不纳气之证；既有心慌不宁等心气不足的表现，又有食欲不振、浮肿等脾失健运的症状。此外畏寒为阳虚，颧红，口干，舌红，脉小数为阴虚；痰吐欠利，色白清稀提示痰饮伏肺，而治程中痰转稠黄又为痰从热化。开始屡易其治而未效，因未抓住肾虚肺实的特点，后以补肾为主，同时清肺化痰，肺脾肾同调，方获显效。

第十一章　毒多难痼

一、概述

1. 主病脏腑

毒分内外，病及五脏六腑。

外毒，指由外而来，侵袭机体并造成伤害的毒邪。可归纳为六淫毒、疫疠毒、虫兽毒、药毒、食毒等。内毒，指由内而生之毒。多因脏腑功能和气血运行失常，机体内的病理产物不能及时排出，蕴积体内而化生，或其他内生之邪日久不除，邪盛转化为毒。毒因邪而异性，邪因毒而鸱张。主要有火（热）毒、水浊毒、痰毒、瘀毒、癌毒等。

毒邪致病广泛，临床表现多样，可累及多部位、多脏腑，如系统性红斑狼疮中的热毒、瘀毒致病，可导致心、肾、脾、肝等多脏器损害；癌毒走注，可波及肝、脑、肺、骨等。

2. 病机钩要

毒邪致病，由于毒邪来源、毒邪性质、毒力大小、病损部位、兼夹他邪以及患者体质等不同，形成机理各异，但毒邪形成后，却往往具有内在的、共同的病理基础。

毒邪为患，外感中多源于风火，故起病急骤，多有动血、厥脱之变；内伤中多为伏毒，常与痰瘀胶结，病情顽固，易于反复，难以根治。毒邪致病，易犯内脏，损害脏腑功能，导致难以恢复的恶候。且毒邪来势凶猛，易伤正气，病情危重，虽体质强健者，亦难免突袭之害，如疫毒、蛇毒、癌毒等。

3. 临床特点

临床特点主要表现为凶险、怪异、繁杂、难治。

（1）凶险：指证候表现险恶、危重，易伤及生命。在内伤杂病中表现为症状严重，如恶性肿瘤（癌毒）的疼痛与极度消瘦，中风后（瘀毒）的瘫痪等；在外感疾病中，主要表现为势急病重，变化多端，危候迭出，或高热，或出血，或昏迷，或抽搐等。

（2）怪异：主要表现在内伤杂病中，症状难以用一般病因病机理论解释，或临床症状间缺少内在的、一般的联系与规律性，如红斑狼疮中热瘀之毒所致的多系统损害，肾功能不全中浊毒凌心犯肺所致的悸和喘等。

（3）繁杂：主要指临床表现多样，病损涉及多脏器、多系统。如既有外周躯干症状，又有内在脏腑病变；既有卫气的症状，又有营血的病变；既有机体的疾病表现，又有精神情志的改变。

（4）难治：指常法治疗疗效较差，病情顽固，病期冗长，反复发作，难以根除。如风毒所致的病毒性角膜炎等。

4. 治疗原则

毒的治疗原则为祛除毒邪，有解毒、攻毒之别，因证、因人而异，有主有次；同时，根据邪正盛衰，结合扶正法以抑毒。

（1）解毒法：祛邪即寓解毒，一则邪衰不能生毒，二则使毒少依附，易于分解。如热盛致毒者，可苦寒直折，清其热邪，杜其产毒之源，并减少其致病依伴，可选用针对性解毒药。

（2）攻毒法：用一些本身有毒性的中药如蜈蚣、蟾皮、红豆杉等，来治疗毒邪所致疾病的治法。取毒药性多峻猛的特点，搜毒、剔毒、以毒攻毒，适用于毒邪较甚且正气未虚者。

（3）扶正抑毒法：通过扶正提高机体的抗毒能力，减轻毒邪对机体的损害。如热毒炽盛者，伍以养阴药，减轻热毒对阴分的损伤，利于热毒的消减。癌毒猖甚时，伍以扶正之品，增强机体抵抗癌毒的能力，抑制癌毒的滋长，避免机体过早进入损途等。

二、病机证素条目

1. 风毒遏表证

（1）辨证

特异症：痧、麻、斑、疹欲出不出，皮肤瘙痒剧烈；四肢关节游走肿痛；目睛直视上吊，项背强直，角弓反张；憎寒壮热。

可见症：恶寒发热；头痛，身痛；肌肤风团红赤；眩晕。

相关舌脉：舌质红，苔薄白，脉浮或弦或滑。

（2）病性病位：病性属实。病位涉及肺卫肌表与经络，重则与肝相关。

（3）病势演变：毒遏肌表，每多以风毒为主因，既可外受，也可内生。风毒致病，善行数变，游走难定，病位可遍及全身，上至头部，下至足膝；也可由表入里或由里出表，表里俱病。风毒致病，常动摇不定，病情变化无常，且每易夹湿、热等邪。

（4）治法：宣表透毒。

（5）方药范例：防风汤、宣毒发表汤等加减。

药用荆芥、防风、白芷、升麻、葛根祛风解表，透毒外出；蝉衣、僵蚕、露蜂房搜剔通络，解毒散邪；野菊花、连翘、紫草辛凉透表，清热解毒。

加减：若肤痒明显，加地肤子、苦参祛风除湿止痒；若关节游走性肿痛为主，加制南星、僵蚕、全蝎加强祛风化痰通络之功；若角弓反张，颈项强直，目睛直视上吊，加白附子、制南星、全蝎息风化痰通络；若湿热秽浊杂感伤人，憎寒壮热，加柴胡、黄芩、法半夏、草果调达枢机，清化湿热。

（6）临证备要：风毒郁遏肌表，随证可适当配伍宣肺与通腑药，药如浮萍、制大黄等，加速毒邪从体表或从腑道排出。风毒引发抽掣者，可加用钩藤、僵蚕、全蝎、蜈蚣平肝息风止痉。

2. 热（火）毒燔灼证

（1）辨证

特异症：高热不退，烦狂错语，谵语神昏；吐衄斑疹，红赤鲜紫；痈疽疔疮，赤热肿痛；病势急暴，凶险多变。

可见症：面红口渴；心烦尿赤；口干咽燥；胸痛，咳嗽，咳吐腥臭痰浊脓血；腹痛，便秘；泻痢，便下赤色黏冻，鲜紫相杂。

相关舌脉：舌质红，苔黄，脉数。

（2）病性病位：属热属实。致病广泛，病位以心、肝、肺、肠腑、膀胱、胞宫为主。

（3）病势演变：热毒甚者则为火毒，或扰乱神明，或灼伤血络，迫血妄行，加之热郁不泄，又可酿成瘀热。或引动肝风，或伤及气阴等。外感火热之毒，传变迅速，故常表现为卫气、气营、营血同病证候。

（4）治法：清热泻火解毒。

（5）方药范例：黄连解毒汤、五味消毒饮、清瘟败毒饮等加减。

药用银花、连翘、大青叶、薄荷、牛蒡子清热解毒；生石膏、知母、大黄、芒硝清热泻火，通腑荡实；水牛角、黄连、丹皮、赤芍清心凉营，凉血止血；生地黄、玄参、芦根、麦冬清热养阴。

加减：若热壅肺叶，血败肉腐酿脓，症见咳嗽、胸痛、咳吐腥臭浊痰脓血者，加黄芩、桑白皮、鱼腥草、冬瓜仁、桃仁、桔梗、金荞麦根消瘀排脓，解毒散结；若热毒夹湿，内蕴肠腑，下痢赤白，加白头翁、黄柏、蒲公英、秦皮、椿根白皮、木香、白芍、当归清热燥湿解毒，调和气血；若热甚动风者，加羚羊角粉、钩藤、地龙息风止痉。

（6）临证备要：在外感热毒的卫气营血传变过程中，均可运用清热解毒药，剂量宜大，冀热衰毒减。热毒致病起病急骤，传变迅速，症状严重，可出现耗气、伤津、生风、动血、蒙神、阻络等多端变化，治疗上注意配伍应用益气生津、清热息风、凉血止血、清营开窍、祛瘀通络等法。

3. 寒毒伤阳证

（1）辨证

特异症：手足厥冷；背强憎寒；腹冷挛痛，呕吐下利；体如被杖，面青。

可见症：寒热无汗，体蜷喜暖；筋脉挛急，肢体麻木；泄下清冷；皮肤青紫。

相关舌脉：舌质淡，苔白，脉沉迟或伏。

（2）病性病位：病性属寒实，可损伤阳气而转为虚。病位以心、肾为主，涉及肺、脾、肝。

（3）病势演变：寒邪初犯营卫，腠理闭塞，肺气壅阻；若脾阳素虚，寒毒可直中太阴。寒毒外侵，伏阴里结，不从热化，或筋脉失濡，或血脉涩滞，闭塞不通，或损伤心肾阳气。

（4）治法：祛寒（温阳）散毒。

（5）方药范例：消风百解散、麻黄附子细辛汤、正阳散等加减。

药用麻黄、桂枝、细辛、苍术、白芷、葱白辛温解表散寒；附子、干姜、炙甘草温壮肾元，回阳救逆。

加减：若经脉瘀塞不通者，加当归、红花、鸡血藤活血化瘀；若腹冷挛痛为主者，加花椒、小茴香、乌药、荜茇散寒止痛；若呕吐明显者，加吴茱萸、生姜降逆温中止呕。

（6）临证备要：寒毒伤体，病位有表、里之分，病性有寒实与阳虚之别，兼夹有气滞、血瘀之异，临证当加辨别。寒为阴邪，易伤阳气，治疗应注重温阳药的配伍运用。寒毒伤正，心肾阳虚，阴寒内盛，若见面青肢冷、神识蒙昧之危急病情者，治当急救回阳，开窍醒神。

4. 湿毒郁遏证

（1）辨证

特异症：便下黏冻污秽；带下秽浊；肤烂渗液；骨节肿胀；病情反复，病期冗长。

可见症：肢体困重；浮肿；纳少；脘痞；腹泻。

相关舌脉：舌质淡红，苔白腻，脉濡。

（2）病性病位：以实为主，日久伤正，以致虚中夹实。病位以脾为中心，与肝肾相关。

（3）病势演变：湿性黏滞，其性趋下，病势迁延，反复难愈。湿毒为患，常毒深难解，或化热为湿热毒蕴，损伤阴津；或湿毒寒化，伤及阳气，阴毒内生；在表每多夹风邪为患；或易阻滞气机，致血行瘀滞。

（4）治法：除湿（祛湿、化湿、利湿）解毒。

（5）方药范例：龙胆泻肝汤、普济解毒丹、四妙丸等加减。

药用生薏苡仁、萆薢、土茯苓等清热除湿解毒；半枝莲、蒲公英、苦参、秦艽、水牛角、赤芍、丹皮等清热除湿，凉营解毒。

加减：若湿毒夹风热蕴表者，加野菊花、紫草、白鲜皮、浮萍清热解毒，祛风止痒；若脾虚湿困，湿毒留着者，加苍术、厚朴、陈皮、晚蚕沙理气运脾，燥湿解毒。

（6）临证备要：湿蕴化热，择用清热解毒与化湿、利湿法结合；病及营血，血热毒甚者，伍以清营凉血之品。湿毒日久，气阴耗伤者，多与益气养阴法合用，扶正解毒。注意利湿药物的配伍，因湿性流连，困遏阳气，湿去有利于邪毒松动，且利湿即寓排毒之意。

5.燥毒伤津证

（1）辨证

特异症：鼻、咽、口、目干涩难忍；唇角皲裂；肤干脱屑。

可见症：耳下肿痛；龈肿齿落；目痒灼热；肤痒红赤；骨节疼痛。

相关舌脉：舌质红赤，苔少，脉细数。

（2）病性病位：虚实夹杂，本虚标实。病位以肺为主，涉及肝肾、脾胃、七窍等。

（3）病势演变：燥毒既成，耗伤阴血，以致血燥失养，虚风暗动；阴血既耗，郁热内起，酿成瘀热，或阻滞经络，或攻心闭窍；搏结痰瘀，酿成结肿；燥毒日久，耗伤肝肾之阴，或阴伤及阳，终致肾气衰败。

（4）治法：养阴生津，润燥解毒。

（5）方药范例：翘荷汤、清燥救肺汤、麦门冬汤等加减。

药用生地黄、制黄精、制首乌、枸杞子、玄参、麦冬、天花粉、知母、川石斛滋养肝肾，润燥解毒；雷公藤、赤芍、鬼箭羽、忍冬藤凉血化瘀解毒。

加减：若夹风毒盛者，加凌霄花、露蜂房、蝉蜕、炙僵蚕祛风止痒；若夹热毒重者，加黄连、栀子、紫草、丹皮、煅人中白凉血解毒。

（6）临证备要：燥毒为患，多见于自身免疫性疾病引起的机体损害，如干燥综合征、系统性红斑狼疮、神经性皮炎、湿疹慢性期、寻常型银屑病、角化过度型手足癣等，若不能及时有效治疗，燥毒易耗竭气血阴阳，使机体步入损途。燥毒每多兼夹热、瘀、风邪等，在治疗上多与清热、活血、祛风、滋阴、养血等法配合。对病情顽固与伤及筋骨者，应注重搜剔、解毒性强之虫类药的使用。

6. 痰毒蕴结证

（1）辨证

特异症：颈部瘰疬、瘿瘤肿块；或躯体脂瘤样肿物，或肢体流痰走注，肿块多发，手触有形；咳逆喘息；精神异常。

可见症：形体肥胖；眩晕；耳聋；关节肿胀，肢体沉重胀痛。

相关舌脉：舌质淡红，苔腻，脉濡滑。

（2）病性病位：属实。痰毒一旦形成，可伤五脏六腑与肌肤筋骨，但病位多与肺、脾、肾相关。

（3）病势演变：痰性黏滞，致病多端。或痰滞气道，气道阻塞或狭窄；或痰蓄体内，清阳不升；或痰阻心窍，轻则心气不畅，重则心窍壅塞；或兼肝阳化风，风鼓痰壅，上犯于脑；或痰阻胸阳，胸阳不振；或痰凝血瘀，脉道壅塞；或痰附于肝，浸渍肝体；或痰邪壅塞头面孔窍，阻碍五脏之精气，使之不能布达；或流聚局部，阻滞气机，与湿相合，痰湿弥漫体内；或充塞肌肤，积于皮下。若与瘀毒互结，则凝聚成有形之结。

（4）治法：化痰解毒。

（5）方药范例：导痰汤、消瘰丸、海藻玉壶汤等加减。

药用制南星、白附子、法半夏、炙僵蚕祛风化痰，解毒通络；海藻、昆布、山慈菇、泽漆软坚散结，化痰解毒。

加减：若肝阳化风，痰蒙神窍，加天麻、钩藤、天竺黄、牛黄、代赭石平肝息风，清热涤痰；若痰滞经络，与瘀胶结形成骨节肿胀，加丝瓜络、全蝎、土鳖虫、穿山甲消散痰瘀，通行经络。

（6）临证备要：痰之聚散与气机的滞畅息息相关，"气滞则痰凝，气顺则痰消"，疏利气机有利于痰的消除。同时，治痰虽以化痰、祛痰为大法，但务必求其本，要善于调节肺、脾、肾三脏功能，以绝生痰之源。

7. 瘀毒凝滞证

（1）辨证

特异症：肿块坚硬，长势迅速；胁痛积块；刺痛，绞痛；

口唇指甲青紫，面色暗黑，肌肤甲错，皮肤花纹；肢体局部肿痛、青紫；脱疽。

可见症：心悸，胸闷且痛；胸痛，咯血；呕血，大便色黑如漆；少腹疼痛，月事不调，痛经，闭经，崩漏。

相关舌脉：舌质紫暗，苔薄白，脉细涩、沉弦或结。

（2）病性病位：以实为主。病位广泛，病及心、脑、肝、肺、胆、胃、胞宫、膀胱及四肢百骸等。

（3）病势演变：瘀的形成既与脏腑、经络气血运行功能失调有关，也与难病日久不愈，久病入络有关。瘀毒阻滞部位每因病、因人而异，或瘀阻于心，或瘀阻于肺，或瘀阻胃肠，或瘀阻肝胆，或瘀血攻心，或瘀阻胞宫，或瘀阻肢体肌肤局部。瘀毒化热则为瘀热，夹痰则痰瘀并见。

（4）治法：活血化瘀解毒。

（5）方药范例：桃红四物汤、犀黄丸、化积丸等加减。

药用川芎、延胡索、川楝子、郁金行气活血；桃仁、红花、三棱、莪术活血化瘀，散结通络。

加减：若瘀阻水停，加天仙藤、鸡血藤、益母草、川牛膝、泽兰活血利水；瘀阻水道，小便不利，加琥珀、王不留行活血利尿通淋。

（6）临证备要：注意瘀血的部位、病损的脏腑、病性的寒热，以及是否与他邪互兼等问题，确定相应的治法与药物配伍。如心血瘀滞，化瘀当用平和之药，如丹参、赤芍、川芎、三七，以防消瘀过猛而损心；胸肺瘀滞，多在气机郁滞的基础上，与痰湿杂合，故当降气化痰，化瘀通络，药如香附、旋覆花、降香、茜草根、郁金，忌破血、动血；瘀热酿毒，用丹皮、赤芍、紫草。若肿块坚硬，长势迅速，需考虑瘀毒与癌毒复合为患，化瘀解毒药与抗癌解毒、化痰软坚之品合用。

8. 水（浊）毒内停证

（1）辨证

特异症：高度水肿；腹满胀痛；腹大如鼓，青筋显露；胸闷气急；喘悸，难以平卧；尿少甚或癃闭。

可见症：心悸；呕恶难食；头昏眩晕；抽搐昏迷；便秘或便溏。

相关舌脉：舌质或淡或赤或紫暗，苔腻或浊，脉濡或濡滑。

（2）病性病位：因虚致实，虚中兼实，邪实为急。病变以肝、脾、肾为主，与心、肺、胃等相关。

（3）病势演变：水浊之毒多因肾气衰败而生，每与脾、肺、肝功能失调有关，进而湿浊、湿热、浊毒、瘀血等留积体内，伤及五脏六腑，变生诸候。如湿浊中阻，脾胃升降失常，脾失健运，运化无力，以致血虚气弱；肝肾阴虚，邪从热化，络脉瘀损；或蒸液生痰，痰浊上蒙清窍，引动肝风；若阴损及阳，湿浊不化而酿成水毒，可凌心犯肺。久病每多形成脏腑虚衰为本、湿浊水毒为标的局面。

（4）治法：利湿泄浊排毒。

（5）方药范例：麻黄连翘赤小豆汤、五苓散、疏凿饮子等加减。

药用生大黄、黄连、车前子、泽泻、土茯苓清热化湿，降浊泄毒；半夏、陈皮、竹茹、茯苓、沉香、苏叶和胃降逆，运脾化湿。

加减：若水湿壅盛、体壮邪实者，加商陆、黑丑、槟榔逐水利湿；若水逆犯肺，加葶苈子、桑白皮、白芥子泻肺逐饮，化痰降逆；若气虚，加党参、白术、黄芪补益脾肺；若阳虚内寒，加附子、肉桂、川椒、淫羊藿温阳散寒；若阴虚湿热，加黄柏、知母、生地黄、楮实子、苍术养阴清热燥湿。

（6）临证备要：对水浊之毒的治疗，主要采取利湿降浊泄毒治法，用通腑法或利尿法，使水湿浊毒随二便而出，以免水湿浊毒上攻，发生凌心犯肺、蒙蔽神明等恶候。病入虚损阶段，应注重培肾固本、滋阴补阳法的运用，扶正解毒。如慢性肾衰竭至"关格"阶段，水毒猖獗，方中伍用肉桂等品，温暖肾阳，复其蒸化之职，使水毒能下泄膀胱，从尿而出。

9. 癌毒内蕴证

（1）辨证

特异症：局部有形之结，长势迅猛；或软，或硬，或坚硬如岩，留于体内；或附着体表，触之有形，推之不移；呈翻花样或蕈样。

可见症：多脏同病，病位不同，表现不一。病在脑窍，头痛不解、视力模糊；病在肺部，干咳、咳痰、痰中带血；病在胃部，胃脘疼痛、消瘦、纳少；病在肠腑，腹痛、腹泻、便中带血等。病至晚期，终致大骨枯槁，大肉下陷，面色萎黄，发枯神惫之恶候。

相关舌脉：舌质暗，有瘀斑或瘀点，苔或薄或厚，脉或涩或弦或弱。

（2）病性病位：全身属虚，局部属实，病理性质常表现本虚标实，多从热化。致病广泛，涉及全身，多脏同病，多病位复合。

（3）病势演变：癌毒留结，阻碍气机运行，津聚为痰，血凝成瘀，癌毒与痰、瘀搏结形成肿块，在至虚之处留着而滋生。同时耗损精血以自养，致使瘤体迅速生长，机体急速衰弱，诸症叠起。当生长到一定阶段，癌毒随血脉流窜走注，与相关脏腑亲和而转移，并在他处停积，继续形成新的肿块。癌毒耗伤气血阴阳，脏腑失于濡养，正气亏虚，更无力制约癌毒，癌毒愈强，又愈耗伤正气，如此反复，则癌毒与日俱增，机体愈益虚弱，终致毒猖正损、难以恢复之恶境。

（4）治法：抗癌解毒。

（5）方药范例：鳖甲煎丸、大黄䗪虫丸等加减。

药用鳖甲软坚散结；大黄、桃仁、䗪虫、水蛭破血攻瘀，疏通经络；柴胡、厚朴行气开郁；半夏、茯苓、瞿麦、石韦祛痰除湿；人参、阿胶、生地黄、芍药益气养血。

加减：风毒盛，配伍白附子、露蜂房、蛇蜕、地龙、全蝎、蜈蚣、马钱子等；火（热）毒盛，配伍蛇舌草、半枝莲、蜀羊泉、藤梨根、龙葵、石见穿、蚤休、青黛、漏芦、山豆根等，或用梅花点舌丹；寒毒盛，配伍制川乌、制草乌、肉桂、细辛等；痰毒盛，配伍山慈菇、制南星、夏枯草、炙僵蚕、白芥子、葶苈子、猫爪草、泽漆、法半夏、昆布、牡蛎等；瘀毒盛，配伍莪术、山甲、凌霄花、水蛭、刺猬皮、蒲黄、仙鹤草、薜荔等；湿（浊）毒盛，配伍苦参、茯苓、猪苓、生苡仁、土茯苓、墓头回、菝葜、椿根白皮等；燥毒盛，配伍天冬、天花粉、知母、石斛等；郁毒盛，配伍八月札、枸橘李等。

临证备要：在整体观念指导下，辨证与辨病互参。结合病位选用相应归经的抗癌解毒药，使治疗更具针对性，如鼻咽癌、口腔肿瘤选用马勃、半边莲等清热利咽解毒之品；肺癌选用泽漆、山慈菇等清肺化痰解毒药；亦需结合现代药理知识，选择一些具有抗癌通用性的药物。癌毒伏里胶着，深入骨髓血脉，病势险恶，走注流窜时，可考虑适当配伍以毒攻毒法，常用药如全蝎、蜈蚣、九香虫、露蜂房、蟾皮、红豆杉等，适用于毒邪较甚且正气未虚者，取毒药性多峻猛的特点，搜毒、剔毒、以毒攻毒。扶正抑毒是治疗的重要方面之一，尤其是在中晚期阶段，起到固本祛毒的作用，临证时根据正气损伤的侧重点及程度的不同，以气血阴阳为纲，五脏为目，制定具体治法。时刻注意顾护脾胃，确保气血生化有源，忌过度治疗损正，伤脾败胃损中，要做到攻不损正，补不助邪。

10. 正虚毒恋证

（1）辨证

特异症：阴疽漫肿无头，酸痛不热，皮色不变；恶疮久溃不愈，骨节肿痛。

可见症：面黄神萎；形体消瘦；体乏无力。

相关舌脉：舌质淡，苔薄或少，脉细弱。

（2）病性病位：病性属虚中夹实，病位以局部筋肉骨骼为主，日久可伤及心、脾、肝、肾。

（3）病势演变：正虚毒恋，内不能化解，外不能透达，气虚血亏，阳虚阴伤，寒痰流注，血脉痹阻。

（4）治法：扶正托毒。

（5）方药范例：托里黄芪汤、阳和汤等加减。

药用黄芪、党参、当归、熟地黄、黄精、枸杞子、何首乌补益气血；白芷、皂角刺、炮山甲、乳香活血通络，使毒外出。

加减：若气虚不足者，重用黄芪；血虚不荣者，加阿胶、鸡血藤；阴伤者，加玄参、天冬、天花粉；阳虚者，加附子、淫羊藿。

（6）临证备要：正虚毒恋，多因毒致虚，或因虚致毒，正虚与毒滞常互为因果，故在治毒同时，应注重扶正，培补气血阴阳以达托毒之功。毒邪与痰瘀搏结，局部形成有形之结，组方每多伍用活血化痰、软坚散结之品。对寒痰流注之阴疽，应伍用辛温之品，但须防辛散太过，耗伤阴血。

附　疫毒

疫毒是毒邪的一类。疫毒是独立于六淫之邪的特殊致病因素，一气一病，具有强烈传染性，可引起广泛流行，导致疫病发生。临床特征主要有传染性、急骤性、猛烈性、隐匿性、损正性和兼夹性。

疫毒是导致疫病发生的关键，六淫是发病的重要环节，内有伏邪是病情加重的病理基础。邪是毒的催化剂，两者相互为患。新感引动伏邪，内外合邪，表里同病，涉及卫气营血、三焦六经，病位以肺胃为主，重者可损及心、肝、肾，疫毒内陷，变生厥脱等危候。

人体感受疫毒后的发病程度与感邪轻重、体质强弱、病情浅深息息相关。因此抗疫解毒、扶正祛邪为治疗关键。疫毒与诸邪相互胶结共同致病，同时因人体体质不同出现热化、寒化、燥化等不同转化，故而治疗上需多法合用，复法联用，如表里双解、汗和清下四法联用，使"毒"有多途径出路，既安未受邪之地，也防止病邪进一步入里传变。

附　杂合病机证素

在外感热病、内伤杂病的病变过程中常可出现热毒瘀结的证候，热毒与瘀毒并重，治宜清热（火）解毒，凉血化瘀。湿热胶结久羁，变生诸证，由气入血，表现为湿热瘀毒的证候，治宜清热利湿，祛瘀解毒。脾肾衰败，湿浊不化，酿成水毒，水停气滞血瘀，则水浊之毒与瘀毒相兼，出现水毒瘀阻的证候，治宜利水泄浊，化瘀排毒。外感或内生燥邪，伤津耗液，化生燥毒，阴津不足，脉道涩滞不畅，燥毒又易与瘀血搏结，酿成结肿，或阻滞经络，则燥毒与瘀毒相兼，出现燥毒瘀结的证候，治宜生津润燥，化瘀解毒。痰瘀互为因果，痰、瘀的聚散，皆与气机的滞畅相关，痰凝气滞则血行不畅，瘀血络阻又可影响津液的输布，故痰毒与瘀毒每可夹杂，壅塞脉道，终致痰瘀郁毒之变，发为癌肿，治宜化痰祛瘀，解毒散结。

三、病案举例

1. 风毒案

陈某，男，57 岁。2001 年 6 月 8 日初诊。

既往有糖尿病病史。20 天前因扁桃体发炎使用西药"左旋氧氟沙星"，出现过敏症状，当时用抗过敏西药，症状得以控制，但随后双前臂、后背大片脱皮，伴有瘙痒，再用西药不能有效控制，转请中医诊治。刻诊：双前臂、后背大片脱皮屑、瘙痒，稍有滋水，脱皮后局部暗红，伴口干，心烦，夜尿稍多，大便尚调。舌质暗红，苔薄，脉细弦。证属风毒遏表，湿热内蕴，肝肾阴虚。处方：大生地黄 12g，地骨皮 12g，制首乌 10g，制黄精 10g，玄参 10g，苦参 10g，白鲜皮 10g，赤芍 10g，丹皮 10g，地肤子 15g，玉米须 15g，桑叶 15g，生甘草 3g。7 剂，常法煎服。

复诊（2001 年 6 月 29 日）：患者来告，服药 7 剂后，脱皮屑、瘙痒几近消失，遂又自取 7 剂续用，刻下症状全部消失，皮肤已复常。

按：中医文献中将服药引起的内脏或皮肤黏膜反应统称为"中药毒"，治疗亦多从热毒入手，缺乏特异性。本案与一般单纯药疹案不同，患者既往有糖尿病病史，属阴虚湿热体质，复受风毒之邪外侵，遏于肌表而发病。正虚与邪实并见，正虚是导致本病发生的病理基础，故选用生地黄、玄参、首乌、黄精、地骨皮、赤芍、丹皮等养阴清热治其本；苦参、地肤子、白鲜皮、玉米须清热祛湿解毒，合桑叶疏散风毒，共治其标；生甘草能解诸毒，兼以调和诸药。全方标本兼顾，配伍严谨，故能应手而效。

2. 热毒案

孙某，女，35岁。2005年7月31日初诊。

"慢性复发性唇炎，唇局部脓肿"十余载，曾经多家三级甲等医院长期诊治而少效。曾疑诊为"红斑狼疮""胶原性损害"等。刻诊：口唇破溃，红赤肿痛，流脓渗血，干燥裂口，大便两三日一行，苔薄，舌质稍红，脉小弦。

辨证：脾胃热毒上攻，血分火热燔灼。

治法：清胃泻火，凉血解毒。

处方：生石膏20g（先煎），知母10g，天花粉15g，制大黄10g，浮萍12g，煅人中白6g，炙僵蚕10g，藿香10g，炒山栀10g，防风10g，雷公藤6g，玄参10g，郁李仁12g，桑白皮12g。7剂。

二诊（2005年8月7日）：药后口唇红肿缓解，流脓亦减，大便日行一次，质偏干，苔薄，舌质稍红，脉小弦。方中略减疏透之品，酌入凉解血热之品。原方去桑白皮、浮萍，加水牛角15g（先煎），生地黄10g，赤芍10g，丹皮10g。7剂。

三诊（2005年8月14日）：红肿缓解，上唇正中仍化脓，大便觉畅，月事量多，七日方净，苔脉同前。初诊方中略减疏表与泻下之品，酌加解毒凉血之品。初诊方去藿香、浮萍、制大黄、郁李仁，加蒲公英 15g，紫花地丁 15g，生地黄 12g，赤芍 10g，连翘 12g。7 剂。

四诊（2005 年 8 月 21 日）：脓肿已消，局部红赤，结痂，干燥，苔薄，舌质淡红，脉小弦。初诊方去炙僵蚕、藿香、防风、郁李仁，加蒲公英 15g，紫花地丁 15g，生地黄 12g，赤芍 10g，连翘 12g，露蜂房 10g。又服 21 剂，口唇肿胀、疼痛、化脓均消。

按：本案辨证属热、属实，病位在唇，故以脾胃热炽立论。因其病史冗长，局部症状剧烈（如红赤、溃破、流脓、渗血等），且难以治疗，故考虑热邪久羁，邪甚成毒，且热毒已波及血分。治疗从清脾胃之热、凉解血热、清热解毒疗疮、顾及兼症等方面考虑。故方用生石膏、知母、天花粉清泄脾胃实火；炒山栀、玄参凉解血热；煅人中白寒凉解毒；炙僵蚕祛风化痰以解毒；藿香芳香化浊以除毒；防风走表，且升散头面邪毒；雷公藤既能化瘀解毒，又能祛风消肿；桑白皮清肺走表，以助清泄上焦肌表之功；制大黄活血通络，与郁李仁相伍，意在通腑排毒。二诊口唇红肿与流脓缓解，故方中暂减走表清泄药，去桑白皮、浮萍，加水牛角、生地黄、赤芍、丹皮等大剂凉解血分瘀热。三诊时大便觉畅，红肿缓解，故原方去藿香之芳化、浮萍之走表清泄、制大黄与郁李仁之通便等，加入蒲公英、紫花地丁、连翘等清热解毒消疮，生地黄、赤芍凉解血分瘀热，以巩固疗效。

3. 癌毒案

计某，男，73 岁。2005 年 6 月 16 日初诊。

今年3月痰中夹血，在省人民医院查为肺鳞癌，6月10日行γ刀治疗。刻下：胸无闷痛，稍有咳嗽，痰不多，偶夹血，疲劳乏力，口干，食纳知味，寐尚可，二便正常。舌质暗紫，苔中后部黄腻，脉细滑。有长期吸烟史。既往有高血压、糖尿病、高脂血症病史。CT提示：右上肺肿块放疗后，对比前片稍小，内部坏死明显，两肺感染，局灶性纤维化，局部支气管扩张，左下肺大泡。证属热毒痰瘀阻肺，气阴两伤。处方：南北沙参（各）12g，太子参10g，麦冬10g，天花粉10g，生苡仁15g，山慈菇12g，泽漆15g，猫爪草20g，肿节风20g，漏芦15g，仙鹤草15g，炙僵蚕10g，露蜂房10g，鱼腥草20g，蛇舌草20g，狗舌草20g，地骨皮15g。7剂，常法煎服。

二诊（2005年6月23日）：咳减，痰少，未见出血，口干不显，无胸闷胸痛，食纳尚可，二便正常。舌质暗红，苔中部黄腻，脉小滑。初诊方加桑白皮12g，羊乳根15g，平地木20g。21剂，常法煎服。

三诊（2005年7月14日）：近况平稳，咳痰不多，呈白色泡沫状，无胸闷痛，纳可，大便稍干。舌质暗，有裂痕，苔薄黄，脉小滑。初诊方去蛇舌草，加生黄芪12g，羊乳根12g，平地木20g，桑白皮10g。14剂，常法煎服。

四诊（2005年7月28日）：近日军区总院CT复查，右上肺病灶较前缩小。自觉症状不多，稍有痰，精神良好，大小便正常。舌质暗，苔中后部黄腻，脉细滑。初诊方去地骨皮、狗舌草，加桑白皮12g，羊乳根15g，生黄芪15g，平地木20g，龙葵20g。21剂，常法煎服。此后守法进退，随症加减。

按：患者长期吸烟，烟毒灼肺，肺热气燥，酿生癌毒，癌毒阻肺，耗伤气血津液，加之放射治疗，进一步损伤肺之气阴。结合舌脉，辨证为热毒痰瘀阻肺，气阴两伤。病性虚实夹杂，实者热毒痰浊瘀结，虚者气阴两亏。因患者体质尚可，脾胃运化功能尚正常，治疗上以祛邪解毒为重点，清热解毒，化痰祛瘀，兼益气养阴，扶助正气。药用山慈菇、泽漆、猫爪草、肿节风、漏芦、炙僵蚕、露蜂房、鱼腥草、蛇舌草、狗舌草清热解毒，化痰祛瘀，散结消癌，配以南北沙参、太子参、麦冬、天花粉、生苡仁、仙鹤草、地骨皮以清肺益气养阴，诸药合用，共奏扶正抗癌之功。此后几诊，均以此为基础加减，并在诊治过程中根据病情的变化，及时调整扶正与祛邪的比例。此即"祛邪即是扶正"，"邪不祛正更伤"。经过2个月治疗患者自觉症状基本缓解，复查CT也显示肺病灶较前缩小。

第十二章　疫为疬气

一、概述

1. 主病脏腑

疫，又称疫病、温疫、瘟疫，泛指具有强烈传染性和流行性的疾病。疫病系因感受四时"乖戾之气"所致，性多温热，且随四时节气的不同，侵及的脏腑、经络各异，每有不同临床表现。

主病脏腑在肺、胃，"温病由口鼻而入，自上而下，鼻通于肺，始手太阴"（《温病条辨》）；"夫疫者胃家事也，盖疫邪传胃十常八九，既传入胃，必从下解，疫邪不能自出，必借大肠之气传送而下，而疫方愈"（《温疫论》）。《伤寒瘟疫条辨》中说："人之鼻气通于天，如毒雾烟瘴谓之清邪，是杂气之浮而上者，从鼻息而上入于阳，而阳分受伤……人之口气通于地，如水土物产化为浊邪，是杂气之沉而下者，从口舌而下入于阴，而阴分受伤。"因此瘟疫既可以通过空气由呼吸道进入人体传播，又可以通过饮食由消化道进入人体而传播。如新型冠状病毒肺炎、甲型 H1N1 流感、传染性非典型肺炎、乙型病毒性脑炎等疫病，主要通过空气传播；而霍乱、伤寒、疫毒痢等疫病主要通过饮食传播；鼠疫、流行性出血热则既有呼吸道传播，又有消化道传播等多种途径。

2. 病机钩要

（1）疫为疠气，性多温热：吴又可认为"温疫之为病，非风非寒非暑非湿，乃天地间别有一种异气所感"（《温疫论》）。故温疫的致病因子是"异气"，又称"疫气""疠气""戾气"等。

"温疫"病证表现以温热性质者为多，与张仲景所述的"寒疫"迥异。寒疫最早见于王叔和《脉经》："从春分以后，至秋分节前，天气暴寒者，皆为时行寒疫也。"吴鞠通在《温病条辨》中指出："世多言寒疫者，究其病状，则憎寒壮热，头痛骨节烦疼，虽发热而不甚渴，时行则里巷之中，病俱相类，若役使者然，非若温病之不甚头痛骨痛而渴甚，故名曰寒疫耳。"《医宗金鉴》又指出："春应温而反寒……名曰寒疫。"吴又可则明确指出："伤寒与中暑，感天地之常气，疫者感天地之疠气，在岁有多寡。"由此可知，寒疫的发病节气、临床表现都与温疫有异。

温疫具有强烈传染性和流行性，故与普通温病亦异。温病，四时均有发生，如风温、春温、暑湿等，传染性和流行性不强是其特征。

（2）多兼秽浊，弥漫三焦：《温病条辨》曰："疫者，疠气流行，多兼秽浊。"《时病论·夏伤于暑大意》说："秽浊者……多发于夏秋之间，良由天暑下逼，地湿上腾，暑湿交蒸，更兼秽浊之气，交混于内，人受之，由口鼻而入，直犯膜原……如偏于暑者，舌苔黄色，口渴心烦，为暑秽也。偏于湿者，苔白而腻，口不作渴，为湿秽也。"《伤寒指掌·伤寒类症》亦说："六气之外，另有一种疠气，乃天地秽恶之气，都从口鼻吸入，直行中道，流布三焦。"

温热邪气一旦兼夹"秽浊"为患，黏滞缠绵，弥漫三焦，为害更加复杂、多变。上可达脑窍，下可至二阴、下肢；外可在肌表皮毛，内可壅五脏六腑；不但可滞气入血，而且耗阴损阳，可致多脏受损。正如薛生白所云："湿热可闭阻三焦而蒙上、流下，上闭、下壅。"

（3）传变迅速，直中肺胃：由于温疫具有强烈的传染性和流行性，发病急骤，病情严重，卫气营血传变过程迅速，往往直中肺胃，兼而并见。其病理中心在气营，初起以单纯卫分证出现者少见，表现为卫气同病，可直接发自气分，某些重症病例，在气分甚至卫分阶段，热毒多已波及营分，出现重叠兼夹，两证并见，极易内陷营血。

如感受的是风温疫毒之邪，发病之始就有发热、恶寒、头痛、咽痛、周身酸痛等卫表症状和咳嗽、咳痰、气喘、气憋等痰热壅肺症状；如感受的是疫毒秽浊之邪，往往从口鼻而入，直趋中道，内困脾胃，发病之初就出现发热、恶寒、头痛、咽痛、周身酸痛等卫表症状和恶心呕吐、纳差厌食、腹痛腹泻、舌苔厚腻等湿热中阻证。

温疫致病，一般是从上焦肺到中焦脾胃，但重者既可逆传心包，亦可传入下焦，直达肝肾。

（4）阳热之体，邪正俱实：温疫的发病往往是"触之者即病"，而邪之所凑者，亦未必就是虚弱之体。如果患者是阳热之体，肺有郁热，感受风热疫毒之邪后，内热与外热相召，加之风邪的鼓荡，风助火势，火极生风，风火相扇，互为因果，邪正俱实，则为病更烈，病情呈现易变、速变、多变、危重的特性。这正是新冠肺炎、甲型H1N1流感、传染性非典型肺炎、病毒性肝炎等重症病例亦可发生于青壮年患者的原因所在。

3. 临床特点

疫病一般具有四个特征：①种属特异性：不同的疠气往往致特定的种属患病，"牛病而羊不病，鸡病而鸭不病，人病而禽兽不病"，甚至还可能发生不同种类人群发病不同的情况。②病种特异性：感染不同的疠气，可引起临床表现截然不同的疫病，"为病种种，是知气之不一也"，即"专发为某病"。③病位选择性：不同的疠气可入侵不同的脏腑经络，即"专入某脏腑某经络"，如乙肝病毒即具有嗜肝性。④病情有轻重："所患重者，最能传染"，"至于微疫，反觉无有，盖毒气所钟不厚也"。

由于温疫是"一气自成一病"，因此不同时期的温疫常有其自身独特的临床表现。如温疫的临床特点是热毒炽盛，一般均可表现为持续高热、面红目赤、心烦口苦、舌红赤、苔黄燥、脉滑数或洪大等热毒炽盛证。热毒不仅是指从外感受的温热邪毒，更主要的是指邪毒作用于机体后所化生的火热之毒，而热毒的存在又必然进一步侵害人体脏腑组织，产生腑实、阴伤、血瘀等一系列病理结果。热毒化火入里，蕴积阳明，与肠中糟粕结成燥屎，导致热结腑实，腑气不通。邪热无以外泄，而腑实愈结，邪热愈炽，腑热上冲，热扰心神，可见神昏、谵妄等。

阴伤是温热病的又一临床特点。病毒性高热，邪热鸱张，必然重灼阴液。津液亏损，一方面使脏腑组织失却滋润濡养，功能活动严重损害，机体抗病力下降。另一方面，阴伤不涵阳火，使邪热之势更炽，进一步耗伤阴液，正不胜邪，气热传营。同时，阴液耗伤，脉道不充，血液黏稠，可致血行艰涩为瘀，或因热伤血络，迫血妄行，血出留瘀。如此虚实互为因果，形成邪热传营的重要病理环节。

4. 治疗原则

温疫的治疗原则是逐邪，即"以逐邪为第一要义"。逐邪法的具体应用又有辛凉清解、和解少阳、开达膜原、清热解毒、急急攻下等不同治法。辛凉清解法是使在表的热毒之邪从汗而解的方法；和解少阳法是运用和解枢机之剂，表里分消，阻其传变，将病势控制于卫气同病阶段的治法；开达膜原法是用疏利之剂祛除湿热秽浊之邪的方法，使膜原伏邪松动，正气鼓动，邪随战汗而解；清热解毒、急急攻下实为清、下两法，正如杨栗山所说，温疫治法"非泻即清，非清即泻"。清热、泻下虽然主要是祛除有形的实邪，如燥屎、积滞、瘀血等，但更重要的是祛除邪热，保津存阴。所以吴又可明确指出"注意逐邪勿拘结粪"，认为是"因邪热致燥结，非燥结而致邪热也"。

顾护阴液是治疗温疫的另一个重要治则。吴鞠通指出"存得一分津液，便有一分生机"。温疫初起，邪在肺卫，在解表方药中适当佐以生津之品，有滋助汗源，令邪与汗并，邪随汗解之妙；疫病中期，热炽而阴伤，阴伤则热更炽，故要注意在清热解毒的同时，预防阴液耗伤；疫病后期，肾精耗损，邪少虚多，则应以填补真阴为主。对于阴液亏损而又疫邪内盛者，要养阴攻下两者兼顾。

温疫的逐邪法还有活血化瘀、理气、化痰等多种具体方法。对于流行性强、进展快、死亡率高的疫病，有时还需要"汗和清下"四法联用。常以汗、和两法表透为主，并"寓下于清"，表里双解，四法联用，既可阻断病邪传变，且能"先安未受邪之地"，使邪有多条出路，不同于一般所述的截断疗法，达到多环节祛邪，多治法增效之目的。邪去则正安，此即吴又可"表里分消"及"三消饮"之消内以清里，消外以解表，消不内外以开达"募原"是也。

二、病机证素条目

1. 疫毒袭表证

（1）辨证

特异症：高热，恶寒；周身酸痛；咽痛；干咳，少痰，痰色黄质浓。

可见症：头痛；无汗或少汗；便秘；乳蛾红肿，咽喉红赤；鼻干鼻痒；目赤如火。

相关舌脉：舌边尖红，苔薄白或微黄，脉浮数。

（2）病性病位：病性属实，病位在肺卫。

（3）病势演变：疫毒夹风邪从口鼻而入，肺卫不和，表寒里热。一部分患者可汗出而解，一部分患者病邪进一步入内，卫气同病转入气分热盛，甚则气营两燔证。

（4）治法：宣肺清解，透泄疫毒。

（5）方药范例：银翘散合三黄石膏汤加减。

药用麻黄、荆芥、淡豆豉发散表邪；重用银花、连翘、石膏、黄芩清热解毒，泻上焦之火；牛蒡子、桔梗、甘草宣肺祛痰，解毒利咽；南沙参、竹叶、芦根甘寒轻清，透热生津；甘草调和诸药。合而用之，共奏宣肺解表、泄热透邪之功。

加减：烦躁不安者，加焦山栀清三焦之火；胃胀、纳差、噫气者，加半夏、陈皮理气和胃；便秘不通者，加枳实、生大黄泄热通腑。

临证备要：若疫毒兼夹秽浊之邪，困遏表里，则表现为恶寒发热，身热不扬，或身热起伏，咳嗽痰少，汗少不畅，乏力或周身酸痛，头胀痛，咽干咽痛，口干口苦，腹胀，便溏不爽，舌苔白腻或罩黄，舌边红，脉濡数。治宜表里双解，肺胃同治，清透并用。方用藿朴夏苓汤化裁，药用藿香、苏叶、淡豆豉、炒苍术、厚朴、前胡、柴胡、炒黄芩、青蒿、杏仁、羌活、金银花、连翘等。

2. 邪伏膜原证

（1）辨证

特异症：憎寒壮热，发无定时，或一日三次，或一日一次；胸闷呕恶，口苦；身重倦怠。

可见症：头晕，头痛；身痛；烦躁；便秘；潮热谵语。

相关舌脉：舌边深红，苔垢腻，或苔白厚如积粉，脉数。

（2）病性病位：病性属实，病位在膜原，"内不在脏腑，外不在经络"，"舍于伏脊之间，去表不远，附近于胃，乃表里之分界，是为半表半里"。

（3）病势演变：一部分患者可汗出而解，一部分患者邪毒内陷入胃，出现大热、胸膈满痛、大烦大渴、大便秘结等症。

（4）治法：开达膜原，辟秽化浊。

（5）方药范例：达原饮加减。

药用槟榔辛散湿邪，化痰破结，使邪速溃；厚朴芳香化浊，理气祛湿；草果辛香化浊，辟秽止呕，宣透伏邪。以上三药气味辛烈，可直达膜原，逐邪外出。凡温热疫毒之邪，最易化火伤阴，故用白芍、知母清热滋阴，并可防诸辛燥之药耗散阴津；黄芩苦寒，清热燥湿；配以生甘草，既能清热解毒，又可调和诸药。

加减：胁痛耳聋，寒热往来，呕而口苦者，加柴胡；腰背项痛者，加羌活；目痛，眼眶痛，鼻干不眠者，加葛根。

（5）临证备要：温疫邪入膜原半表半里，邪正相争，故见憎寒壮热；温疫热毒内侵入里，导致呕恶、头痛、烦躁、苔白厚如积粉等一派秽浊之候。此时邪不在表，忌用发汗；热中有湿，不能单纯清热；湿中有热，又忌片面燥湿。当以开达膜原，辟秽化浊为法。正如柳宝诒在《温热逢源》中所曰："若系暑湿浊邪，舌苔白腻者，用达原饮甚合。若伏温从少阴外达者，则达原饮一派辛燥，既不能从里透邪，而耗气劫津，非徒无益，而又害之矣。学人当细心体认，勿误用也。"

3. 疫毒闭肺证

（1）辨证

特异症：高热持续，不恶寒；咳逆气急，喉中痰鸣，痰色黄，质黏量多；烦躁不安。

可见症：痰中带血；口舌干燥，烦渴欲饮；时有谵语，甚至昏迷；便秘。

相关舌脉：舌质红，苔黄腻，脉洪大或滑数。

（2）病性病位：病性属实，病位在肺。疫毒闭肺，痰热壅盛，清肃失司。

（3）病势演变：痰浊瘀阻，热毒炽盛，可逆传心包，甚则邪陷正脱而致内闭外脱，或气阴、阳气外脱，出现神志昏愦、尿少肢肿、呼吸微弱等重症。

（4）治法：泻肺解毒，化痰肃肺。

（5）方药范例：麻杏石甘汤合加减泻白散加减。

炙麻黄辛甘温，宣肺解表而平喘；石膏辛甘大寒，清泄肺胃之热以生津。两药相配，既能宣肺，又能泄热。杏仁苦降，利肺气平咳喘，既助石膏沉降下行，又助麻黄泻肺热。生甘草清热解毒，顾护胃气，防石膏之大寒伤胃。加用宣肺利咽解毒之桔梗，清热解毒、泻肺化痰之桑白皮、黄芩、肿节风、蚤休、鱼腥草、金荞麦等。

　　加减：胸下痞胀者，加瓜蒌皮以降浊化痰；大便秘结者，加生大黄以通腑开结，借阳明为出路；有胸腔积液者，重用桑白皮，加用葶苈子以泻肺利水；口干明显者，加南沙参、天门冬、麦冬。

　　（6）临证备要：辨治此证的关键在于石膏和麻黄的配伍运用。首先是大剂量石膏的应用，热疫乃无形之毒，病位在气分，可随十二经气血弥漫全身，故此时用大黄、芒硝等攻下逐邪难达目的，不若辛寒之品散其火邪更为有效，即余师愚所言"因读本草言石膏性寒，大清胃热，味淡而薄，能解肌热，体沉而降，能泄实热。恍然大悟，非石膏不足以治热疫"。重用石膏是杀其炎势，强调"非石膏不足以取效耳"；其次是麻黄的运用，麻黄除可发表外，尤可防石膏的寒凉太过，故麻黄用量不宜过大，以防其辛温助火之弊。气喘哮鸣，宜用炙麻黄解痉平喘。

　　4. 疫毒里结证

　　（1）辨证

　　特异症：发热或高热，热势较甚；咳嗽，气喘，气憋，痰涎壅盛，咳痰色黄；面红烦躁；胸满腹胀；大便秘结。

　　可见症：汗出；口渴欲饮，尿黄，尿少；恶心，呕吐。

　　相关舌脉：舌质红，苔黄腻，脉滑数。

　　（2）病性病位：病性属实，病位在肺与大肠。疫毒由肺传胃，肺热腑实。

　　（3）病势演变：一部分患者可随着汗出、便通而热退病解，一部分患者病邪进一步入内，由气分热盛转入气营两燔证。

（4）治法：清肺定喘，通腑泄热。

（5）方药范例：宣白承气汤、陷胸承气汤加减。

药用生石膏、黄连清泄肺胃之热；生大黄、枳实、风化硝泄热通便；半夏、杏仁宣肺化痰止咳；瓜蒌润肺化痰。诸药同用，可使肺气宣降，腑气畅通，痰热得清，咳喘可止。

加减：若出现胸部憋闷，胁肋胀痛，心慌动悸，面暗，唇甲青紫，由热毒闭肺，肺气痹而不用，心血瘀而不畅，痰浊瘀阻为患，可用《温病条辨》加减桃仁承气汤合葶苈大枣泻肺汤逐瘀泄热，泻肺平喘。

（6）临证备要：治疗热病急重症，尤以下法最为重要。正如柳宝诒所说："温热病热结胃腑，得攻下而解者十居六七。"温病用下法既可祛除有形的实邪，又可祛除热邪，保津存阴，所以有"温病下不厌早""急下存阴""下中有补"等论。通过清泄肺热、通利阳明、清热化痰、通腑开结，使邪从腑去，则肺气肃降有权，此即上病下取，釜底抽薪，脏腑合治之意，对肺实质炎症有较好的消散、吸收作用。因此，临床当灵活机动，不必拘泥于大便燥结一症。

5. 疫毒传营证

（1）辨证

特异症：身热；面红目赤；肌肤黏膜斑疹隐隐。

可见症：口不甚渴或不渴；大便秘结；心烦不宁，夜甚不寐。

相关舌脉：舌质红，苔薄黄，少津，脉细滑数。

（2）病性病位：病性实中夹虚，病在气、营。疫毒内传，气营两燔。

（3）病势演变：此期是外感温热病的病机转变，顺传、逆传的关键时期。如治疗有效，可以热退病静。如邪热不退，则病入营血，导致血热妄行，出现各种血证。邪热逆传心包，则神昏谵语，或昏愦不语、舌謇肢厥等。

（4）治法：清气凉营，透邪解毒。

（5）方药范例：清气凉营注射液或清瘟口服液。

药用知母、生石膏清气分之热毒；青蒿透热转气；野菊花、鸭跖草、大青叶、银花、赤芍、大黄清营凉血解毒，白茅根凉血止血，清热生津。

加减：若湿热偏盛，内蕴中焦，脘痞呕恶，便溏，脉濡而数，苔腻色黄，去大黄、知母，酌加法半夏、藿香、厚朴、黄连；腑实明显，腹满腹痛便秘，则可加入芒硝、枳实加强泻下之力；阴伤较重者，可加鲜生地黄、鲜石斛、鲜芦根、天花粉等养阴生津；营分邪热内扰神明，症见神昏谵语，或昏愦不语、舌謇肢厥，甚至循衣摸床、撮空理线者，则可酌情选用安宫牛黄丸、至宝丹、紫雪丹清心开窍；热甚动风，症见口噤肢厥、手足抽搐，甚至角弓反张者，用羚羊角、钩藤、石决明、地龙、僵蚕凉肝息风。

（6）临证备要：由于温疫卫气营血传变过程极为迅速，在气分甚至卫分阶段，邪热多已波及营分，往往重叠兼夹，两证并见，表现为"病理中心在气营"。气热传营或气营两燔证，是流行性出血热、流行性脑脊髓膜炎、乙型脑炎、中毒性肺炎、菌痢等多种危重型传染病或感染性疾病的常见证候。为此，治疗应针对这一病机特点，在清气的同时加入凉营之品，以防止热毒进一步内陷营血。当然，本证毕竟仍有气分之热，即使邪热内传入营，亦应在清营药中参以透泄，分消其邪，使营分之热转出气分而解，此即叶天士所强调的"入营犹可透热转气"。

6.疫毒动血证

（1）辨证

特异症：身热夜甚；发斑发疹；口干；吐衄下血，九窍齐出。

可见症：四肢厥冷；冷汗淋漓；神志昏糊。

相关舌脉：舌苔剥，舌质光红，脉细数或微细。

（2）病性病位：正虚邪实，热甚阴伤，疫毒内入营血，瘀热相搏，血热妄行。

（3）病势演变：血沸离经，气随血脱，脉微细欲绝，脱证将现。

（4）治法：凉血散血，清热解毒。

（5）方药范例：犀角地黄汤加味。

方中水牛角功类犀角，清热凉血解毒，制大黄清热泻火、凉血逐瘀，两药互补，更能加强凉血化瘀作用；生地黄滋阴清热，凉血止血；丹皮泻血中伏热，凉血散瘀；赤芍凉血活血，和营泄热；山栀可助清热解毒，凉血止血；人中白凉血解毒，降火消瘀；白茅根入血消瘀，清热生津，凉血止血。

加减：瘀热动血，加紫珠草清热解毒，凉血止血，或配血余炭化瘀止血；热毒血瘀重者，加紫草、大青叶清热凉血解毒；瘀热伤阴，加玄参、阿胶滋阴凉血止血；瘀热动风，加石决明、地龙息风和络；瘀热发黄，加茵陈、金钱草、垂盆草清利肝胆；瘀热腑结，加桃仁、芒硝泻下瘀热；瘀热水结，加怀牛膝、猪苓通瘀利水；瘀热阻窍，加丹参、郁金，并酌配安宫牛黄丸或至宝丹、紫雪丹凉血活血，清心开窍；瘀热酿痰，加天花粉、胆南星清化痰热；热厥气脱，加西洋参、麦冬益气养阴固脱。

（6）临证备要：由于本病重症疫毒极易从营入血，故其"病理重点在营血"。热毒炽盛则迫血妄行，火热煎熬又可导致血瘀，血热、血瘀、出血三者往往互为因果。凉血与化瘀联用的主要药效作用有：①清血分之热。血凉则热自清，不致煎熬血液成瘀，化瘀可以孤其热势，以免热与血搏。②散血中之瘀。可使脉络通畅，凉血又可阻止瘀郁生热，化火酿毒。③解血分之毒。因毒由热生，瘀从毒结，凉血化瘀则有利于解除血分之毒，消除滋生瘀热之源。④止妄行之血。血得热则行，血凉自可循经，瘀得消而散，脉通血自畅行，从而达到止血目的。

7. 疫毒发黄证

（1）辨证

特异症：急黄，身目发黄，色深如金；厌食恶油；腹胀；皮下出血或有瘀斑；胁痛夜甚；口中臭秽喷人。

可见症：发热，汗出不解；疲倦乏力；口干不欲饮；恶心，呕吐；腹大如鼓；便秘；神昏痉厥；肢体颤动；大便反易，其色必黑。

相关舌脉：舌质红，苔黄腻，脉濡数。

（2）病性病位：虚实夹杂，湿热疫毒瘀结，肝胆疏泄失司，胆汁外溢。病位在肝胆脾胃，重则病及心包、肾。

（3）病势演变：热毒瘀结，极易耗血动血，引起吐血、便血等血证。毒瘀阻滞气机，经隧不通，湿浊潴留，可致臌胀之变。热毒瘀结，深入营血，弥漫三焦，充斥上下，内陷心包，化火动风，上扰神窍，可见神昏、痉厥之变。后期又表现为阴阳衰竭，气血亏耗，清窍失养，神无所倚之脱证，昏迷不醒，可致死亡。

（4）治法：凉血化瘀，清热利湿退黄。

（5）方药范例：千金犀角散合茵陈蒿汤加减。

药用水牛角代犀牛角，清热凉血解毒；大黄泄热毒，破积滞，行瘀血；茵陈清热利湿退黄；生地黄清热凉血，滋阴生津；赤芍凉血活血；山栀清热解毒，泻火凉血；丹皮、煅人中白凉血解毒。

加减：口干、舌红少苔者，加麦冬、北沙参滋阴凉血；皮肤瘙痒者，加白鲜皮、地肤子凉血祛风；大便干结难下者，加芒硝增强泻下之功；小便量少、肢体浮肿者，加楮实子、稽豆衣利水消肿。

（6）临证备要：凉血化瘀解毒虽为疫毒发黄的主要治法，但病程中尚可出现湿热蕴郁、腑实内壅、瘀热水结及窍闭、阴伤等不同病症表现，临证需审其主次偏重，配合运用清化湿热、通腑导滞、泻下通瘀、芳香开窍、养阴益气等法，以冀提高救治效果。

8. 疫毒内陷证

（1）辨证

特异症：高热持续；咳逆气急，喉中痰鸣；烦躁不安，谵语，神志模糊，甚至昏迷；体温骤降，额出冷汗，面色苍白，唇青肢冷；呼吸短促，咳而无力，喉中痰声如鼾。

可见症：大便干结；痰中带血；口舌干焦；二便自遗。

相关舌脉：舌质红绛，脉细数无力或细微欲绝。

（2）病性病位：病性属邪实正虚，病位主要在心、肾，涉及多脏。

（3）病势演变：在温疫发展过程中，因热毒过盛，壅遏气血，阳气内郁，不能外达，可见热深厥深的厥证或闭证，进而正虚邪陷，阴伤气耗，内闭外脱，甚则由闭转脱，阴伤及阳，阳虚阴盛，阳不外达，成为寒厥、阳亡重证。

（4）治法：开闭固脱。

（5）方药范例：早期以闭为主，当区分阳闭、阴闭。阳闭选用至宝丹、安宫牛黄丸清热开闭；阴闭选用苏合香丸。后期以脱为主，重用参附龙牡汤益气回阳固脱。

加减：热盛加生石膏、黄连清心泻火；邪入心包，窍闭神昏者，宜用开窍醒神之清开灵注射液、醒脑静注射液。痰热闭肺，用猴枣散。若邪热伤阴耗气，势已由厥转脱，则当行气活血开闭，益气养阴固脱，药选青皮、陈皮、枳实、石菖蒲、丹参、赤芍、川芎、红花，以调达气血；西洋参或生晒参、麦冬、山萸肉、玉竹、五味子、炙甘草、龙骨、牡蛎，以益气养阴。阴阳俱脱者复入四逆汤意以回阳救逆。

（6）临证备要：厥脱虽证分多岐，但气滞血瘀、正虚欲脱是其重要的病理基础。因热毒里陷，阳气内郁，或阴寒内盛，阳不外达，必致壅遏气血；阳衰气弱，气不运血，或阴虚血少，脉络不充，均可致气病及血，血病及气，而致气滞血瘀。而其病理特点多为因实致虚，虚实夹杂。因此，治疗当以开闭固脱为其主要大法，而开闭法实寓有宣通气血郁闭之意。

附　杂合病机证素

疫为疬气，具有强烈的传染性和流行性，发病急骤，病情严重，卫气营血传变过程迅速，直中肺胃，耗气伤阴，影响心、肝、脾、肾、脑等诸多脏腑生理功能，病性往往虚实并见，病证更加复杂多变，疫毒之邪与风、寒、火、湿、痰、瘀、燥等多种病理因素胶结难解，气、血、阴、阳俱可受损。

如见痰热壅肺、上实下虚证，治当泻肺补肾，纳气平喘。证见饮停胸胁，治当泻肺利水，以助肺司呼吸。证见胃气上逆，和降失司，治当降气和胃为先，以助胃纳。证见湿浊困脾，泻下无度，又当温脾化湿，涩肠止泻，以助后天运化。体虚羸弱之人，治疗之始即当益气养阴，以扶正托毒，匡正祛邪。

三、病案举例

1. 流行性出血热少尿期案

陈某，男，52岁。1982年12月23日初诊。

患者5天前形寒发热，全身酸痛，继之身热加剧，体温高达40℃，头身疼痛，恶心呕吐。在地方医院拟诊为"流行性出血热"，采用西药补液、纠酸、抗感染、激素等治疗。1天来热退神萎，腰痛明显，尿少，每日400mL左右，小便短赤，口干口苦，渴而多饮，大便5日未行，舌苔焦黄，舌质红绛，脉细滑。因病情加重，而转至本院治疗。查体：体温36.9℃，心率80次/分，呼吸22次/分，血压134/96mmHg，急性病容，神萎倦怠，颜面潮红，双睑轻度浮肿，球结膜下出血，胸、背、两侧腋下有散在出血点，时有呃逆，两肺未闻及干湿啰音，心律齐，80次/分，心音稍低钝，无病理性杂音，腹部无压痛，肝脾（-），两肾区叩击痛（+），神经系统（-）。查血：红细胞5.8×10^{12}/L，中性粒细胞0.49，淋巴细胞0.14，异型淋巴细胞36%，血小板210×10^9/L，血红蛋白135g/L，尿素氮23.2mmol/L。尿检：色黄，蛋白（+++），脓细胞少，红细胞少。证属热毒壅盛，弥漫三焦，血瘀水停，治予泻下通瘀。

处方：生大黄30g（后下），芒硝24g（分冲），桃仁12g，怀牛膝 12g，鲜生地黄 60g，麦冬 20g，猪苓 30g，泽泻 12g，白茅根 30g。配合西药支持疗法。

药后大便日行六七次，小便随之增多，呃逆亦除。2 天后原方去芒硝，加车前子 15g，继服 4 天，小便日行 5600mL，渴喜冷饮，寐差多言，烦扰不宁，舌红少苔，脉细数。血压 150/110mmHg。查血：红细胞 1.69×10^{12}/L，中性粒细胞 0.92，淋巴细胞 0.08，血小板 66×10^9/L，尿素氮 33.9mmol/L。热毒伤阴，心肾两伤，治予滋肾清心，养阴清热。

处方：北沙参 15g，石斛 15g，生地黄 30g，玉竹 12g，怀山药 12g，山萸肉 12g，丹皮 10g，知母 10g，龙骨 30g，覆盆子 15g，莲子心 3g，白茅根 30g。服上药 4 天后烦渴解，神静，尿量递减至每日 2206mL，尿检（－），红细胞 6.2×10^{12}/L，中性粒细胞 0.60，淋巴细胞 0.40，尿素氮 9.9mmol/L。转予滋阴固肾善后。

按：流行性出血热属于中医"疫斑热"范畴。出血热少尿期，瘀热互结，阳明腑实，水毒潴留，阴津耗伤，气化失司为基本病机。泻下通瘀法是以攻下祛瘀的药物为主，佐以滋阴利水之品，以达到泻下热毒、攻逐腑实、凉血祛瘀、通利小水、滋阴生津的目的。本案患者来诊时处于少尿期，热毒壅盛，弥漫三焦，血瘀水停，药用生大黄、芒硝、桃仁、怀牛膝、鲜生地黄、麦冬、猪苓、泽泻、白茅根泻下邪热，荡涤腑实，通瘀散结，攻逐水毒，急下存阴。故效若桴鼓，用药仅 2 剂后即大便得通而尿量渐增，呃逆亦除，再续以北沙参、石斛、生地黄、玉竹、怀山药、山萸肉、丹皮、知母等药滋阴固肾，诸症霍然而愈。

2. 甲型 H1N1 流感案

患者马某，男，37 岁。2009 年 12 月 7 日收住院，住院号

339470。

患者 7 天前受凉后出现咽痛，3 天前开始发热，热峰波动在 39.0~40.0℃之间，咳嗽，咳较多黄脓痰，痰中带少量血丝，轻度恶寒，无鼻塞流涕，无胸闷胸痛，无气喘及呼吸困难，在当地医院静滴"阿奇霉素"及口服"对乙酰氨基酚"3 天，高热不退，咳嗽加重，遂来我院急诊。血常规检查：白细胞 $9.22 \times 10^9/L$，中性粒细胞 0.75。胸部摄片示"右下肺炎"。收住本院呼吸科后，先后予左氧氟沙星注射液、头孢哌酮舒巴坦（舒普深）抗感染，但患者发热不退，气喘，咳嗽频作，痰中带少量血丝，查胸部 CT 提示双肺感染伴双侧胸腔积液。12 月 9 日查血气分析：pH7.491，血二氧化碳分压（PCO_2）30.9mmHg，血氧分压（PO_2）57mmHg。提示患者肺部感染加重，已出现 I 型呼吸衰竭，考虑存在重症肺炎，病情凶险，停左氧氟沙星及头孢哌酮舒巴坦，改为亚胺培南西司他丁联合万古霉素抗感染。当日上午送咽拭子至南京市疾病控制中心查甲流病毒核酸阳性，因此确诊为甲流（重症），转入感染科发热病房诊治。治疗继予亚胺培南西司他丁联合万古霉素抗感染，白蛋白、丙种球蛋白、吸氧等支持治疗，但患者病情继续呈加重趋势，呼吸困难，胸闷，疲倦，不思饮食，复查 CT 提示右下肺炎症呈实变，左下肺感染较前加重，血氧饱和度有下降趋势，肝功能转氨酶轻度升高。证属时邪疫毒侵袭，热毒壅肺，肺失宣肃。处方：炙麻黄 5g，生石膏 20g（先煎），甘草 5g，杏仁 10g，浙贝母 15g，连翘 8g，鱼腥草 20g，肿节风 20g，黄芩 15g，桑白皮 25g，蚤休 15g，桔梗 6g，野荞麦根 20g，南沙参 15g，麦冬 15g，瓜蒌皮 10g。3 剂，每日 1 剂，水煎服。

患者当日白天服药，晚间即觉精神好转，体温下降至

37.8℃，咳嗽、咳吐黄色脓痰好转，痰血消失。服两剂后体温即正常，胸闷减轻。2009年12月15日胸部CT示双肺感染伴双侧胸腔积液，与前比较右侧胸腔积液略有减少。继予原方案治疗，18日复查甲型H1N1流感病毒核酸阴性，予转入呼吸科继续治疗，以收全功。

按：甲型H1N1流感的病因是时邪疫毒感染而非普通的风寒、风热之邪，较六淫病邪损害更强、更具有强烈传染性。甲流主要病理机制是热毒壅肺，肺失宣肃，时邪疫毒沿三焦传变。本病初始，外邪束表，卫阳被遏；每易入肺，顺传中焦阳明，可逆传心包；病之后期，则耗劫下焦肝肾阴液。甲流的治疗大法是清热解毒，宣肃肺气，以麻杏石甘汤合加减泻白散为基本方加减治疗。其中，炙麻黄辛甘温，宣肺解表而平喘，石膏辛甘大寒，清泄肺胃之热以生津，两药相配，既能宣肺，又能泄热，共为君药。石膏倍于麻黄，不失为辛凉之剂，麻黄得石膏，则宣肺平喘而不助热，石膏得麻黄，清解肺热而不凉遏，相制为用。杏仁苦降，利肺气平咳喘，既助石膏沉降下行，又助麻黄泻肺热，为臣药。生甘草清热解毒，顾护胃气，防石膏之大寒伤胃，调和麻黄、石膏之寒温，是为佐使。加用宣肺利咽解毒之桔梗；清热解毒、泻肺化痰之桑白皮、黄芩、肿节风、蚤休、鱼腥草、金荞麦等，以奏速功。

3.乙型脑炎重型极期案

沈某，男，12岁，学生。1988年8月2日入院。

两天前突然发热（体温39.2℃）、头痛，伴呕吐，继则出现抽搐，神志不清，呼吸急促，诊断为流行性乙型脑炎（重型、极期），收治入院。体检：体温38.6℃，呼吸22次/分，血压15/10kPa，神志不清，面部发绀，瞳孔等大，对光反射迟钝，颈项强直，两肺（－），心率 110 次／分，律齐，未闻及杂音，肝脾未触及，腹壁反射消失，提睾反射未引出，克氏征阳性，舌质鲜红，苔黄腻。血检：白细胞 12×10^9/L，中性粒细胞 0.84。脑脊液检查：白细胞 300/mm^3。中医辨证为暑温气营两燔证，治予清气凉营法，药用清气凉营注射液，每次 30mL，每日 2 次，静脉点滴，同时配合西药补液，纠正呼衰、脱水等对症治疗。药后 2 小时额上出微汗，体温逐渐下降，32 小时后体温降至正常，随之神志转清，能进流质饮食，5 天后症状基本消失，颈软，四肢活动自如，神经系统检查（－），复查血常规：白细胞 7.6×10^9/L，中性粒细胞 0.70，以清暑益气汤调养 1 周后，于 8 月 18 日出院。

按： 中药注射剂能够解决昏厥病人不能服用中药的问题，且直接入血，能尽快直达病所，起效快，提高了中医药诊治急症病的疗效。清气凉营注射液由大青叶、银花、大黄、知母、淡竹叶组成，具有气营两清、化瘀解毒之功。每剂药制成 20mL，每 1mL 含生药 7.29g。患者经输液治疗，32 小时后体温即降至正常，证明了组方用药的合理性。

第十三章 多因杂合（复合或兼夹病机）

一、概述

1. 主病脏腑

多因杂合包括复合病机和兼夹病机。"因"是指第二病因，实为"病机"。

复合病机是指由于不同病因（如外感六淫、脏腑功能失调等）所产生的不同病理因素（如风、寒、湿、热、火、燥、痰、瘀、郁、水饮、毒等）之间相互杂合、转化，相因为病，因果夹杂，表现为两种及两种以上病理因素复合为患。由于病邪所在病位多端，常为多脏同病，如肝脾、肝肾、肺脾、肺肾同病，或肝脾肾、肺脾肾功能俱损等。进而形成复合病机网络，常见于临床急、难、疑及危重症过程中。

2. 病机钩要

不同病邪之间、病邪与正气之间，以及脏腑气血阴阳之间密切相关，互为因果，相因为病，呈现出复杂的病证状态。

（1）多因杂合：①复合病机不仅具有各自的发病特征，还有新的致病特点，如湿热病机的致病特征不同于单纯的湿或热，瘀热病机不同于单纯的瘀或热，皆表现为新的更为复杂的致病特点。如风火相扇、瘀热相搏、湿遏热郁、痰瘀互结等。《医贯》谓："气郁而湿滞，湿滞而成热，热郁而成痰，痰滞而血不行，血滞而食不消化，此六者相因为病者也。"②兼夹病机是指两种或两种以上不同病理因素同时存在，但其间并无因果联系。如外寒里热、寒热错杂、燥湿相兼等。

（2）多病位复合：常因一脏有病进而引起多脏同病，涉及两个及两个以上的脏腑及经络，如肝脾、肝肾、肺脾或肝脾肾等功能俱损。积聚、臌胀多为肝脾肾同病，哮病、消渴、水肿等多为肺脾肾同病。无论外感内伤，病情加重，或迁延不愈，或失治误治，病邪耗伤正气，病位往往涉及多个脏腑，五脏同病者也不少见。

（3）多病势复合：①病位传变：五脏相关，相生相克，或脏腑表里相合，如母子相传、乘侮相传、表里相传等。②病邪互化：不同病邪之间相互从化、转化或兼化，相因为患，因果相杂，或一因多果。如肝气郁结既可化热又能致瘀，瘀热相搏可同时出现瘀热阻窍、瘀热血溢、瘀热伤阴、瘀热动风、瘀热发黄等多种病机转化趋势。

3.临床特点

复合病机多见于临床急危重症、慢性久病或疑难病证过程中，因其病机转化特征不同而有不同的临床特点：

（1）同一病邪，病机转化、复合趋势因人而异：如素体阴虚阳盛，病邪多从阳化热、化火；素体阴盛阳虚，邪气易从阴化寒。若感受湿邪，湿从热化，而为湿热，久则湿热瘀结；若湿从寒化，而为寒湿，久则为寒湿瘀阻。《医宗金鉴》谓："人感受邪气虽一，因其形藏不同，或从寒化，或从热化，或从虚化，或从实化，故多端不齐也。"

（2）不同病邪，病机转化、复合特点各异：如感受寒邪，寒性收引而凝滞，易伤阳气，或寒凝血瘀，或水饮内停，或入里化热；感受热邪，易伤阴血，或搏血为瘀，或瘀热阴伤。内伤热、燥、痰、瘀诸邪最易化火伤阴，寒、湿、水、饮则易伤阳气。风邪每多杂合火热而走上，传变多急；湿邪性质黏滞而趋下，传变则有湿热、寒湿两途，其势多缓。

（3）病邪所处病位不同，病机转化、复合特点各异：如《素问病机气宜保命集》谓："假令湿在于心经，谓之热痰，湿在肝经，谓之风痰，湿在肺经，谓之气痰，湿在肾经，谓之寒痰，所治不同，宜随证而治之。"同是瘀热相搏，又有瘀热阻窍、瘀热发黄、络热血溢等不同。

（4）病邪久羁，可致病机转化、复合：如难治病每多病程日久，气血津液输化失常，津凝为痰，血滞为瘀，痰与瘀互为因果，胶结难解，形成痰瘀互结复合病机。如《临证指南医案》谓："然经年累月，外邪留着，气血皆伤，其化为败瘀凝痰。"朱丹溪提出："病得之稍久则成郁，久郁则蒸热，热久必生火。"

（5）影响因素不同，病机转化、复合有异：如既病之后，起居失常，饮食不节，损伤脾胃，病机往往湿热、痰湿中阻与脾虚胃弱相兼，呈现寒热、虚实错杂；如情志失调，或郁怒伤肝，或忧思伤脾，或惊恐伤肾等，常加重气血郁滞，气郁则易生痰生湿，又有气滞血瘀，久则痰瘀同病。

4. 治疗原则

针对多因杂合（复合病机、兼夹病机），多应采用复法组方，随证配伍，即《黄帝内经》"间者并行"原则。

（1）"复法组方"思路：①详辨虚实、寒热不同病性，确立治疗方向、组方原则，如寒热并治、扶正祛邪并重或祛邪重于扶正等。②辨析复合病机中各构成要素之间的因果、主次关系，基于主要矛盾确立基本治法，并与其他治法有机组合。如有痰祛痰，有风祛风，风痰并见则当祛风化痰；又如痰瘀互结者，因痰而瘀者，祛痰重于化瘀，因瘀而痰者，化瘀重于祛痰。③基于五脏相关、相生相克理论，从整体角度立法，确立多脏同治方法。如肾虚肝旺者，平肝潜阳治其标，滋养肝肾治其本，息风、和血通络、化痰等治其杂合和传变等。同样是痰邪为患，要辨清是因于脾、因于肺、因于肾还是因于肝，治疗用药主次各不相同。应明确标本主次缓急，切忌顾此失彼。④权衡病势，先期用药，阻断传变：结合体质及疾病传变规律，或因势利导，引邪外出，或扶弱抑强，扶助正气，或未病先防，"先安未受邪之地"。如初见以肝气郁结为主，就要考虑可能出现的犯胃、克脾、乘肺、郁热、化火、动风、酿生痰湿、致瘀等病势，先期用药，阻断传变。⑤结合辨病，根据药理作用，合理选择用药，随证加入。

（2）"复法组方"注意要点：①不同治法要组合有序、主次分明，避免"杂乱无章"：既要有针对主病主证的主药，又有针对兼证或协助主方发挥治疗作用的辅方、辅药，必要时还需伍以佐方佐药或使药。②注重不同治法的协同作用：采取升降结合、补泻兼施、寒热并用、敛散相伍、阴阳互求、气血互调、表里相合、燥润互济等配伍方法。如在寒凉清泄方中配以温热药，在通降下沉方中配以升散药，在阴柔滋补方中配以香燥药，在疏泄宣散方中配以收敛药等。③小方复合，一药多用：选方用药既符合四气五味的配伍原理，又结合现代研究的药理作用或经验用药，做到既符合辨证要求，又能兼顾辨病需要，或同时还对主要症状及（或）理化指标异常有改善作用。

如虎杖既能利湿退黄，清热解毒，又能散瘀止痛，还能化痰止咳；仙鹤草既能收敛止血，止痢，截疟，补虚，还能止咳等。④复法组合，顾护脾胃：一则多脏同病，病机错杂为患，无从入手者，可转从调治脾胃入手。如《临证指南医案》谓："上下交损，当治其中。"《脾胃论》谓："治脾胃即可以安五脏。"《慎斋遗书》云："诸病不愈，必寻到脾胃之中，方无一失……治病不愈，寻到脾胃而愈者甚多。"二则复法组方用药，药味过多过杂容易伤脾胃。脾胃尚健者，复法组方可适当兼顾脾胃；脾胃已虚者，复法组方要重视健脾和胃；脾胃虚甚者，先调脾胃为主，兼顾复法组方。

总之，临证不应拘泥于辨证分型论治，更不可拘于一方一药，应分清病机因果、主次、杂合与转化关系，三因制宜，审机定治，随证组方，选方用药思路要宽，方法宜广，法度需活，体现病机辨证的灵活性。

二、病机证素条目

1. 风火相扇证

（1）辨证

特异症：高热；狂躁；抽搐。

可见症：风偏胜者可见眩晕；头痛；神昏；手足抽动；角弓反张；口眼㖞斜；肢体不遂；痉厥；暑厥。火偏盛者可见面红目赤；身发斑疹；动血出血。

相关舌脉：舌红苔黄，脉弦数或弦滑数。

（2）病性病位：病性属实，或本虚标实。病位多在肝、心、肾、脑。

（3）病势演变：风火同气，皆为阳邪，两阳相合，风助火势，火动生风，风火相扇，互为因果，加剧病情。如风火为患，盛则酿毒，火盛伤阴耗血，风盛夹痰，多属急危重症。若平素肾水不足，水不涵木，肝火上犯，虚风内动；若温病营血热盛，引动肝风，为瘀热夹风，易耗血动血。

（4）治法：息风泻火。

（5）方药范例：羚角钩藤汤加减。

药用羚羊角、石决明、牡蛎、珍珠母息风潜阳；天麻、钩藤、白蒺藜、桑叶、菊花凉肝息风；贝母、胆南星、天竺黄、竹沥、半夏清化痰热；黄连、龙胆草、黄芩、山栀清肝泻火；郁金、远志、石菖蒲开窍醒神。

加减：阳明热甚，身热烦躁者，加石膏、知母；阳明腑实，便秘、腹胀满，苔垢者，加大黄、芒硝、枳实、瓜蒌；风火夹痰阻络，肢体不遂，口㖞，抽搐，加僵蚕、地龙、全蝎；瘀热相搏，面红目赤，烦躁者，加水牛角、生地黄、丹皮、赤芍、白薇、牛膝；痰热伤阴，舌红而干，苔糙，唇红，加生地黄、天花粉、玄参、石斛。

（6）临证备要：风火相扇是指火热之邪燔灼肝经，引动肝风，或因风化火，致使风与火热两阳相合，风助火势，火动生风，风与火热两种病理因素互为因果，相因为病，复合为患，形成一种具有新的特质的复合病理因素。常见于急性温热病气营两燔阶段和内伤杂病急危重症过程中，具有发病暴急、变化迅速、病势猛烈的特点。应详辨风与火二者的因果、标本、轻重、缓急、虚实、主次。以风为主，肝风内动者，重在平肝息风；以火为主，热毒炽盛者，重在清火解毒；虚风内动者，重在滋阴息风。若神昏身热，可饲服安宫牛黄丸，神昏肢痉可用紫雪丹，亦可用醒脑静或清开灵静脉滴注。

2. 湿热郁蒸证

（1）辨证

特异症：身热不扬，汗出热不解；脘腹痞闷，或脘腹胀痛；呕恶纳呆，厌油；渴不多饮，口黏口苦；目黄，身黄，尿黄，黄色鲜明；大便黏滞不爽，或暴注下泻，或下痢脓血，里急后重；尿频、尿急、尿痛，或尿血或有砂石。

可见症：寒热起伏，午后热甚；身重乏力；少腹拘急；心烦口渴；胁肋胀痛灼热；皮肤发痒，湿疮脓肿；肛门灼热；阴部潮湿瘙痒；带下黄稠腥臭；遗精时作。

相关舌脉：舌质红，苔黄腻，脉滑数或濡数。

（2）病性病位：病性属实。病位涉及三焦，上达脑窍，下至二阴下肢，外可在肌表皮毛，内可壅五脏六腑，以脾胃、肝胆、胃肠和膀胱湿热等常见。

（3）病势演变：湿热交蒸，邪热炼津，则易生痰；湿热胶结，阻滞气机；湿热久羁，由气分深入血分，表现为湿热瘀滞，可致多个脏腑功能失常，变生诸证；湿热致病，既可伤及阴血，又能伤阳气。

（4）治法：清热祛湿。

（5）方药范例：甘露消毒丹加减。

药用滑石、茵陈、车前子清热利湿，引湿热从小便而出；黄芩清热燥湿；连翘清热解毒；石菖蒲、白蔻仁、藿香、薄荷芳香化浊，行气悦脾。

加减：湿偏重者，加厚朴、苍术、佩兰；热偏重者，加黄连、山栀；气滞腹胀者，加厚朴、枳实、陈皮、大腹皮；胃气上逆，恶心呕吐者，加竹茹、橘皮；湿热致瘀，络热血溢，尿血者，加生地黄、紫草、小蓟、白茅根；湿热伤阴，口干、舌红少津者，加石斛、沙参、玉竹；兼饮食积滞，嗳腐吞酸，腹部胀满者，加六神曲、谷麦芽、陈皮。

此外，结合湿热所在病位，随证选方用药，举例如下：

1）脾胃湿热：症见脘腹痞闷，呕恶纳呆，口干苦黏腻。或肢体困重，或呕吐，或腹痛，大便干或溏而不爽，或面目发黄，或身热不扬，汗出热不解，渴不多饮，或皮肤发痒。舌红苔黄腻，脉濡数。病性属实，病位在脾胃。方选王氏连朴饮加减。药用黄连、山栀、法半夏、厚朴、石菖蒲、芦根、香豉、滑石、鲜荷叶、薏苡仁等清热化湿，运脾和胃。

2）肝经湿热：症见胁肋胀痛灼热，厌油，口苦，尿黄。或脘腹胀满，大便溏垢，小便短赤，胸闷纳呆，恶心呕吐，或进食油腻食物病情则加重，身困乏力，目赤肿痛，身目发黄，或发热，胁下有痞块，阴部潮湿、瘙痒，阴器肿胀疼痛，耳胀痛流脓水。舌红苔黄腻，脉弦数。病性属实，或虚实夹杂。病位在肝胆、脾胃。方选龙胆泻肝汤加减。药用龙胆草、栀子、黄芩、木通、车前子、泽泻、生地黄、当归、柴胡等清利肝胆湿热。如有黄疸者，方选茵陈蒿汤加减；若湿热煎熬日久，结成砂石，阻滞胆道者，改用大柴胡汤加减。

3）下焦湿热：症见小便黄赤，热涩不畅，或尿频、尿急、尿痛，遗精时作。或口干苦黏腻，尿血，尿有砂石，少腹拘急，心烦口渴，腰腹作痛，或见发热，午后热甚。舌质红，苔黄腻，脉濡数。病性属实，病位在下焦，主要与肾、膀胱有关，涉及心、肝、脾。方选八正散加减。药用滑石、木通、萹蓄、瞿麦、车前子、山栀、大黄等清热利湿。

4）大肠湿热：症见腹胀腹痛，暴注下泻，或下痢脓血，里急后重；或呕恶纳呆，脘腹痞胀，身热口渴，口干口苦，尿短色黄；或腹泻不爽，粪质黏稠腥臭，肛门灼热。舌红，苔黄腻，脉滑数。病性属实，病位在胃肠。方选芍药汤加减。药用芍药、当归、甘草、木香、槟榔、大黄、黄芩、黄连、肉桂、金银花等清热导滞，调气行血。痢疾初起兼有表证者，可解表举陷，逆流挽舟；表邪未解，里热已盛者，则宜表里双解。

（6）临证备要：湿热郁蒸是指由于湿与热两种病理因素，胶结和合，如油入面，相互搏结，湿得热则愈深，热因湿而愈炽，或热由湿生，或因热生湿，二者复合为患，形成一种具有新的特质的复合病理因素。《湿热病篇》谓："湿热两合，其病重而速。"湿热为患，致病广泛，证候错综复杂，疑似难辨，既有隐匿起病、初始自觉症状不显者，也有突然发作、呈危急重症经过者。临床应结合湿热所在病位、转化、兼夹与复合情况，选用相应治法方药。如湿热夹积、夹风、夹毒者，分别配以导滞、祛风、解毒之法。应注意祛湿药物多辛燥或苦寒，苦寒太过常易损伤脾胃，即使偏于热重者，在病情缓解后，亦应酌情减轻药量，不宜大剂持续滥用。有关其他内容可参见"湿性缠绵"章。

3. 瘀热相搏证

（1）辨证

特异症：身热夜甚，心烦躁扰；目黄、身黄、尿黄，其色鲜明或色深如金；神昏谵语，狂躁不宁，腹胀便秘；面色暗红或深紫，有烘热感；肌肤红斑结节，皮肤暗紫，有灼热感；肢体关节刺痛或剧痛，痛处固定，麻木，触之灼热。

可见症：瘀热为患可见证候广泛，常见7个方面：①发热：外感所致者，热势或高或低，或身热起伏，或身热夜盛；内伤所致者，体温多不明显升高，而以烘热、潮热、烦热、低热、手足心热等为主。口渴，但欲漱水而不欲咽。②出血：各个部位均可出血，量多、势急，甚则九窍齐出，或出血反复发作，迁延不愈，血色暗红、深紫或鲜红与紫暗血块混夹而出，质浓而稠，或大便如漆色，小便红赤。③疼痛：患处红肿热痛，着而不移，痛如火灼，或如针刺。④癥积：腹部结块，手触有形，质硬，固定不移，或肢体散发结节、肿块。⑤神志异常：烦躁、谵语、如狂、发狂、神昏。⑥肌肤外发瘀点瘀斑：色红赤或深紫，或皮肤花纹，脉络怒张、显露，色赤紫暗，手掌鱼际殷红，或口腔黏膜、咽喉有出血点。⑦面色：面部红赤或暗红，目赤充血，目眶暗黑，颧颊显布赤丝血缕。临床所见，以上诸症不必悉具，只要准确把握特征性症状或体征之一二，结合相关舌脉即可辨识。必要时也可结合辨病识证。

相关舌脉：舌质深红、暗红或红紫，舌体或舌边可见瘀点或瘀斑，或全舌瘀紫，或舌下静脉粗张迂曲，青筋暴突，舌苔黄或焦黄；脉细数、沉涩或实。

（2）病性病位：病性属实，或本虚标实。病位可涉及多个脏腑、经络、营血。

（3）病势演变：瘀热相搏，病机演变转化多端。瘀热既可随火热之变动周行全身，也可因瘀热之胶固，留着脏腑脉络，导致多脏腑、多经脉的广泛损伤。热瘀营血，耗血伤阴，肝风内动，可见抽搐、中风；瘀热酿痰，扰乱神明，内闭心包，可见谵狂、昏迷。瘀热随火升腾，随血阻滞，深及窍络，外及肌腠。

（4）治法：凉血化瘀。

（5）方药范例：热重于瘀，用犀角地黄汤加减；瘀重于热，用抵当汤加减；热瘀并重，用桃仁承气汤加减；瘀热阻络，用白薇煎加减。

药用水牛角片、丹皮、赤芍、山栀凉血散瘀；大黄、桃仁泻下瘀热；生地黄、石斛滋阴凉血；三七、泽兰活血化瘀。

加减：瘀热动风，抽搐肢痉者，加生石决明、白薇、钩藤；口干、尿少、舌红者，加玄参、知母、白茅根；热毒内蕴，发热持续不退者，加生石膏、知母、青蒿、萆草；燥毒亢盛，唇干舌燥、口舌破溃者，加青黛、白残花、人中黄；湿热毒火熏蒸，循经上攻下注者，加人中白、苦参、龙胆草；风毒痹阻，皮疹瘙痒者，加菝葜、苍耳草、蝉衣；风湿偏胜，关节游走疼痛者，加青风藤、雷公藤；湿热偏胜，关节肿胀，灼热疼痛者，加苍术、黄柏、忍冬藤等；痰瘀胶结，深入骨骱，关节变形者，加僵蚕、天南星、土鳖虫。

此外，结合瘀热所在病位，随证选方用药举例如下：

1）瘀热阻窍：症见神昏，躁扰不宁，或昏蒙不语，或神志恍惚欠清，或半身不遂，肢体强痉拘急，口舌喝斜，舌强语謇。腹胀硬满，便干便秘，身热，面色红或深紫，舌质深绛或紫暗，苔黄，脉弦滑数或结。病性属实，或本虚标实，病位在心肝、营血、脑窍。方选犀角地黄汤和桃核承气汤加减。药用水牛角、丹皮、赤芍、丹参、山栀、大黄、芒硝、桃仁、生地黄、石斛、三七、泽兰、地龙、郁金、石菖蒲等凉血化瘀，通腑泄热，化痰开窍。

2）瘀热发黄：症见起病急骤，突发身目、小便俱黄，迅速加剧，其色鲜明或色深如金，持续不见消退或反加重。可伴身热、烦渴、恶心呕吐、不思饮食、乏力倦怠、腹满腹胀，或有腹水。或有出血或出血倾向，如吐血、便血、鼻齿衄血、皮肤紫斑，血色紫暗，量多势急。或神志障碍，见有烦躁、恍惚、谵语、如狂、抽搐妄动，舌质红绛，或紫暗，舌下脉络瘀紫，脉弦数或细数。病性属实，病位在心肝、营血。方选犀角地黄汤合茵陈蒿汤。药用水牛角、丹皮、生地黄、赤芍、人中黄、紫草、大黄、栀子、茵陈等凉血化瘀，清热利湿解毒。

3）瘀热血溢：症见各个部位的急性出血，或口腔黏膜、皮下密集出血点，或皮下瘀斑，血色鲜红或暗红，夹有血块。发热，或身热夜甚，或自觉烦热，面赤心烦，或躁扰不安，口渴欲饮或不欲饮，尿少黄赤。或局部刺痛或胀满，或有反复出血史，唇色紫暗，目睛赤缕或充血，腹有癥积。舌红或红绛，舌质暗红或有瘀斑瘀点，舌下静脉曲张，脉弦数或细数，或弦或涩。病性属实，病位在营血。方选犀角地黄汤。药用水牛角、生地黄、丹皮、赤芍、大黄、栀子、煅人中白、紫珠草等凉血化瘀止血。

4）络热血瘀：症见面色红，或暗红，红而且润，常显油光，或有烘热，手足心热。或肢体麻木、疼痛，有灼热感，甚至活动不利，舌色红或暗或兼隐紫。脉滑，可兼数或细或弦。病性属实，病位在营血。方选白薇煎、升降散加减。药用炮山甲、泽兰、白薇、姜黄、熟大黄、白僵蚕、蝉蜕等清络化瘀，升清降浊。

5）瘀热痹阻：症见口唇、眼睑紫红，面色暗红，颜面、肌肤红斑结节，或伴瘀点、瘀斑及出血，指（趾）皮肤暗紫，有灼热感，肢体关节刺痛或剧痛，痛处固定，触之灼热。或颜面红赤烘热，烦热，潮热，溲黄，或烦躁不宁，神昏谵语，如狂或发狂等，舌质深红、暗红或红紫，见有瘀点或瘀斑，或全舌瘀紫，舌苔黄或焦黄，脉细数、沉涩、沉实。病性属本虚标实，病位在肝肾、经络。方选犀角地黄汤加减。药用水牛角、生地黄、牡丹皮、赤芍、鬼箭羽、凌霄花、丹参、紫草、白薇、制大黄、地龙等凉血化瘀蠲痹。

（6）临证备要：瘀热相搏是指瘀和热两种病理因素互相搏结，形成具有新特质的复合病理因素。在其致病过程中不仅有瘀和热的共同参与，而且瘀和热之间胶结和合，有内在的因果关系。瘀热作为一种新的复合病理因素，具有自身的特性，普遍存在于多种外感和内伤杂病过程中，致病广泛，多属急难重症。凉血化瘀法以凉血与化瘀两法联用，通过凉血，可清解血分的火热，使其不至于煎熬津血而成瘀；通过散瘀，可使热毒失去依附，不致与瘀血胶结而难解难清。两法合用，共奏清解血分火热、消散血中瘀滞的目的。叶天士谓："入血就恐耗血动血，直须凉血散血。"临床应结合瘀与热两者轻重及其所在病位选方用药，还应分清外感、内伤，外感者在凉血化瘀的同时配伍清热解毒、养阴生津之品。内伤者在凉血化瘀的同时配伍活血通络、理气化痰、清热滋阴之品。

4. 痰瘀互结证

（1）辨证

特异症：胸脘闷痛，咳痰或痰中带紫暗血块；胸闷痞塞，呈压榨样疼痛；肿块固定不移，痛有定处、刺痛；肢体麻木；关节漫肿而硬；精神抑郁，面色晦滞。

可见症：咳痰喘促，泛恶痰涎；心悸，眩晕，头痛；口唇紫暗，目下发青，爪甲发绀；表情淡漠，甚若木鸡，或喜怒无常，语言错乱；健忘，失眠。

相关舌脉：舌体胖大质暗，边有齿痕或瘀点，舌苔腻；脉弦涩或脉滑、脉沉，或结代脉。

（2）病性病位：病性属实，病位涉及脾、肾、肝、肺、心、经络。

（3）病势演变：痰瘀互结，既可化热、酿毒，而成痰热瘀毒，又可伤阴耗气，表现为虚实夹杂为患。如痰瘀壅遏肺气，则病肺胀、肺痈、哮喘；痰瘀痹阻胸阳，可致胸痹、心痛、心悸；痰瘀闭塞脑窍，可见神昏、癫狂、痫病、痴呆、健忘等；痰瘀阻滞肠胃，形成胃痛、噎膈；痰瘀阻滞肝胆，引起胁痛、积聚、黄疸、臌胀；痰瘀引动肝风，上扰清窍，而成眩晕、头痛、中风诸证；痰瘀阻肾，可见水肿、关格、癃闭、腰痛、淋证等病；痰瘀阻滞四肢骨节经络，可成顽痹、肿块、结节等。

（4）治法：化痰祛瘀。

（5）方药范例：双合汤加减。

药用当归、川芎、白芍、生地黄、桃仁、红花等以活血化瘀；陈皮、半夏、茯苓、白芥子等燥湿化痰。

加减：血瘀化热，衄血、斑疹隐隐者，加用丹皮、茜草根、赤芍、水牛角、紫草；脉络痹阻者，加桂枝、鸡血藤、穿山甲；痰湿化热者加黄芩、鱼腥草、冬瓜子；痰瘀伤阴者，重用生地黄、白芍，加旱莲草、女贞子。

此外，结合痰瘀所在病位，随证选方用药，举例如下：

1）痰瘀热毒壅肺：症见咳吐黏痰或泡沫血痰，或咯紫暗色血块，或气味腥臭痰，胸部胀闷刺痛，喘促咳逆，胸部满闷或隐痛，甚则不能平卧，面青唇紫，舌质紫，多瘀点瘀斑，舌下青筋曲张明显，苔腻，脉沉细、结代、促。病性属实，病位在肺。方选千金苇茎汤合小陷胸汤化裁。药用苇茎、薏苡仁、冬瓜仁、桃仁、黄芩、黄连、山栀、黄柏、甘草、桔梗等涤痰化瘀，清热解毒，宣利肺气。

2）痰瘀阻肺：症见喘息不能平卧，胸部膨满，憋闷如塞，咳嗽痰多，或痰中夹血，喉间痰鸣，胸闷刺痛，面色灰白而暗，唇甲发绀，舌质暗或紫，舌下瘀筋增粗，苔腻或浊腻，脉弦滑。病性属实，病位在肺。方选葶苈大枣泻肺汤合桂枝茯苓丸。药用葶苈子、丹皮、赤芍、茯苓、桂枝、桃仁、大枣等涤痰祛瘀，泻肺平喘。

3）痰瘀络痹：症见痹证日久，肌肉关节刺痛，固定不移，昼轻夜重，或关节肌肤紫暗、肿胀，按之较硬，肢体顽麻或重着，或关节僵硬变形，屈伸不利，有硬结、瘀斑，面色暗黧，眼睑浮肿，或胸闷痰多，口干不欲饮，舌质紫暗或有瘀斑，苔白腻，脉弦涩，或细涩或细滑。病性属实，病位在经络关节。方选大活络丹化裁。药用桃仁、红花、当归、川芎、白芍、茯苓、半夏、陈皮、白芥子、竹沥、姜汁等化痰祛瘀，通络止痛。

4）痰瘀阻窍：症见癫狂日久不愈，面色晦滞而秽，情绪躁扰不安，多言无序，恼怒不休，甚至登高而歌，弃衣而走，妄见妄闻，妄思离奇，头痛，心悸而烦，舌质紫暗，有瘀斑，少苔或苔薄黄而干，脉弦细或细涩。病性属实，病位在心肝，涉及脾胃，久而伤肾。方选癫狂梦醒汤，药用桃仁、赤芍、柴胡、香附、青皮、陈皮、半夏、苏子、桑白皮、木通、大腹皮等豁痰化瘀，调畅气血。

5）痰瘀积聚：症见体内存有肿瘤，局部肿块刺痛，或乳腺内肿块坚硬如石，或胸膈脘腹痞闷刺痛，或进食梗噎，呕吐痰涎，或肢体麻木、痿废，或胸闷痰多，或手术后局部、腋下又起肿块，或胸胁腰背骨骼疼痛，或痰中带紫暗血块，舌暗或紫或有斑点，苔腻，脉弦或涩。病性属本虚标实，病位在五脏。方选鳖甲煎丸或化积丸，药用白花蛇舌草、龙葵、夏枯草、漏芦、白附子、山慈菇、泽漆、蜈蚣、全蝎、露蜂房、半夏、制南星、炙僵蚕、贝母、丹参、当归、川芎、赤芍、桃仁、莪术等活血化痰，消癥散结，解毒抗癌。

（6）临证备要：痰瘀互结是指痰浊与瘀血相互搏结，相因转化，复合为患。如朱丹溪谓："痰夹瘀血，遂成窠囊。"痰、瘀皆因津血不归正化所生，津凝为痰，血滞为瘀，同源异物，虽各有特征，但二者互为因果转化、夹杂复合为患。如感受邪热，既灼津炼液成痰，又煎熬血液则成瘀；如阳虚寒盛，血凝为瘀，液聚为痰。若痰浊阻滞，气机不畅，血滞成瘀；瘀血阻滞，脉络不通，津液输布失常，津液停积而成痰。如《血证论》所谓："痰亦可化为瘀"，"血积既久，亦能化为痰水"。痰瘀互结多见于慢性疑难杂症或危重症患者，因病位不同而证候表现多端，故前人有"怪病多痰""顽症多瘀"之说。临证要区分痰重还是瘀重，因痰致瘀还是因瘀致痰，确立化痰与祛瘀用药轻重、主次。一要注重痰瘀必须同治，治痰必治瘀，瘀去则痰易化；治瘀必治痰，痰化则瘀易除。二要注意调整五脏功能，扶正补虚，则痰瘀自消，所谓"不治痰而痰化、不治瘀而瘀祛"。三要配伍理气药，行滞开郁，调达气机，以增化痰祛瘀之效。此外，还应注意不可孟浪过剂，宜"中病即止"，以免耗伤气血阴阳，变生坏病。选药以平稳有效为原则，慎用毒猛辛烈之品。

5. 燥湿相兼证

（1）辨证

特异症：咳喘痰多，口燥咽干，胸闷脘痞，纳差；脘腹痞胀如堵，饥不能食，胃中灼热嘈杂；腹胀大如鼓，形瘦色苍；

身肿，腹满，呕恶不食，小便赤涩量少。

可见症：口干，口苦，口黏，大便干结；潮热，盗汗，口干；面黄目黄肤黄；癥积，齿鼻衄血，手掌红赤；面目浮肿，小便赤涩量少，欲解不得，甚则尿闭不通，大便多秘，口渴引饮。

相关舌脉：舌质红，苔腻色黄，脉小滑或小数。

（2）病性病位：病性属实，多本虚标实，病位涉及脾、肝、肾、肺、胃等。

（3）病势演变：燥湿二气为天地间寒热之气所化，寒搏燥生，寒郁湿凝，热烁燥成，热蒸湿动。燥之与湿常因果杂合同病，呈现燥中有湿、湿中有燥的错杂局面。《医原》说："燥郁则不能行水，而又夹湿，湿郁则不能布津，而又化燥。""往往始也病湿，继则湿又化燥……往往始也病燥，继则燥又夹湿。"燥湿同病，湿多伤脾，以脾为阴土，性最恶湿，湿病必先困于太阴；燥有伤肺、伤胃、伤肝、伤肾之不同。

（4）治法：润燥化湿。

（5）方药范例：麦门冬汤加减。

药用杏仁、紫菀、款冬、百部润肺止咳；苏子、法半夏祛痰化湿；沙参、麦冬滋阴润燥。

加减：津伤燥甚，口渴者，加石斛、天花粉；脾胃虚弱者，加人参、山药、扁豆、薏苡仁；肺燥偏重者，加玉竹、花粉、川贝；脾湿偏胜者，酌加茯苓、薏苡仁、藿香、佩兰、厚朴花；若肺燥津伤，湿郁不化，可配知母、冬瓜皮、白术、茯苓；肺肾阴虚，水泛为痰，咳嗽痰多，用熟地黄、当归合茯苓、陈皮。

此外，结合燥湿所在病位，随证选方用药，举例如下：

1）脾湿胃燥：症见脘宇痞胀如堵，胃中灼热嘈杂，或食入作胀，气短嗜睡，肢乏无力，胃中灼痛，便秘，饥不能食，口干、口苦、口黏，大便干结，舌苔底白罩黄，边尖红，脉濡滑。病性本虚标实，病位在脾胃。方选沙参麦门冬汤、四君子汤加减。药用麦门冬、沙参、人参、山药、扁豆、薏苡仁、石斛、芦根、厚朴花、甘草、大枣、粳米等润燥并治。

2）脾湿肝燥：症见臌胀，癥积，形瘦色苍，或腹部青筋显露，面黄目黄肤黄，齿鼻衄血，手掌红赤，舌质红、苔黄，脉小弦滑。病性属本虚标实，病位在肝脾。方选茵陈五苓散合兰豆枫楮汤加减。药用黑料豆、楮实子、泽泻、猪苓、陈葫芦、泽兰、路路通、茵陈、牛膝等滋阴化湿。

3）脾湿肾燥：症见面目浮肿，身肿，腹满，小便赤涩量少，欲解不得，甚则尿闭不通，或呕恶不食，烦躁不安，喘咳气促，大便多秘，口渴索饮，舌质红、苔黄或少苔，脉小数。病性属本虚标实，病位在脾肾。方选黑地黄丸加减。药用熟地黄、五味子、苍术、干姜等滋阴润燥，助肾化水，淡渗利湿。

（6）临证备要：燥湿相兼是指燥与湿二气相兼、互化，燥中有湿，湿中有燥，燥湿同病而言。在生理状态下，燥湿有如水火互济的关系，保持不干不润的动态平衡，病则盈亏失调，互为影响，燥湿同病，转化相兼。外感燥、湿，合而为病；脏腑失调，内生燥、湿，夹杂为病；内外合邪，相兼为病。燥湿同病证候特点是既有燥胜则干，阴血津液亏耗表现，又有湿性濡润，水湿内停表现。治燥需润之，治湿应燥之，燥湿同病则同治，所谓"燥为湿郁者，辛润之中，参苦辛淡以化湿；湿为燥郁者，辛淡之中，参辛润以解燥"。具体而言，治湿在脾，以健脾运湿为法。治燥应分脏而治，肺胃之燥，选用甘寒为主，肝、肾之燥，治以咸寒为主。常用配伍如麦冬配半夏、石斛配厚朴、芦根配厚朴、熟地黄配苍术等。

6.寒热错杂证

（1）辨证

特异症：胃脘冷痛，呕吐清涎，尿频，尿痛，尿短赤；胸中烦热，咽痛口干，腹痛喜暖，大便稀溏；恶寒发热，无汗，头痛身痛，气喘，烦躁，口渴；发热，头痛，咳嗽，咽喉肿痛，大便溏泄，小便清长，四肢不温。

可见症：以寒为主者多见恶寒喜暖，面色㿠白，肢冷蜷卧，口淡不渴，痰涎、涕清稀，小便清长，大便稀溏等。以热为主者多见恶热喜冷，口渴喜冷饮，面红目赤，烦躁不宁，痰、涕黄稠，吐血衄血，小便短赤，大便干结。

相关舌脉：舌质淡或红，苔白润滑，或苔腻底白罩黄，或苔黄燥，脉弦，或迟或紧或数或濡等。

（2）病性病位：病性属实，或本虚标实，病位涉及五脏六腑、表里、上下。

（3）病势演变：邪正交争，或失治误治，或饮食起居失调，寒热之间常可互相转化而表现为寒热错杂证。原本为寒证，寒邪郁久，若阳气尚旺，寒邪从阳化热，或过用辛温香燥，寒证可转为寒热错杂或热证；原为热证，阳气渐衰，或过用寒凉之品，热证可转为寒热错杂或寒证。寒证转化为热证，是人体正气尚盛，寒邪郁而化热；热证转化为寒证，多属邪盛正虚，阳气虚衰。

（4）治法：散寒与清热并用，温清并举。

（5）方药范例：半夏泻心汤加减。

药以半夏之辛温散结除痞，降逆止呕；干姜之辛热以温中散寒；黄芩、黄连之苦寒以泄热开痞；人参、大枣甘温益气补脾；甘草补脾和中而调和诸药。

加减：湿热蕴积中焦，呕甚而痞，中气不虚，或舌苔厚腻者，可去人参、甘草、大枣、干姜，加厚朴、藿香、枳实、生姜；干呕泛酸者，加吴茱萸、煅瓦楞子，合黄连；若胃热脾寒，水饮食滞，心下痞满而硬者，重用生姜配半夏。

此外，结合寒热错杂不同病位，随证选方用药，举例如下：

1）表寒里热：症见喘逆上气，胸胀或痛，息粗，鼻扇，咳而不爽，吐痰稠黏，伴形寒，身热，烦闷，身痛，有汗或无汗，口渴，苔薄白或罩黄，舌边红，脉浮数或滑。病性属实，寒邪束表，热郁于肺，肺气上逆，病位在表在肺。治宜解表清里，化痰平喘，方选麻杏石甘汤加减。药用麻黄、黄芩、桑白皮、石膏解表清里；苏子、杏仁、半夏、款冬花降气化痰。

2）肝热脾寒：症见腹痛时作，心烦躁扰，呕吐，时发时止，或吐蛔，手足厥冷，亦可见久痢久泻，饥不欲食，便溏或便秘，舌淡红，苔白润，脉弦或沉。病性属本虚标实，病位在肝胆脾胃。治宜寒温并用，辛开苦降，方选乌梅丸加减。药用乌梅酸以补肝；附子、桂枝、细辛、干姜辛温散寒通络；黄连、黄柏苦寒清热；当归、人参补养气血；川楝子疏肝理气。

3）胃热脾寒：症见腹中隐痛，喜温喜按，恶心欲呕，或时欲呕吐，胸中烦热，面色萎黄，食欲不振，口干少饮，不喜冷饮，口臭，大便溏薄，舌淡苔薄黄，脉濡或细弱。病性属本虚标实，病位在脾胃。治宜温脾清胃，平调寒热，健脾和胃，方选黄连汤或干姜黄芩黄连人参汤加减。药用黄连苦寒清热；干姜、桂枝辛温散寒；半夏和胃降逆；人参、甘草、大枣益胃和中。

4）表寒兼少阳热郁：症见发热，微恶风寒，头痛，头晕目眩，四肢关节烦痛，微呕，胸胁微满，舌淡红，苔薄白，脉浮弦。病性属实，病位在太阳少阳。治宜解表和里，方选柴胡桂枝汤加减。药用桂枝、芍药、大枣、生姜调和营卫，外散表寒；柴胡、黄芩和解少阳；人参、甘草、半夏健胃和中。

5）胃热表寒：症见心下痞满，口苦口干，胃脘灼热，汗出恶寒，四肢厥冷，身倦嗜卧，苔淡黄滑腻，脉沉细等。病性属本虚标实，病位在表、胃，阳虚表寒，热结于胃。治宜清胃消痞，温阳散寒，方选附子泻心汤。药用大黄、黄连、黄芩苦寒，清泻里热；附子辛热，温阳散寒。

6）肺热脾寒：症见咽喉不利，咳唾脓血黄痰，口渴口苦，手足厥冷，大便溏薄，腹泻不止，舌红，苔淡黄厚腻，寸脉沉迟，尺脉虚等。病性属正虚邪陷，阳郁不伸，上热下寒，病位在肺脾。治宜清肺温脾，发散郁阳，方选麻黄升麻汤加减。药用麻黄、升麻发越阳气；知母、石膏、黄芩、玉竹、天冬清热解毒，养阴润肺；桂枝、白术、干姜、茯苓、甘草温中健脾；当归、白芍温润养血，调血和营。

（6）临证备要：寒热错杂是指寒与热的证候在同一病人身上同时出现，患者既有寒证表现，又有热证表现，是机体脏腑阴阳失调的结果，属《灵枢·根结》"阴阳相错"范畴，寒热错杂证多属于兼夹病机。寒热错杂证候表现复杂多变，错综难识，且各个脏腑之间的寒热表现各有差异，或一脏有寒、一脏有热，或同一脏腑既有热象又有寒象。临床有寒热互结、上热下寒、上寒下热、表寒里热、表热里寒，或肝热脾寒、胃热肠寒、胃热脾寒、肺热肾寒、肺热肠寒、肝热肾寒、心热脾寒、心热肾寒、胃寒肠热等不同。一般而言，寒热错杂者，临床热象每易掩盖寒象，如脘部疼痛痞胀，虽有口干口苦，胃脘灼热，舌红苔黄等火热之象，可兼见脘腹怕凉，喜进热饮，或口渴而冷饮不舒，或肠鸣下利等。临床要辨真寒假热和真热假寒，类似寒热错杂，但其假热假寒只是其真寒真热的虚假征象，在治疗时只需直治其真寒或真热，而不需寒热并举以组方，或只需稍用寒药或热药以为反佐，其分量极轻，和治疗寒热错杂证不同。临证要根据寒与热的主次、病位、病势不同，兼顾标本，综合论治。分析寒热各自所在的表里部位、所属脏腑，辨识寒热的虚实属性，再从症状轻重及病情发展至当前的历程等因素，判断寒热及虚实的轻重缓急程度，并了解患者的体质因素及可能出现的影响因素，从而判断当前病情的标本缓急和进一步发展的可能，即明确其动态发展的趋势。寒热并治代表方剂除前述所列举外，尚有如大青龙汤、左金丸、栀子干姜汤、连理汤、滋肾通关丸、防风通圣散等，皆可随证选用。

7. 虚实相因证

（1）辨证

特异症：喘咳痰多，气短胸闷，气急不能平卧，咳吐泡沫痰，下肢浮肿，小便量少；腹大胀满不舒，腹内积块坚硬，隐痛或剧痛，小便短少，疲劳乏力。

可见症：以虚为主者多见面色淡白或萎黄，精神萎靡，身疲乏力，心悸气短，形寒肢冷，自汗，大便滑脱，小便失禁，或为五心烦热，消瘦颧红，口咽干燥，盗汗潮热等。以实为主者多见发热，腹胀痛拒按，胸闷，烦躁，甚至神昏谵语，呼吸气粗，痰涎壅盛，大便秘结，或下利，里急后重，小便不利，淋沥涩痛等。

相关舌脉：舌淡胖嫩，或红绛或苍老，苔厚腻，脉虚大无力，或虚沉迟，或细滑。

（2）病性病位：病性有阴阳之分，气血津液之别，多见本虚标实。病涉五脏，虚多以肺脾肾为主，实多见心肝。

（3）病势演变：虚实相因，邪正消长盛衰，可形成虚中夹实、实中夹虚等虚实错杂的病理变化。因实致虚者，如多由邪气过盛，失治误治，邪气未尽，正气已伤，虚实错杂；因虚致实者，正气本虚，脏腑亏损或失调，内生五邪，瘀血、痰饮等郁滞不解，作为新的致病因素，进一步耗伤正气，正气愈虚，邪气愈盛，如此恶性循环，形成虚实错杂的局面。

（4）治法：攻补兼施，扶正与祛邪并用。

（5）方药范例：薯蓣丸加减。

药用山药健运脾胃；人参、茯苓、白术、当归、地黄、川芎、芍药益气养血活血；阿胶、麦冬滋阴；桂枝散太阳之邪，防风散阳明之邪，柴胡散少阳之邪；大豆黄卷解表祛风，兼宣湿热；桔梗、杏仁升降气机。

加减：痰湿偏重，身重咳痰者，加茯苓、半夏、僵蚕、陈皮、白芥子；瘀血阻滞，腹内结块者，加鳖甲、穿山甲、地鳖虫；肝肾阴虚，腰酸肢软者，加枸杞子、女贞子、旱莲草、杜仲；脾肾阳虚，畏寒怕冷者，加干姜、淫羊藿、鹿角霜。

此外，结合虚实病位，随证选方用药，举例如下：

1）肺实肾虚：症见咳嗽痰多，气急，胸闷，腰酸，下肢欠温，苔腻，脉沉细或兼滑。病性属上实下虚，本虚标实，病位在肺肾。治疗宜化痰降逆，温肾纳气，方选苏子降气汤。药用苏子、半夏、前胡、厚朴降气化痰；肉桂、当归、炙甘草温肾纳气。上盛为主加用杏仁、白芥子、莱菔子；下虚为主加用补骨脂、胡桃肉、紫石英；肺脾气虚，易汗出，短气乏力，痰量不多，酌加党参、黄芪、防风。

2）阳虚水泛：症见心悸，喘咳，咳痰清稀，面浮，下肢浮肿，甚则一身悉肿，腹部胀满有水，脘痞，纳差，尿少，怕冷，面唇青紫，舌胖质暗，苔白滑，脉沉细。病性属本虚标实，心肾阳虚，水饮内停，病位在心、肾、肺。治以温肾健脾，化饮利水，方选真武汤加减。药用附子、桂枝温肾通阳；茯苓、白术、猪苓、泽泻、生姜健脾利水；赤芍活血化瘀。若水肿势剧，上凌心肺，心悸喘满，倚息不得卧者，加沉香、黑白丑、川椒目、葶苈子；血瘀甚，发绀明显，加泽兰、红花、丹参、益母草、五加皮。

3）阴虚水停：症见腹大胀满，或见青筋暴露，面色晦滞、唇紫，口干而燥，心烦失眠，时或鼻衄，牙龈出血，小便短少，舌质红绛少津，苔少或光剥，脉弦细数。病性属本虚标实，肝肾阴虚，津液失布，水湿内停，病位在肝肾。治以滋肾柔肝，养阴利水，方选六味地黄丸合猪苓汤加减。药用沙参、麦冬、生地黄、山萸肉、枸杞子、楮实子滋养肾阴；猪苓、茯苓、泽泻、玉米须淡渗利湿。如津伤口干明显，可加石斛、玄参、芦根；如青筋显露，唇舌紫暗，小便短少，可加丹参、益母草、泽兰、马鞭草；如腹胀甚，加枳壳、大腹皮；阴虚阳浮，耳鸣，面赤颧红，加龟甲、鳖甲、牡蛎。

4）正虚瘀结：症见久病体弱，积块坚硬，隐痛或剧痛，饮食大减，肌肉瘦削，神倦乏力，面色萎黄或黧黑，甚则面肢浮肿，舌质淡紫，或光剥无苔，脉细数或弦细。病性属本虚标实，病位在脏在血。治以补益气血，活血化瘀，方选八珍汤合化积丸加减。药用人参、白术、茯苓、甘草补气；当归、白芍、地黄、川芎养血；三棱、莪术、阿魏、瓦楞子、五灵脂活血化瘀消癥；香附、槟榔行气以活血。若阴伤较甚，头晕目眩，舌光无苔，脉细数者，可加生地黄、石斛；如牙龈出血，鼻衄，酌加山栀、丹皮、白茅根、茜草、三七；若畏寒肢肿，舌淡白，脉沉细者，加黄芪、附子、肉桂、泽泻。

（6）临证备要：虚实相因是指由于邪正交争，因虚致实，或因实致虚，形成虚实错杂、本虚标实的一类疾病状态，多属于兼夹病机。从临床实践所见而言，纯虚纯实的情况较为少见。《药治通义》说："为医之要，不过辨病之虚实也已……惟医之所最难者，在真实真虚混淆糅杂者而已。何者？其病视为虚乎，夹有实证；视为实乎，兼有虚候。"虚实相因为患，虚中夹实者，以虚为主兼见实候；实中夹虚者，以实为主兼见虚候；虚实并重者，正虚和邪实处于同等重要的地位。随着病情变迁，邪正矛盾双方互有消长，虚实之间总是处于动态消长变化过程中。临证应详辨是因实致虚，还是因虚致实，要在虚虚实实、纷繁复杂的临床证候中，寻找其主要矛盾，确定正虚与邪实之间的因果、标本、轻重、缓急、主次、先后等关系，通盘分析，如区分大虚大实、微虚微实、表虚里实、里虚表实等，相应地制定出补多补少、泻多泻少、补中兼泻、泻中兼补、先泻后补、先补后泻等治疗方法。尤其要注意"大实有羸状，至虚有盛候"等情况。

三、病案举例

1. 肝郁脾虚，湿热瘀毒案

孙某，男，38 岁。2000 年 11 月 2 日初诊。

1996 年体检，查有乙肝"大三阳"，一直未予重视。去年12 月再度体检发现肝功能：ALT71U/L，AST95U/L，γ-GT110U/L，白/球蛋白为 1.2。CT 示"肝硬化、脾肿大"。曾用拉米夫定、熊去氧胆酸等治疗。目前肝区隐痛，腹胀，间有齿衄，尿黄有泡沫，不耐劳累，形体较瘦，晨起口苦，手掌鱼际红赤，见有蜘蛛痣，舌质暗紫、苔黄腻，脉细弦数。拟先从肝郁脾虚、湿热瘀毒治疗。处方：醋柴胡 5g，赤芍 10g，丹皮 10g，丹参 10g，郁金 10g，苦参 10g，炒苍术 10g，佩兰 10g，泽兰10g，炙鸡内金 10g，茵陈 12g，垂盆草 30g，茜草根 15g，白茅根 15g，旱莲草 12g。

二诊（2001 年 2 月 15 日）：肝区偶有疼痛，腹不胀，齿衄未发，小便微黄，仍不耐劳累，纳谷欠香，舌质暗紫，稍有齿印，苔薄黄腻，脉细弦滑。复查肝功能示：γ-GT83.2U/L，白/球蛋白升为 1.4。从正虚瘀结立论。处方：生黄芪 20g，党参 12g，焦白术 10g，炙鳖甲 15g（先煎），枸杞子 10g，炙鸡内金 10g，醋柴胡 5g，赤芍 10g，牡丹皮 10g，丹参 15g，郁金10g，土鳖虫 5g，茜草 15g，炒苍术 15g，厚朴 5g，煨草果仁5g，虎杖 15g，苦参 10g，田基黄 20g，老鹳草 15g，青皮 6g，陈皮 6g。另加用鳖甲煎丸 5g，1 日 2 次。

三诊（2001 年 7 月 27 日）：肝区未再疼痛，疲劳感消失，体重增加 3kg，手掌鱼际红赤减淡，胸背部蜘蛛痣已不明显，查肝功能恢复正常。上方稍事加减，巩固治疗，注意调摄。

按：本案用药集健脾燥湿、滋养肝肾、凉血散瘀、软坚消癥散积、清化湿热、疏肝利胆、清热解毒等法于一体，消补兼施，补消结合。治疗分为两个阶段，第一阶段以湿热疫毒瘀郁为主，治予清化，稍加疏肝运脾之品。俟湿热疫毒瘀郁症状减轻，则转入第二阶段，治疗融扶正化瘀、消癥散积、健脾燥湿、清化湿热疫毒等治法消补兼施，治疗后病情控制。

2. 肝气乘脾，湿阻热郁案

丁某，女，53岁。2008年4月2日初诊。

腹痛，肠鸣，大便时有黏液。胃镜提示慢性胃炎、十二指肠球部溃疡，X线造影示胃下垂。曾经多方诊治，症状改善不显。目前自觉胃脘部不舒，有嘈杂感，有振水音，饮食不当时脘腹隐痛，脘闷，恶心，嗳气为舒，大便呈黑糊状，含不消化物，或见黏液，伴肛门下坠感，肢清怕冷，舌质暗红，苔薄黄腻，脉弦。证属脾虚胃弱，肝木乘侮，湿阻热郁，腑气不调。处方：陈莱菔缨12g，党参10g，焦白术10g，法半夏10g，炒白芍10g，陈皮10g，防风6g，玫瑰花10g，煨木香5g，炮姜10g，炙甘草10g，黄连3g，吴茱萸3g，砂仁3g（后下），川椒壳2g。

二诊：痛泻减轻，大便日行一次，偶有黏冻，舌苔淡黄薄腻，脉细弦。原方加炙乌贼骨15g，改黄连4g。

三诊：痛泻基本稳定，偶有完谷不化，少量黏液，多食则右下腹隐痛，肠鸣减轻，大便成形，怕冷减轻，口微干，舌质红，苔黄薄腻，脉小弦滑。原方加桔梗5g，炙乌贼骨15g，炒六曲10g，生薏苡仁15g。

治疗1个月，患者痛泻基本消失。

按：本案脾虚胃弱，肝木乘侮，湿阻热郁，腑气不调。方中以理中汤温中散寒，补气健脾；以戊己丸疏肝理脾，清热和胃；以痛泻要方补脾柔肝，祛湿止泻；以大建中汤温中补虚，降逆止痛；香连丸清热燥湿，行气化滞；并予玫瑰花开郁，陈莱菔缨行气消胀，砂仁理脾。为多个小方复合组方，共奏温阳健脾、疏肝解郁、清热化湿、调理腑气之功。

3. 癌毒痰瘀互结案

朱某，男，65岁。2001年5月7日初诊。

2001年3月9日CT等检查确诊为"右下肺原发性支气管肺癌"，经手术治疗，病理检查示"非角化性鳞状细胞癌，淋巴结转移"。术后已放疗6次。辨治经过大致分为三个阶段。

2001年5月7日~2001年6月25日，此期临床症状以气喘、活动后加重为主，咳嗽间作，咳痰不多，舌苔黄薄腻，中有剥苔，舌质暗，脉细滑。证属肺肾交亏，气阴两伤，癌毒痰瘀互结。治宜补肾纳气平喘，化痰活血消癌。处方：炒苏子10g，法半夏10g，胡桃肉15g，山萸肉10g，炙鳖甲15g（先煎），生黄芪15g，天麦冬各12g，北沙参12g，仙鹤草15g，生薏苡仁20g，山慈菇15g，泽漆15g，猫爪草20g，白花蛇舌草20g，漏芦12g，露蜂房10g，炙蜈蚣3条，海藻10g，僵蚕10g。每日1剂，分2次煎服。另服西洋参、冬虫夏草各1g，炖服，每日1次。

2001年6月26日~2001年8月14日，此期气喘气急缓解，接受肺部放疗，共按计划完成放疗39次。放疗期间口苦口干，食纳不香，偶有咳嗽，咳痰色白或黄，舌苔中部剥脱，脉细滑。证属放疗伤正，气阴交亏，热毒痰瘀阻肺。治宜养阴益气，润燥化痰消癌。处方：炙鳖甲15g（先煎），南北沙参各12g，天麦冬各12g，天花粉12g，太子参12g，生黄芪12g，漏芦10g，蛇舌草25g，露蜂房10g，炙僵蚕10g，山慈菇15g，猫爪草20g，鬼馒头15g，炙蜈蚣3条，泽漆15g，生薏苡仁20g，仙鹤草15g，枸杞子10g，法半夏10g，陈皮6g。每日1剂，分2次煎服。

2001 年 8 月 15 日 ~2002 年 9 月 6 日，此期断续进行 6 个疗程化疗，恶心呕吐不重，疲劳明显，精神萎靡，面色浮黄，贫血貌，咳嗽，咳痰不多，舌苔薄黄，舌质淡紫，脉细。肺部 CT 及肿瘤标志物复查均未见复发依据。证属药毒伤正，脾胃运化失健，气血亏虚。治宜健脾和胃，益气养血消癌。处方：前方去炙鳖甲、天花粉、漏芦、鬼馒头、蜈蚣，加党参 12g，焦白术 10g，鸡血藤 20g，红豆杉 20g，夏枯草 10g，炙鸡内金 10g，炒六曲 10g，砂仁 3g（后下），夜交藤 20g。每日 1 剂，分 2 次煎服。

按： 本案立足消癌解毒法，融合其他多法。始以上实下虚为主，治疗既降气化痰，又补肾纳气；继之，针对放疗易消灼阴津，加大养阴润燥药物的运用；最后，为配合化疗对骨髓抑制反应，用健脾和胃、益气养血之药。整个过程，皆以炙鳖甲、夏枯草、山慈菇、炙僵蚕软坚散结消癌；猫爪草、半夏、海藻化痰消癌；漏芦、白花蛇舌草、红豆杉清热解毒消癌；泽漆、蜈蚣以毒攻毒消癌。

常用方剂

A

安宫牛黄丸（《温病条辨》）：牛黄、郁金、犀角、黄连、朱砂、冰片、珍珠、山栀、雄黄、黄芩、麝香、金箔衣。

B

八珍汤（《瑞竹堂方》）：人参、白术、白茯苓、甘草、当归、白芍、熟地黄、川芎。

八正散（《太平惠民和剂局方》）：木通、车前子、萹蓄、瞿麦、滑石、甘草、大黄、山栀、灯心草。

白虎承气汤（《医学衷中参西录》）：石膏、生大黄、甘草、山药、元明粉、陈仓米。

白虎汤（《伤寒论》）：知母、石膏、炙甘草、粳米。

白通汤（《伤寒论》）：附子、干姜、葱白。

白头翁汤（《伤寒论》）：白头翁、秦皮、黄连、黄柏。

白薇煎（《春脚集》）：白薇、泽兰、穿山甲。

百合固金汤（《慎斋遗书》）：生地黄、熟地黄、麦冬、贝母、百合、当归、芍药、甘草、玄参、桔梗。

百合知母汤（《金匮要略》）：百合、知母。

半夏白术天麻汤（《医学心悟》）：半夏、白术、天麻、橘红、茯苓、甘草、生姜、大枣。

半夏厚朴汤（《金匮要略》）：苏叶、制半夏、厚朴、茯苓、生姜。

半夏泻心汤（《伤寒论》）：半夏、黄芩、干姜、人参、甘草、黄连、大枣。

保和丸（《丹溪心法》）：神曲、山楂、茯苓、半夏、陈皮、连翘、莱菔子。

萆薢分清饮（《杨氏家藏方》）：益智、川萆薢、石菖蒲、乌药。

鳖甲煎丸（《金匮要略》）：鳖甲、乌扇、黄芩、柴胡、鼠妇、干姜、大黄、芍药、桂枝、葶苈子、石韦、厚朴、牡丹皮、瞿麦、紫葳、半夏、人参、䗪虫、阿胶、蜂房、赤硝、蜣螂、桃仁。

补肺汤（《永类钤方》）：人参、黄芪、熟地黄、五味子、紫菀、桑白皮。

补肝散（《证治准绳》）：黄芪、山茱萸、当归、五味子、山药、川芎、熟地黄、炒白术、炒枣仁、独活。

补肝汤（《医宗金鉴》）：熟地黄、当归、川芎、白芍、酸枣仁、木瓜、炙甘草。

补阳还五汤（《医林改错》）：黄芪、当归尾、赤芍、地龙、川芎、红花、桃仁。

补中益气汤（《脾胃论》）：黄芪、甘草、人参、当归、橘皮、升麻、柴胡、白术。

C

蚕矢汤（《霍乱论》）：蚕沙、生薏仁、大豆黄卷、木瓜、黄连、制半夏、黄芩、通草、焦山栀、吴茱萸。

柴胡达原饮（《重订通俗伤寒论》）：柴胡、生枳壳、川厚朴、青皮、炙甘草、黄芩、苦桔梗、草果、槟榔、荷叶梗。

柴胡桂枝干姜汤（《伤寒论》）：柴胡、桂枝、干姜、瓜蒌根、黄芩、牡蛎、甘草。

柴胡桂枝汤（《伤寒论》）：柴胡、桂枝、黄芩、人参、甘草、半夏、芍药、生姜、大枣。

柴胡疏肝散（《证治准绳》）：陈皮、柴胡、枳壳、芍药、炙甘草、川芎、香附。

柴前连梅煎（《医方考》）：柴胡、前胡、乌梅、黄连、薤白、童便、猪胆汁、猪脊髓。

柴枳半夏汤（《医学入门》）：柴胡、黄芩、半夏、瓜蒌仁、枳壳、桔梗、杏仁、青皮、甘草。

菖蒲郁金汤（《温病全书》）：石菖蒲、郁金、炒栀子、鲜竹叶、牡丹皮、连翘、灯心、木通、淡竹叶、紫金片。

程氏萆薢分清饮（《医学心悟》）：川萆薢、车前子、黄柏、茯苓、白术、石菖蒲、丹参、莲子心。

除湿羌活汤（《万病回春》）：羌活、防风、升麻、柴胡、藁本、苍术。

D

达原饮（《温疫论》）：槟榔、厚朴、草果仁、知母、芍药、黄芩、甘草。

大补阴丸（《丹溪心法》）：黄柏、知母、熟地黄、龟甲、猪脊髓。

大补元煎（《景岳全书》）：人参、炒山药、熟地黄、杜仲、枸杞子、当归、山茱萸、炙甘草。

大柴胡汤（《伤寒论》）：柴胡、黄芩、芍药、半夏、生姜、枳实、大枣、大黄。

大定风珠（《温病条辨》）：白芍、阿胶、生龟甲、生地黄、火麻仁、五味子、生牡蛎、麦冬、炙甘草、鸡子黄、生鳖甲。

大黄牡丹皮汤（《金匮要略》）：大黄、牡丹皮、桃仁、冬瓜子、芒硝。

大黄䗪虫丸（《金匮要略》）：䗪虫、干漆、地黄、甘草、水蛭、芍药、杏仁、黄芩、桃仁、虻虫、蛴螬、大黄。

大活络丹（《兰台轨范》）：白花蛇、乌梢蛇、威灵仙、两头尖、麻黄、贯众、甘草、羌活、肉桂、附子（制）、广藿香、乌药、黄连、熟地黄、大黄、沉香、细辛、赤芍、木香、没药（制）、丁香、乳香（制）、僵蚕（炒）、天南星（制）、青皮、骨碎补（烫、去毛）、豆蔻、安息香、黄芩、茯苓、香附（醋制）、玄参、白术（麸炒）、防风、龟甲（醋淬）、葛根、虎骨（油酥，用代用品）、当归、血竭、地龙、犀角（用代用品）、麝香、松香、牛黄、冰片、红参、制草乌、天麻、全蝎、何首乌。

大青龙汤（《伤寒论》）：麻黄、桂枝、甘草、杏仁、生石膏、生姜、大枣。

黛蛤散（《医说》）：青黛、海蛤壳。

丹参饮（《时方歌括》）：丹参、檀香、砂仁。

丹皮汤（《外科大成》）：牡丹皮、瓜蒌仁、桃仁泥、朴硝、大黄。

丹栀逍遥散（《内科摘要》）：牡丹皮、山栀、白术、柴胡、当归、茯苓、甘草、芍药。

当归四逆加吴茱萸生姜汤（《伤寒论》）：当归、芍药、炙甘草、通草、桂枝、细辛、生姜、吴茱萸、大枣。

当归四逆汤（《伤寒论》）：当归、桂枝、芍药、细辛、炙甘草、大枣、通草。

导赤散（《小儿药证直诀》）：生地黄、生甘草梢、木通、竹叶。

导痰汤（《济生方》）：半夏、橘红、茯苓、枳实、南星、甘草。

涤痰汤（《济生方》）：制半夏、制南星、陈皮、枳实、茯苓、人参、石菖蒲、竹沥、甘草、生姜。

抵挡汤（《金匮要略》）：炙水蛭、虻虫、桃仁、制大黄。

癫狂梦醒汤（《医林改错》）：桃仁、柴胡、香附、木通、赤芍、半夏、大腹皮、青皮、陈皮、桑白皮、苏子、甘草。

E

二陈平胃散（《症因脉治》）：半夏、茯苓、陈皮、甘草、苍术、川朴。

二陈汤（《太平惠民和剂局方》）：半夏、橘红、茯苓、炙甘草、生姜、乌梅。

二妙丸（《丹溪心法》）：苍术、黄柏。

二仙汤（《寿世保元》）：仙茅、淫羊藿、巴戟天、当归、黄柏、知母。

二至丸（《医便》）：女贞子、旱莲草。

F

防风汤（《圣济总录》）：防风、甘草、当归、赤茯苓、杏仁、官桂、黄芩、秦艽、葛根、麻黄。

防风通圣散（《宣明论方》）：防风、川芎、当归、芍药、大黄、芒硝、连翘、薄荷、麻黄、石膏、桔梗、黄芩、白术、栀子、荆芥穗、滑石、甘草、生姜。

防己黄芪汤（《金匮要略》）：防己、黄芪、白术、甘草、生姜、大枣。

茯苓甘草汤（《伤寒论》）：茯苓、甘草、桂枝、生姜。

茯苓皮汤（《温病条辨》）：茯苓皮、猪苓、薏苡仁、通草、淡竹、大腹皮。

附子理中汤（《三因极一病证方论》）：炮附子、人参、白术、炮姜、炙甘草。

附子泻心汤（《伤寒论》）：大黄、黄连、黄芩、附子。

复元活血汤（《医学发明》）：柴胡、瓜蒌根、当归、红花、甘草、穿山甲、酒大黄、桃仁。

G

甘草干姜汤（《伤寒论》）：甘草、干姜。

甘姜苓术汤（《金匮要略》）：干姜、甘草、茯苓、白术。

甘露消毒丹（《医效秘传》）：滑石、茵陈、黄芩、石菖蒲、川贝母、木通、藿香、射干、连翘、薄荷、白蔻仁。

甘麦大枣汤（《金匮要略》）：甘草、淮小麦、大枣。

甘遂半夏汤（《金匮要略》）：甘遂、半夏、芍药、炙甘草、蜜。

干姜黄芩黄连人参汤（《伤寒论》）：干姜、黄芩、黄连、人参。

膈下逐瘀汤（《医林改错》）：五灵脂、当归、川芎、桃仁、牡丹皮、赤芍药、乌药、延胡索、甘草、香附、红花、枳壳。

瓜蒌薤白半夏汤（《金匮要略》）：瓜蒌实、薤白、半夏、白酒。

冠心Ⅱ号方（《新编药物学》）：丹参、赤芍、红花、川芎、降香。

归脾汤（《济生方》）：人参、黄芪、白术、茯神、酸枣仁、龙眼肉、木香、炙甘草、当归、远志、生姜、大枣。

桂附理中汤（《三因方》）：肉桂、附子、干姜、人参、白术、炙甘草。

桂甘龙牡汤（《伤寒论》）：桂枝、甘草、龙骨、牡蛎。

桂枝茯苓丸（《金匮要略》）：桂枝、茯苓、牡丹皮、白芍、桃仁。

滚痰丸（《丹溪心法附余》）：大黄、黄芩、礞石、沉香。

H

海藻玉壶汤（《外科正宗》）：海藻、昆布、海带、半夏、陈皮、青皮、连翘、贝母、当归、川芎、独活、甘草。

黑地黄丸（《素问病机气宜保命集》）：苍术、熟地黄、川姜。

黑锡丹（《太平惠民和剂局方》）：黑锡、硫黄、川楝子、胡芦巴（盐水炒）、木香、炮附子、肉豆蔻、阳起石、沉香、小茴香（盐水炒）、肉桂、补骨脂（盐水炒）。

猴枣散（《古今名方》）：猴枣、羚羊角、月石、沉香、青礞石、川贝母、天竺黄、麝香。

化斑汤（《温病条辨》）：石膏、知母、生甘草、玄参、犀角、白粳米。

化积丸（《杂病源流犀烛》）：三棱、莪术、阿魏、海浮石、香附、雄黄、槟榔、苏木、瓦楞子、五灵脂。

化血丹（《医学衷中参西录》）：花蕊石、三七、血余炭。

黄连解毒汤（《外台秘要》）：黄连、黄柏、黄芩、大黄。

黄连汤（《伤寒论》）：炒黄连、炮姜、炙甘草、桂枝、人参、半夏、大枣。

黄连温胆汤（《六因条辨》）：半夏、陈皮、茯苓、甘草、枳实、竹茹、黄连、大枣。

黄龙汤（《伤寒六书》）：大黄、芒硝、枳实、厚朴、甘草、人参、当归。

活络效灵丹（《医学衷中参西录》）：当归、丹参、生明乳香、生明没药。

活血润燥生津汤（《医方集解》引丹溪方）：当归、白芍、熟地黄、天冬、麦冬、瓜蒌、桃仁、红花。

藿朴夏苓汤（《医源》）：藿香、川朴、姜半夏、赤苓、光杏仁、生薏苡仁、白蔻末、猪苓、淡香豉、建泽泻。

藿香正气散（《太平惠民和剂局方》）：藿香、厚朴、苏叶、陈皮、大腹皮、白芷、茯苓、白术、半夏、桔梗、甘草、生姜、大枣。

J

急救回阳汤（《医林改错》）：潞党参、生山药、生杭芍、山萸肉、炙甘草、代赭石、朱砂。

己椒苈黄丸（《金匮要略》）：防己、椒目、葶苈子、大黄。

济生肾气丸（《济生方》）：地黄、山药、山茱萸、牡丹皮、茯苓、泽泻、炮附子、桂枝、牛膝、车前子。

加减正气散（《普济方》）：藿香叶、半夏、厚朴、陈皮、甘草、白茯苓、草果子仁。

加味泻白散（《证因脉治》）：桑白皮、地骨皮、甘草、黄芩、柴胡、钩藤、苏梗、桔梗、栀子。

解语丹（《妇人大全良方》）：白附子、石菖蒲、远志、天麻、全蝎、羌活、南星、木香、甘草。

金水六君煎（《景岳全书》）：当归、茯苓、半夏、熟地黄、陈皮、生姜、炙甘草。

荆防达表汤（《时氏处方学》）：荆芥、防风、苏叶、白芷、橘红、杏仁、赤苓、生姜、葱头、炒建曲。

聚宝丹（《顾松园医镜》）：木香、沉香、砂仁、麝香、玄胡、乳香、没药、真血竭。

K

控涎丹（《三因极一病证方论》）：甘遂、大戟、白芥子。

L

兰豆枫楮汤（《名老中医屡试屡效方》）：泽兰、黑料豆、路路通、楮实子。

冷哮丸（《证治宝鉴》）：麻黄、川乌、细辛、蜀椒、白矾、牙皂、半夏、陈胆星、杏仁、甘草、紫菀、款冬花、生姜。

理中化痰丸（《明医杂著》）：人参、白术、干姜、甘草、茯苓、半夏。

理中汤（《伤寒论》）：人参、白术、干姜、甘草。

连理汤（《证治要诀类方》）：理中汤加茯苓、黄连。

良附丸（《良方集腋》）：高良姜、香附。

苓甘五味姜辛汤（《金匮要略》）：茯苓、甘草、五味子、干姜、细辛。

苓桂术甘汤（《金匮要略》）：茯苓、桂枝、白术、炙甘草。

羚角钩藤汤（《通俗伤寒论》）：羚羊角、桑叶、川贝、鲜地黄、钩藤、菊花、白芍药、生甘草、鲜竹茹、茯神。

六和汤（《太平惠民和剂局方》）：砂仁、半夏、杏仁、人参、甘草、茯苓、藿香叶、扁豆、木瓜、香薷、厚朴、生姜、大枣。

六君子汤（《严氏济生方》）：人参、炙甘草、茯苓、陈皮、制半夏、白术。

六味地黄丸（《小儿药证直诀》）：熟地黄、山茱萸、山药、茯苓、牡丹皮、泽泻。

龙胆泻肝汤（《医方集解》引《太平惠民和剂局方》）：龙胆草、生地黄、木通、泽泻、车前子、当归、柴胡、栀子、黄芩、甘草。

M

麻黄附子甘草汤（《伤寒论》）：麻黄、附子、甘草。

麻黄附子细辛汤（《伤寒论》）：麻黄、附子、细辛。

麻黄连翘赤小豆汤（《伤寒论》）：麻黄、杏仁、生梓白皮、连翘、赤小豆、甘草、生姜、大枣。

麻黄升麻汤（《伤寒论》）：麻黄、升麻、当归、知母、黄芩、葳蕤、芍药、天门冬、桂枝、茯苓、甘草、石膏、白术、干姜。

麻黄汤（《伤寒论》）：麻黄、杏仁、桂枝、炙甘草。

麻杏二陈汤（验方）：炙麻黄、杏仁、半夏、陈皮、茯苓、甘草。

麻杏石甘汤（《伤寒论》）：麻黄、生石膏、杏仁、甘草。

麦门冬汤（《金匮要略》）：麦冬、人参、半夏、甘草、粳米、大枣。

礞石滚痰丸（《玉机微义》引《养生主论》）：金礞石、沉香、黄芩、熟大黄。

木防己汤（《金匮要略》）：木防己、石膏、桂枝、人参。

N

暖肝煎（《景岳全书》）：小茴香、肉桂、当归、枸杞子、茯苓、乌药、沉香、生姜。

P

平胃散（《简要济众方》）：苍术、厚朴、橘皮、甘草、生姜、大枣。

普济解毒丹（《续名医类案》）：滑石、黄芩、茵陈、石菖蒲、川贝母、木通、藿香、连翘、白蔻仁、薄荷、射干。

普济消毒饮（《东垣试效方》）：黄芩、黄连、陈皮、甘草、玄参、柴胡、桔梗、连翘、板蓝根、马勃、牛蒡子、薄荷、僵蚕、升麻。

Q

七福饮（《景岳全书》）：人参、熟地黄、当归、白术、炙甘草、枣仁、远志。

七厘散（《良方集腋》）：朱砂、麝香、冰片、乳香、红花、没药、血竭、儿茶。

七味除湿汤（《杂病广要》）：半夏曲、厚朴、苍术、藿香叶、陈橘皮、赤茯苓、甘草。

杞菊地黄丸（《医级》）：枸杞子、菊花、熟地黄、山药、山茱萸、牡丹皮、泽泻、茯苓。

千金苇茎汤（《外台秘要》引《古今录验》）：苇茎、薏苡仁、冬瓜仁、桃仁。

牵正散（《杨氏家藏方》）：白附子、僵蚕、全蝎。

羌活胜湿汤（《内外伤辨惑论》）：羌活、独活、藁本、防风、甘草、川芎、蔓荆子、生姜。

翘荷汤（《温病条辨》）：薄荷、连翘、生甘草、黑栀皮、桔梗、绿豆皮。

秦艽鳖甲散（《太平惠民和剂局方》）：秦艽、鳖甲、柴胡、地骨皮、当归、知母、青蒿、乌梅。

清带汤（《医学衷中参西录》）：生山药、生龙骨、生牡蛎、海螵蛸、茜草。

清宫汤（《温病条辨》）：玄参心、莲子心、竹叶心、连翘心、犀角尖、连心麦冬。

清骨散（《证治准绳》）：银柴胡、胡黄连、秦艽、鳖甲、地骨皮、青蒿、知母、甘草。

清金化痰汤（《统旨方》）：黄芩、山栀、桔梗、甘草、贝母、知母、麦冬、桑皮、橘红、瓜蒌仁、茯苓。

清气凉营注射液（科研方）：大青叶、金银花、大黄、知母、野菊花、淡竹叶。

清胃散（《脾胃论》）：生地黄、当归身、牡丹皮、黄连、升麻。

清瘟败毒饮（《疫疹一得》）：生石膏、生地黄、黄连、栀子、黄芩、知母、赤芍、玄参、牡丹皮、连翘、鲜竹叶、桔梗、甘草。

清瘟口服液（科研方）：大青叶、金银花、青蒿、野菊花、鸭跖草、生石膏、知母、大黄、赤芍、白茅根。

清营汤（《温病条辨》）：犀角、生地黄、玄参、竹叶心、麦冬、丹参、黄连、银花、连翘。

清燥救肺汤（《医门法律》）：桑叶、石膏、杏仁、甘草、麦冬、人参、阿胶、胡麻仁、炙枇杷叶。

R

如金解毒散（《痈疽神秘验方》）：桔梗、甘草、黄芩、黄柏、山栀、黄连。

润肠丸（《丹溪心法》）：麻子仁、当归、桃仁、生地黄、枳壳。

S

三黄石膏汤（《外台秘要》）：生石膏、黄连、黄柏、黄芩、香豆豉、栀子、麻黄、生姜、大枣、细茶。

三拗汤（《太平惠民和剂局方》）：麻黄、杏仁、甘草。

三仁汤（《温病条辨》）：杏仁、白蔻仁、薏苡仁、半夏、厚朴、通草、淡竹叶、滑石。

三子养亲汤（《韩氏医通》）：紫苏子、白芥子、莱菔子。

桑杏汤（《温病条辨》）：桑叶、杏仁、南沙参、浙贝母、豆豉、山栀皮、梨皮。

沙参麦冬汤（《温病条辨》）：北沙参、玉竹、麦冬、天花粉、扁豆、桑叶、生甘草。

芍药甘草附子汤（《伤寒论》）：白芍、甘草、附子。

芍药汤（《素问病机气宜保命集》）：芍药、当归、黄连、槟榔、木香、甘草、大黄、黄芩、官桂。

少腹逐瘀汤（《医林改错》）：小茴香、干姜、延胡索、没药、当归、川芎、官桂、赤芍、蒲黄、五灵脂。

麝香保心丸（《太平惠民和剂局方》）：麝香、人参、牛黄、肉桂、苏合香、蟾酥、冰片。

参附汤（《济生方》）：人参、熟附子、生姜、大枣。

参苓白术散（《太平惠民和剂局方》）：人参、茯苓、白术、桔梗、山药、甘草、白扁豆、莲肉、砂仁。

参苏饮（《妇人良方》）：人参、苏木。

身痛逐瘀汤（《医林改错》）：当归、川芎、桃仁、红花、五灵脂、没药、香附、牛膝、秦艽、羌活、地龙。

肾气丸（《金匮要略》）：桂枝、附子、熟地黄、山茱萸、山药、茯苓、牡丹皮、泽泻。

升降散（《伤寒温疫条辨》）：白僵蚕、蝉蜕、姜黄、大黄。

升阳散火汤（《脾胃论》）：柴胡、升麻、葛根、羌活、防风、独活、炙甘草、生甘草、人参、白芍。

生姜汤（《太平惠民和剂局方》）：干生姜、炒白面、炒甘草、杏仁。

生脉散（《医学启源》）：人参、麦冬、五味子。

失笑散（《证类本草》引《近效方》）：蒲黄、五灵脂。

十灰散（《十药神书》）：大蓟、小蓟、荷叶、侧柏叶、茅根、茜草根、山栀、大黄、牡丹皮、棕榈皮。

十枣汤（《伤寒论》）：芫花、甘遂、大戟、大枣。

实脾饮（《济生方》）：附子、干姜、白术、甘草、厚朴、木香、草果、槟榔、木瓜、生姜、大枣、茯苓。

疏凿饮子（《济生方》）：商陆、茯苓、椒目、木通、泽泻、赤小豆、大腹皮、槟榔、羌活、秦艽、生姜皮。

薯蓣丸（《金匮要略》）：薯蓣、当归、桂枝、干地黄、豆黄卷、甘草、人参、川芎、芍药、白术、麦门冬、杏仁、柴胡、桔梗、茯苓、阿胶、干姜、白蔹、防风、大枣。

双合汤（《万病回春》）：当归、川芎、白芍、生地黄、陈皮、半夏、茯苓、桃仁、红花、白芥子、甘草。

四海舒郁丸（《疡医大全》）：海蛤粉、海带、海藻、海螵蛸、昆布、陈皮、青木香。

四君子汤（《太平惠民和剂局方》）：人参、甘草、茯苓、白术。

四妙丸（《成方便读》）：苍术、牛膝、黄柏（盐炒）、薏苡仁。

四妙勇安汤（《验方新编》）：金银花、玄参、当归、甘草。

四逆汤（《伤寒论》）：附子、干姜、炙甘草。

四七汤（《太平惠民和剂局方》引《简易方法》）：苏叶、制半夏、厚朴、茯苓、生姜、大枣。

四物汤（《仙授理续断秘方》）：白芍药、当归、熟地黄、川芎。

苏合香丸（《太平惠民和剂局方》）：白术、青木香、乌犀屑、香附、朱砂、诃黎勒、白檀香、安息香、沉香、麝香、丁香、荜茇、龙脑、苏合香油、薰陆香。

苏子降气汤（《太平惠民和剂局方》）：苏子、桔梗、法半夏、当归、前胡、肉桂、厚朴、炙甘草、生姜、沉香。

酸枣仁汤（《金匮要略》）：酸枣仁、川芎、茯苓、知母、甘草。

T

桃核承气汤（《伤寒论》）：桃仁、大黄、桂枝、芒硝、甘草。

桃红四物汤（《医宗金鉴》）：桃仁、红花、当归、芍药、熟地黄、川芎。

桃仁承气汤（《校注妇人良方》）：桃仁、大黄、甘草、肉桂。

桃仁红花煎（《陈素庵妇科补解》）：红花、当归、桃仁、香附、元胡、赤芍、川芎、乳香、丹参、青皮、生地黄。

天麻钩藤饮（《中医内科杂病证治新义》）：天麻、钩藤、生石决明、川牛膝、桑寄生、杜仲、山栀、黄芩、益母草、朱茯神、夜交藤。

天台乌药散（《医学发明》）：乌药、木香、小茴香、青皮、高良姜、槟榔、川楝子、巴豆。

天王补心丹（《校注妇人良方》）：人参、玄参、丹参、茯苓、五味子、远志、桔梗、当归身、天冬、麦冬、柏子仁、酸枣仁、生地黄、辰砂。

葶苈大枣泻肺汤（《金匮要略》）：葶苈子、大枣。

通脉四逆汤（《伤寒论》）：生附子、干姜、炙甘草、葱白。

通窍活血汤（《医林改错》）：赤芍、川芎、桃仁、红花、麝香、老葱、鲜姜、大枣、黄酒。

痛泻要方（《医学正传》）：白术、白芍、陈皮、防风。

托里黄芪汤（《景岳全书》）：黄芪、甘草、天花粉、人参。

W

万氏牛黄丸（《痘疹心法》）：牛黄、黄芩、黄连、生栀子、川郁金、朱砂。

王氏连朴饮（《霍乱论》）：厚朴、川连、石菖蒲、制半夏、香豉、焦栀、芦根。

王氏清暑益气汤（《湿热经纬》）：西洋参、石斛、麦冬、黄连、竹叶、荷梗、知母、甘草、粳米、西瓜翠衣。

胃苓汤（《丹溪心法》）：苍术、厚朴、陈皮、官桂、茯苓、白术、泽泻、猪苓、甘草、生姜、大枣。

温胆汤（《备急千金要方》）：半夏、陈皮、枳实、竹茹、生姜、甘草、茯苓、大枣。

温肺汤（《太平惠民和剂局方》）：丁香、防风、炙甘草、葛根、羌活、升麻、黄芪、麻黄。

温脾汤（《备急千金要方》）：大黄、当归、干姜、附子、人参、芒硝、甘草。

乌梅丸（《伤寒论》）：乌梅、细辛、干姜、黄连、当归、附子、蜀椒、桂枝、人参、黄柏。

乌头赤石脂丸（《金匮要略》）：蜀椒、乌头、附子、干姜、赤石脂。

吴茱萸汤（《伤寒论》）：吴茱萸、人参、生姜、大枣。

五苓散（《伤寒论》）：桂枝、白术、茯苓、猪苓、泽泻。

五皮饮（《中藏经》）：桑白皮、橘皮、生姜皮、大腹皮、茯苓皮。

五味消毒饮（《医宗金鉴》）：金银花、野菊花、蒲公英、紫花地丁、紫背天葵。

五汁安中饮(《新增汤头歌诀》)：牛乳、韭汁、生姜汁、藕汁、梨汁。

X

犀黄丸(《外科证治全生集》)：牛黄、麝香、乳香、没药、黄米饭。

犀角地黄汤(《备急千金要方》)：犀角(水牛角代)、生地黄、牡丹皮、芍药。

犀角散(《备急千金要方》)：犀角(水牛角代)、黄连、升麻、山栀、茵陈。

豨桐丸(《本草纲目拾遗》)：豨莶草、臭梧桐。

仙方活命饮(《校注妇人良方》)：白芷、贝母、防风、赤芍、当归尾、甘草节、皂角刺、穿山甲、天花粉、乳香、没药、金银花、陈皮。

陷胸承气汤(《重订通俗伤寒论》)：瓜蒌仁、枳实、生川军、半夏、川连、风化硝。

香附旋覆花汤(《温病条辨》)：香附、旋覆花、苏子、杏仁、广皮、半夏、茯苓、薏苡仁。

香砂六君子汤(《古今名医方论》)：人参、白术、茯苓、甘草、木香、砂仁、陈皮、半夏、生姜、大枣。

香砂枳术丸(《景岳全书》)：木香、砂仁、枳实、白术、制半夏、陈皮、荷叶。

逍遥散(《太平惠民和剂局方》)：柴胡、当归、白芍、白术、茯苓、甘草、薄荷、煨姜。

消风百解散(《太平惠民和剂局方》)：荆芥、白芷、陈皮、苍术、麻黄、炙甘草。

消风散（《太平惠民和剂局方》）：荆芥、防风、牛蒡子、蝉蜕、苍术、苦参、石膏、知母、当归、胡麻仁、生地黄、木通、甘草。

消瘰丸（《医学心悟》）：玄参、牡蛎、浙贝母。

小半夏汤（《金匮要略》）：半夏、生姜。

小柴胡汤（《伤寒论》）：柴胡、黄芩、半夏、人参、甘草、生姜、大枣。

小青龙汤（《伤寒论》）：麻黄、桂枝、芍药、甘草、干姜、细辛、半夏、五味子。

小陷胸汤（《伤寒论》）：黄连、半夏、瓜蒌实。

泻白散（《小儿药证直诀》）：桑白皮、地骨皮、生甘草、粳米。

泻黄散（《小儿药证直诀》）：藿香、栀子、石膏、甘草、防风。

泻下通瘀合剂（科研方）：大黄、枳实、芒硝、桃仁、生地黄、麦冬、猪苓、白茅根、怀牛膝。

泻心汤（《金匮要略》）：大黄、黄连、黄芩。

新加香薷饮（《温病条辨》）：香薷、银花、鲜扁豆花、厚朴、连翘。

杏仁滑石汤（《温病条辨》）：杏仁、滑石、黄芩、橘红、黄连、郁金、通草、厚朴、半夏。

杏苏二陈汤（验方）：杏仁、半夏、陈皮、茯苓、苏子、甘草。

杏苏散（《温病条辨》）：苏叶、半夏、茯苓、前胡、桔梗、枳壳、甘草、生姜、大枣、杏仁、陈皮。

芎芷石膏汤（《医宗金鉴》）：川芎、白芷、石膏、藁本、羌活、菊花。

宣白承气汤 (《温病条辨》)：生石膏、生大黄、杏仁、瓜蒌皮。

宣毒发表汤 (《痘疹活幼至宝》)：升麻、葛根、前胡、桔梗、枳壳 (麸炒)、荆芥、防风、薄荷、甘草、木通、连翘、牛蒡子、杏仁、竹叶。

宣清导浊汤 (《温病条辨》)：猪苓、茯苓、寒水石、蚕沙、皂荚子。

旋覆花汤 (《金匮要略》)：旋覆花、葱、新绛。

血府逐瘀汤 (《医林改错》)：当归、生地黄、桃仁、红花、枳壳、赤芍、柴胡、甘草、桔梗、川芎、牛膝。

Y

阳和汤 (《外科证治全生集》)：熟地黄、肉桂、麻黄、鹿角胶、白芥子、炮姜炭、生甘草。

养心汤 (《证治准绳》)：黄芪、茯苓、茯神、当归、川芎、炙甘草、半夏曲、柏子仁、酸枣仁、远志、五味子、人参、肉桂、生姜、大枣。

一贯煎 (《柳州医话》)：生地黄、枸杞子、北沙参、麦冬、当归身、川楝子。

益胃汤 (《温病条辨》)：沙参、麦冬、玉竹、生地黄、冰糖。

薏苡仁汤 (《奇效良方》)：薏苡仁、瓜蒌仁、川芎、当归、麻黄、桂枝、羌活、独活、防风、制川乌、甘草、苍术、生姜。

茵陈蒿汤 (《伤寒论》)：茵陈蒿、山栀子、大黄。

茵陈五苓散 (《金匮要略》)：茵陈蒿、白术、桂枝、茯苓、猪苓、泽泻。

银翘散（《温病条辨》）：金银花、连翘、桔梗、薄荷、牛蒡子、竹叶、荆芥穗、豆豉、甘草、鲜芦根。

右归丸（《景岳全书》）：熟地黄、山药、山茱萸、枸杞子、杜仲、菟丝子、附子、肉桂、当归、鹿角胶。

玉女煎（《景岳全书》）：石膏、熟地黄、知母、麦冬、牛膝。

玉屏风散（《究原方》）：黄芪、白术、防风。

愈痛散（《重订严氏济生方》）：五灵脂、延胡索、蓬莪术、良姜、当归。

越婢加术汤（《金匮要略》）：麻黄、石膏、甘草、生姜、大枣、白术。

Z

增液承气汤（《温病条辨》）：玄参、麦冬、细生地黄、大黄、芒硝。

增液汤（《温病条辨》）：玄参、麦冬、生地黄。

真方白丸子（《瑞竹堂方》）：半夏、白附子、天南星、天麻、川乌、全蝎、木香、枳壳。

真武汤（《伤寒论》）：炮附子、白术、茯苓、芍药、生姜。

镇肝息风汤（《医学衷中参西录》）：怀牛膝、生龙骨、白芍、天冬、麦芽、代赭石、生牡蛎、玄参、川楝子、茵陈、甘草、生龟甲。

正阳散（《太平圣惠方》）：附子、皂荚、干姜、甘草、麝香。

知柏地黄丸（《医宗金鉴》）：知母、黄柏、熟地黄、山药、山茱萸、牡丹皮、茯苓、泽泻。

栀子干姜汤（《伤寒论》）：栀子、干姜。

止嗽散（《医学心悟》）：紫菀、百部、荆芥、桔梗、甘草、陈皮、白前。

指迷茯苓丸（《余生指迷方》）：茯苓、枳壳、半夏、风化硝、生姜。

枳实薤白桂枝汤（《金匮要略》）：枳实、厚朴、薤白、桂枝、瓜蒌实。

枳术丸（《内外伤辨惑论》引张洁古方）：枳实、白术。

至宝丹（《太平惠民和剂局方》）：生乌犀屑、朱砂、雄黄、生玳瑁屑、琥珀、麝香、龙脑、金箔、银箔、牛黄、安息香。

舟车丸（《景岳全书》）：芫花、甘遂、大戟、大黄、黑丑、木香、青皮、陈皮、轻粉、槟榔。

朱砂安神丸（《内外伤辨惑论》）：朱砂、甘草、黄连、当归、生地黄。

猪苓汤（《伤寒论》）：猪苓（去皮）、茯苓、泽泻、阿胶、滑石。

竹叶石膏汤（《伤寒论》）：竹叶、石膏、半夏、麦门冬、人参、甘草、粳米。

滋肾通关丸（《兰室秘藏》）：黄柏、知母、肉桂。

滋燥养荣汤（《赤水玄珠》）：当归、生地黄、熟地黄、白芍、黄芩、秦艽、防风、甘草。

紫雪丹（《外台秘要》）：滑石、玄参、升麻、石膏、朱砂（水飞）、羚羊角、寒水石、甘草（炙）、犀角、磁石、木香、麝香、硝石、沉香、芒硝、丁香。

左归丸（《景岳全书》）：熟地黄、山药、枸杞子、山茱萸、川牛膝、鹿角胶、龟甲胶、菟丝子。

左归饮（《景岳全书》）：熟地黄、山药、枸杞子、山茱萸、茯苓、甘草。

左金丸（《丹溪心法》）：黄连、吴茱萸。